Braddom

康复医学
临床手册

Braddom's Rehabilitation Care:
A Clinical Handbook

David X. Cifu[美]　　Henry L. Lew[美]

主编

敖丽娟　陈文华　周谋望

主译

上海科学技术出版社

图书在版编目（CIP）数据

Braddom康复医学临床手册 / （美）戴维·希福
（David X. Cifu），（美）吕纶（Henry L. Lew）主编；
敖丽娟，陈文华，周谋望主译. -- 上海：上海科学技术
出版社，2022.3
书名原文：Braddom's Rehabilitation Care:A
Clinical Handbook
ISBN 978-7-5478-5503-4

Ⅰ. ①B… Ⅱ. ①戴… ②吕… ③敖… ④陈… ⑤周…
Ⅲ. ①康复医学—手册 Ⅳ. ①R49-62

中国版本图书馆CIP数据核字(2021)第206808号

Braddom's Rehabilitation Care：A Clinical Handbook，1st Edition by David X.
Cifu，and Henry L. Lew
上海市版权局著作权合同登记号 图字：09 - 2018 - 776 号

Braddom 康复医学临床手册

David X. Cifu[美]　　Henry L. Lew[美] 主编
敖丽娟　陈文华　周谋望 主译

上海世纪出版(集团)有限公司
上 海 科 学 技 术 出 版 社 出版、发行
(上海市闵行区号景路 159 弄 A 座 9F - 10F)
邮政编码 201101 www.sstp.cn
上海盛通时代印刷有限公司印刷
开本 787×1092 1/16 印张 27.5
字数：500 千字
2022 年 3 月第 1 版 2022 年 3 月第 1 次印刷
ISBN 978 - 7 - 5478 - 5503 - 4/R · 2393
定价：168.00 元

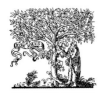

Elsevier (Singapore) Pte Ltd.

3 Killiney Road，

#08－01 Winsland House I，

Singapore 239519

Tel：(65) 6349－0200；Fax：(65) 6733－1817

ELSEVIER

Elsevier (Singapore) Pte Ltd.
3 Killiney Road
#08-01 Winsland House I
Singapore
Tel: (65) 6349-0200 Fax: (65) 6733-1817

Feedback & Rehabilitation Care: A Clinical Handbook, 1st Edition
Copyright © 2018 by Elsevier Inc. All rights reserved.
ISBN: 9780323530002

This Translation and Rendition's Publication of the Abridged Handbook of Edition by Local S. ... and Revised. Also, was undertaken by Shanghai Scientific & Technical Publishing ... in collaboration with Elsevier (Singapore) Pte Ltd.

Printed in China by Shanghai Scientific & Technical Publishers under special arrangement with Elsevier (Singapore) Pte Ltd. This edition is authorized for sale in the People's Republic of China only, excluding Hong Kong SAR, Macau SAR, and Taiwan. Unauthorized export of this edition is a violation of the contract.

内容提要

　　康复医学是近年来发展最为迅速的医学领域之一。《Braddom 康复医学临床手册》是由物理医学与康复领域经典专著《Braddom 物理医学与康复》（第五版）提炼而成，而且是它的重要补充。本书由两位在物理医学和康复领域著名的国际教育家 David X. Cifu 和 Henry L. Lew 医生组织来自全球 25 个国家的 50 多名物理医学和康复专业人士精心编写，汇集了康复医学领域从基础科学到临床服务的关键知识技能要素，反映了该领域的最新进展。本书共四篇，涵盖了评估、治疗技术和特殊设备、康复患者的常见临床问题及特殊疾病与状态的临床康复要点，以及一些特殊临床问题及疾病的康复医疗。除了实用的信息和临床精要，这本手册还配有在线幻灯片和培训材料以增强理解，其作为核心教育模块的一部分，扩展了本书的内容及现代教育资源的可利用性。

　　本手册是一部面向健康保健领域的在培生和从业者的综合性康复实践指南，也是致力于为残疾人服务的医学生或临床医师的重要工具书，还可作为有康复需求的患者的临床康复指南。

译者名单

主　译

敖丽娟　陈文华　周谋望

译者名单
（按姓氏拼音排序）

敖丽娟	边仁秀	蔡　星	陈　翰	陈　意	陈　真
陈茉弦	陈绍春	陈文华	戴广燕	丁　桃	窦祖林
杜　青	段周瑛	方东翔	冯　珍	冯晓东	高　强
郭　敏	何成奇	何红晨	胡　军	黄国志	李　放
李　晗	李　涛	李　响	李古强	李建华	李奎成
李铁山	李文兮	刘　鹏	刘　垚	刘　芸	刘宏亮
刘斯佳	卢　毅	罗长良	彭金辉	彭彦孟	钱菁华
强　乙	舒　彬	宋为群	孙新亭	唐　欣	万春晓
王　蕾	王德强	王红星	王永慧	王于领	肖　登
谢欲晓	许　涛	许东升	杨延砚	游煌俊	张　皓
张学敏	张志强	甄丽君	周　停	周凤华	周明成

周谋望

编者名单

主编

David X. Cifu, MD
Chairman
Department of Physical Medicine and Rehabilitation
Herman J. Flax，MD Professor
Virginia Commonwealth University School of Medicine
Principal Investigator
Veterans Affairs/Department of Defense Chronic Effects of Neurotrauma Consortium
Richmond，Virginia

Henry L. Lew, MD, PhD
Tenured Professor，University of Hawaii School of Medicine
Chair，Department of Communication Sciences and Disorders
Honolulu，Hawaii
Adjunct Professor，Department of Physical Medicine and Rehabilitation
Virginia Commonwealth University School of Medicine
Richmond，Virginia

编者

Mohd lzmi Bin Ahmad，MBBS, MRehabMed, CIME(USA)
Rehabilitation Physician
Head，Department of Rehabilitation Medicine
Hospital Pulau Pinang
George Town，Penang，Malaysia

Eleftheria Antoniadou, MD, FEBPMR, PhDc
Consultant
Rehabilitation Clinic for Spinal Cord Injury
Patras University Hospital
University of Patras
Patras，Greece

Joseph Burris, MD
Associate Professor of Clinical Physical Medicine and Rehabilitation
University of Missouri
Columbia，Missouri

Maria Gabriella Ceravolo, MD, PhD
Professor of Physical and Rehabilitation Medicine
Department of Experimental and Clinical Medicine
Politecnica delle Marche University
Director of Neurorehabilitation Clinic
University Hospital of Ancona
Ancona，Italy

Chein-Wei Chang, MD
Professor
Department of Physical Medicine and Rehabilitation
Taiwan University
Taipei，Taiwan，China

Shih-Chung Chang, MD, MS
Department of Physical Medicine and Rehabilitation
Chung Shan Medical University
Department of Physical Medicine and Rehabilitation
Chung Shan Medical University Hospital
Taichung，Taiwan，China

Carl Chen, MD, PhD
Director
Department of Physical Medicine and Rehabilitation
Chang Gung Memorial Hospital
Taipei，Taiwan，China

Chih-Kuang Chen, MD
Assistant Professor
Department of Physical Medicine and Rehabilitation
Chang Gung Memorial Hospital
Taoyuan，Taiwan，China

Shih-Ching Chen, MD, PhD
Deputy Dean and Professor
School of Medicine
College of Medicine
Taipei Medical University
Professor and Attending Physician

Department of Physical Medicine and Rehabilitation
Taipei Medical University Hospital
Taipei，Taiwan，China

Chen-Liang Chou，MD
Director and Clinical Professor
Department of Physical Medicine and Rehabilitation
Yang-Ming University
Taipei，Taiwan，China

Willy Chou，MD，HRMS
General Secretary，Superintendent Office
Chief Director，Physical Medicine and Rehabilitation
Chi Mei Medical Center
Associate Professor
Recreation and Health Care Management
Chia Nan University of Pharmacy
Tainan，Taiwan，China

Tze Yang Chung，MBBS，MRehabMed
Senior Lecturer，Department of Rehabilitation Medicine
University of Malaya
Rehabilitation Physician
Department of Rehabilitation Medicine
University of Malaya Medical Centre
Kuala Lumpur，Malaysia

David X. Cifu，MD
Chairman
Department of Physical Medicine and Rehabilitation
Herman J. Flax，MD Professor
Virginia Commonwealth University School of Medicine
Principal Investigator
Veterans Affairs/Department of Defense Chronic Effects of Neurotrauma Consortium
Richmond，Virginia

Andrew Malcolm Dermot Cole，MBBS(Hons)，FACRM，FAFRM
Chief Medical Officer
Hammond Care
Sydney，Australia
Associate Professor(Conjoint)
Faculty of Medicine
University of New South Wales
Kensington，Australia

Senior Consultant Rehabilitation Medicine
Greenwich Hospital
Greenwich, Australia

Rochelle Coleen Tan Dy, MD
Assistant Professor
Department of Physical Medicine and Rehabilitation
Baylor College of Medicine
Houston, Texas

Blessen C. Eapen, MD
Section Chief, Polytrauma Rehabilitation Center
TBI/Polytrauma Fellowship Program Director
South Texas Veterans Health Care System
Associate Professor
Department of Rehabilitation Medicine
UT Health San Antonio
San Antonio, Texas

Julia Patrick Engkasan, MBBS (Mal), MRehabMed (Mal)
Associate Professor
Department of Rehabilitation Medicine
University of Malaya
Kuala Lumpur, Malaysia

Gerard E. Francisco, MD
Department of Physical Medicine and Rehabilitation
University of Texas Health Science Center (UTHealth)
McGovern Medical School
NeuroRecovery Research Center
TIRR Memorial Hermann
Houston, Texas

Francesca Gimigliano, MD, PhD
Associate Professor of Physical and Rehabilitation Medicine
Department of Mental and Physical Health and Preventive Medicine
University of Campania "Luigi Vanvitelli"
Naples, Italy

Elizabeth J. Halmai, DO
Medical Director, Section Chief
Division of Polytrauma
South Texas Veterans Health Care System
Assistant Professor

Department of Physical Medicine and Rehabilitation
University of Texas Health Science Center San Antonio
San Antonio，Texas

Nazirah Hasnan, MBBS, MRehabMed, PhD
Deputy Director(Clinical)
University of Malaya Medical Centre
Associate Professor and Rehabilitation Consultant
Department of Rehabilitation Medicine
University of Malaya
Kuala Lumpur，Malaysia

Ziad M. Hawamdeh, MD
Senior Fellowship of the European Board of Physical Medicine and Rehabilitation
Jordanian Board of Physical Medicine and Rehabilitation
Professor of Physical Medicine and Rehabilitation
Faculty of Medicine
University of Jordan
Amman，Jordan

Joseph E. Herrera, DO, FAAPMR
Chairman and Lucy G Moses Professor
Department of Rehabilitation Medicine
Mount Sinai Health System
Icahn School of Medicine at Mount Sinai
New York，New York

Ming-Yen Hsiao, MD
Lecturer
Department of Physical Medicine and Rehabilitation
Taiwan University Hospital
College of Medicine
Taiwan University
Taipei，Taiwan，China

Lin-Fen Hsieh, MD
Professor
School of Medicine
Fu Jen Catholic University
New Taipei City，Taiwan，China
Director
Department of Physical Medicine and Rehabilitation
Shin Kong Wo Ho-Su Memorial Hospital
Taipei，Taiwan，China

Rashidah Ismail Ohnmar Htwe, MBBS, M MED Sc(Rehab Med), CMIA
Associate Professor
Rehabilitation Unit
Department of Orthopedics and Traumatology
Associate Research Fellow
Tissue Engineering Centre
Faculty of Medicine
Universiti Kebangsaan Malaysia
Consultant Rehabilitation Physician
Rehabilitation Unit
Department of Orthopedics and Traumatology
Hospital Canselor Tuanku Muhriz
Kuala Lumpur, Malaysia

Yu-Hui Huang, MD, PhD
Associate Professor
School of Medicine
Chung Shan Medical University
Director
Physical Medicine and Rehabilitation
Chung Shan Medical University Hospital
Taichung, Taiwan, China

Chen-Yu Hung, MD
Attending Physician
Physical Medicine and Rehabilitation
Taiwan University Hospital, Beihu Branch
Taipei, Taiwan, China

Norhayati Hussein, MBBS, MRehabMed, Fellowship in Neurorehabilitation
Rehabilitation Physician
Department of Rehabilitation Medicine
Cheras Rehabilitation Hospital
Kuala Lumpur, Malaysia

Elena Milkova Ilieva, MD, PhD, Prof.
Head of Department
Physical and Rehabilitation Medicine
Medical Faculty
Medical University of Plovdiv
Head of Department
Physical and Rehabilitation Medicine
"Sv Georgi" University Hospital
Plovdiv, Bulgaria

Lydia Abdul Latif, MBBS, MRM
Professor and Consultant Rehabilitation Physician
Department of Rehabilitation Medicine
Faculty of Medicine
University of Malaya
Kuala Lumpur，Malaysia

Wai-Keung Lee, MD
Chief，Department of Physical Medicine and Rehabilitation
Taoyuan General Hospital
Taoyuan，Taiwan，China

Henry L. Lew, MD, PhD
Tenured Professor，University of Hawaii School of Medicine
Chair，Department of Communication Sciences and Disorders
Honolulu，Hawaii
Adjunct Professor，Department of Physical Medicine and Rehabilitation
Virginia Commonwealth University School of Medicine
Richmond，Virginia

Chia-Wei Lin, MD
Attending Physician
Department of Physical Medicine and Rehabilitation
Taiwan University Hospital，Hsin Chu Branch
Hsin Chu，Taiwan，China

Ding-Hao Liu, MD
Department of Physical Medicine and Rehabilitation
Taipei Veterans General Hospital，Yuanshan Branch
Yilan，Taiwan，China

Mazlina Mazlan, MBBS, MRM
Associate Professor
Department of Rehabilitation Medicine
Faculty of Medicine
University of Malaya
Kuala Lumpur，Malaysia

Matthew J. McLaughlin, MD, MSB
Assistant Professor
Division of Pediatric Rehabilitation Medicine
Children's Mercy Hospital
Kansas City，Missouri

Amaramalar Selvi Naicker, MBBS(Ind), MRehabMed(Mal)
Professor of Rehabilitation Medicine and Head of Rehabilitation Medicine Unit
Department of Orthopedics and Traumatology
Associate Research Fellow
Tissue Engineering Centre
Faculty of Medicine
Universiti Kebangsaan Malaysia
Kuala Lumpur, Malaysia

Mooyeon Oh-Park, MD, MS
Director of Geriatric Rehabilitation
Kessler Institute for Rehabilitation
Vice Chair of Education
Research Professor
Department of Physical Medicine and Rehabilitation
Rutgers New Jersey Medical School
Newark, New Jersey

Vishwa S. Raj, MD
Director of Oncology Rehabilitation
Department of Physical Medicine and Rehabilitation
Carolinas Rehabilitation
Chief of Cancer Rehabilitation
Department of Supportive Care
Levine Cancer Institute
Carolinas Healthcare System
Charlotte, North Carolina

Renald Peter Ty Ramiro, MD
Dean, College of Rehabilitative Sciences
Cebu Doctors' University
Mandaue City, Cebu, Philippines,
Head, Physical and Rehabilitation Medicine
Cebu Doctors' University Hospital
Cebu City, Cebu, Philippines
Head, Rehabilitation Medicine
Mactan Doctors' Hospital
Lapu-lapu City, Cebu, Philippines

Reynaldo R. Rey-Matias, PT, MD, MSHMS
Chair, Department of Physical Medicine and Rehabilitation
St. Luke's Medical Center and College of Medicine
Quezon City, Metro Manila, Philippines
Clinical Associate Professor

Department of Rehabilitation Medicine
University of the Philippines-College of Medicine
Manila，Philippines

Desiree L. Roge，MD
Assistant Professor
Department of Physical Medicine and Rehabilitation
Baylor College of Medicine
Assistant Professor
Department of Physical Medicine and Rehabilitation
Texas Children's Hospital
Houston，Texas

Shaw-Gang Shyu，MD
Department of Physical Medicine and Rehabilitation
Taiwan University Hospital
Taipei，Taiwan，China

Clarice N. Sinn，DO，MHA
Assistant Professor
UT Southwestern Medical Center/Children's Health
Dallas，Texas

Anwar Suhaimi，MBBS，MRehabMed(Malaya)
Rehabilitation Medicine Specialist
Department of Rehabilitation Medicine
University of Malaya Medical Centre
Senior Lecturer
Department of Rehabilitation Medicine
University of Malaya
Kuala Lumpur，Malaysia

Yi-Chian Wang，MD，MSc
Department of Physical Medicine and Rehabilitation
Taiwan University Hospital
Taipei，Taiwan，China

Chueh-Hung Wu，MD
Department of Physical Medicine and Rehabilitation
Taiwan University Hospital
Taipei，Taiwan，China

Yung-Tsan Wu，MD
Attending Physician and Assistant Professor

Department of Physical Medicine and Rehabilitation
Tri-Service General Hospital and School of Medicine
Defense Medical Center
Taipei，Taiwan，China

Tian-Shin Yeh，MD，MMS
Attending Physician
Department of Physical Medicine and Rehabilitation
Taiwan University Hospital，Yun-Lin Branch
Yun-Lin，Taiwan，China
Graduate Institute of Clinical Medicine
Taiwan University College of Medicine
Taipei，Taiwan，China

Mauro Zampolini，MD
Chief
Department of Rehabilitation
Italian National Health Service，USL UMBRIA 2
Foligno，Perugia，Italy

Tunku Nor Taayah Tunku Zubir，MBBS
Consultant Rehabilitation Physician
Department of Rehabilitation
Gleneagles Hospital
Kuala Lumpur，Malaysia

中文版序

　　《Braddom 康复医学临床手册》源起于数年前在美国费城举行的编辑委员会议，当时，主编 David X. Cifu 医生主持会议，目标是增强《Braddom 物理医学与康复》第五版（*Braddom's Physical Medicine and Rehabilitation*，*5th Edition*）的临床实用性，并且扩大未来读者群。轮到本人发言时，我谈到，这部专著有 1160 页，太大、太重了，虽然正在发行电子版，但是内容仍然太详细，比较适合考康复专科执照的康复科医师，对于大多数到康复科短期学习的医学生，不太可能花费这么多金钱和精力把整本书念完。当时在座的编辑委员们表示赞同，并且提到有很多物理治疗师（PT）、作业治疗师（OT）和言语治疗师（ST）也期待一本精简易读的康复医学临床手册。David X. Cifu 医生就问我有什么建议，我提出找 50 位国际专家，浓缩每一章的临床精华，并且用在线幻灯片（eSlide）把重点表达出来，附在每一章里，每一位读者都可以在最短的时间内吸收到文中的精髓。至于老师们，可以用所附的在线幻灯片来教学！结果这个建议得到全体编辑委员们的支持。后面的几个月，David X. Cifu 医生就和我向出版商提出出版计划申请，签约之后，我们紧锣密鼓地开始工作，大约两年就在美国出版了。

　　这本临床手册出版后，在国际上受到读者广泛的好评，并有幸得到中国康复医学教育先锋敖丽娟教授的认可，她邀请国内多位康复医学专家将此临床手册翻译成中文，以进一步造福患者。我代表 David X. Cifu 医生与原书的编辑委员会向敖教授和各位专家表示感谢！

　　希望疫情过后，能够来中国和大家再次会面。祝大家平安喜乐！

吕　纶
（Henry L. Lew）
2021 年 10 月

中文版前言

2018 年在国际物理与康复医学学会(ISPRM)的年会上美国的 Henry L. Lew 医生说他和 David X. Cifu 医生基于《Braddom 物理医学与康复》第五版(*Braddom's Physical Medicine and Rehabilitation*, *5th Edition*)主编了一本非常适合康复医师培训的手册,配有大量的在线幻灯片(eSlide),很实用。此前,受中国康复医师协会及国际物理与康复医学学会前任会长励建安教授之托,做一些中国康复专科医师的教育培训工作,自然对本书非常关注和期待。后来,当我得到这本书时如获至宝,立即告知好朋友 David X. Cifu 医生和 Henry L. Lew 医生说:"我们想翻译这本手册,为中国康复医师的培训做点实事。"这个想法很快便得到了他们的支持。2020 年 4 月,我接受了上海科学技术出版社的委托,召集相关领域的译者 60 余名,得到了大家非常热情的支持,译者们都是中国康复医学相关领域里非常优秀、实践经验丰富的学者。同时,我也得到了中国医师协会康复医学分会候任会长周谋望教授及上海市医学会物理医学与康复专业委员会前任主任委员陈文华教授的支持,与我共同主译这本手册。

该手册分为 4 篇,第 1 篇"评估",重点介绍了康复病史与体格检查的要点,尤其强调了儿科患者的病史及体格检查的特殊性。对成人神经源性沟通和吞咽障碍、康复中的心理学评估与干预、残损等级和残疾认定的实践、残疾人就业、医疗康复的质量和结果评价以及电诊断学进行了介绍。第二篇"治疗技术与专用设备",阐述了治疗性运动等一系列物理治疗手段、身体各部位假肢矫形器、康复辅助技术与环境控制等技术。第三篇"常见临床问题",围绕康复患者的常见临床问题及特殊疾病与状态的临床康复要点进行阐述。第四篇"特定诊断中的问题",介绍了一些特殊临床问题及疾病的康复医疗。

在 1 年多的翻译过程中,各位译者及主译以高度负责的态度,忠实于原文,圆满地完成了翻译工作。尽管由于新冠肺炎疫情等各种原因,我们的翻译工作有些滞后,但慢工出细活,希望这本书能够如作者所愿,成为中国康复医师及其他相关从业者必备的临床实践手册。

　　感谢 Henry L. Lew 医生作为本书的作者和中文版的主审对本书的出版所给予的支持与做出的贡献；感谢上海科学技术出版社对本书出版工作的支持，有了他们的支持使我们能够有机会将国际先进的康复医学资源引进中国；还要感谢本书所有的译者，他们以专业、负责任的态度完成了翻译工作，尤其要感谢刘垚、段周瑛、陈茉弦、彭金辉 4 位年轻的康复医师在翻译过程中所做的大量的秘书工作。

敖丽娟

2021 年 10 月

英文版序

　　世界上有超过 10 亿人患有某种程度的身体或精神残疾，有越来越多的执业临床医师和在培生帮助他们实现和保持其独立性。然而，没有一种单一的、易于使用的临床指南专门帮助这些从业者优化他们的服务。本手册基于《Braddom 物理医学与康复》第五版，并汇集了物理医学和康复临床医疗实践的所有关键元素，使其成为一种简单、方便的案头书。其紧凑的篇幅、临床聚焦和最先进的在线资源使它成为一本值得拥有的指南。其内容在床旁、诊所、办公室，甚至在患者的家里都是非常有价值的。它以直截了当的风格编写，附有在线幻灯片并增加了临床精要，适合从学生到从业者的所有专业人士。本手册由两位在物理医学和康复领域领先的国际教育家 David X. Cifu 和 Henry L. Lew 医生主编，由来自全球 25 个国家的 50 多名物理医学和康复专业人士精心编写，反映了该领域的最新进展，并与《Braddom 物理医学与康复》（第五版）保持一致。它确实是所有服务于急性和慢性残疾的在培生和临床医师值得拥有的工具书。

励建安，MD

国际物理与康复医学学会前任会长

Jorge Lains，MD

国际物理与康复医学学会现任会长

英文版前言

在过去的 4 年里,我们与来自国际社会的 200 多名作者共同努力,撰写了《Braddom 物理医学与康复》(第五版)和《Braddom 康复医学临床手册》。这些互补的资源汇集了残疾医学领域从基础科学到临床服务的关键要素。《Braddom 物理医学与康复》(第五版)是物理医学和康复医学所有学者和从业者的重要参考书,而这本新的临床手册则是面向所有健康保健在培生和从业者的一本综合性康复实践指南,任何接诊、评估、管理或转介残疾人的学生或临床医师都可以使用这本手册作为主要信息来源。无论患者是有关节或神经功能障碍的老年人、有战争相关的急性肌肉骨骼损伤的年轻人、有运动损伤的青少年、需要特殊设备的儿童,还是经历了改变一生的创伤的中年人,本书均可作为他们的临床康复照护指南。除了实用的信息和临床精要,这本手册还配有在线幻灯片和培训材料以加深理解,作为核心教育模块的一部分扩展了本书的要点。我们非常感谢《Braddom 物理医学与康复》(第五版)的作者,他们为本临床手册提供了全面的材料;还要感谢 50 多名作者及爱思唯尔的编辑人员精心编写、出版了这本特别的书。我们希望,本手册在世界各地使用,以支持从事残疾人工作的卫生保健专业人员的培训,并加强对残疾人的临床照护。本书可在多种卫生保健和培训工作中,供在培生和从业人员使用。我们也欢迎读者批评指正,以便提高未来版本的质量和适用性。

David X. Cifu, MD

Henry L. Lew, MD, PhD

目　录

第 3 篇　常见临床问题

第 4 篇 特定诊断中的问题

视频目录

评 估
EVALUATION

第 1 章

康复病史与体格检查

The Physiatric History and Physical Examination

Shaw-Gang Shyu

敖丽娟 译

康复病史与体格检查是正确诊断与识别患者障碍的基础,有助于制订综合的治疗计划,同时也是医学法律文书和医疗计费的依据。康复病历是用于康复和非康复专业医务人员之间沟通的文档。本章及在线幻灯片(eSlides)对康复病史和体格检查的基本要素进行了阐述。

● 康复病史

世界卫生组织的分类将损伤定义为身体结构或功能(生理或心理)的异常或丧失。活动是指个体执行功能的能力和程度。参与是指个体投入到与损伤、活动、健康状况和环境因素有关的生活情景中的能力和程度。康复医学的一个突出特点就是识别由疾病或损伤引起的功能缺陷。识别与治疗主要障碍并最大程度地发挥其功能是康复评估和治疗的重点。仍在职业训练中的康复医师们往往会过度评估,但是随着时间的推移,有经验的康复科医师会根据患者的表现和特定的环境,抓住每个患者需要关注的细节。采集病史的过程能让患者逐渐熟悉康复医师,并且是建立信任和融洽关系的过程。初次面谈对于良好的医-患-家庭关系的建立至关重要。患者是病史信息的主要来源,但是如果患者无法完整表达自己的意思,则病史采集者也可通过其家人、朋友、其他医师、护士和专业人员或以前的病历来获得病史。

主诉

主诉是导致患者就诊的主要症状或原因。与相对客观的体格检查不同,主诉是主观的,医师应使用患者自己的话来进行记录。

现病史

现病史应包括主诉和以下描述主诉症状的 8 个方面：部位、起病时间、性质、病情进展、严重程度、持续时间、加重或缓解因素、相关症状和体征。

功能状态和日常活动能力

患者的功能状态可以很好地反映其活动能力（mobility）、日常生活活动能力（activities of daily living，ADL）、工具性日常生活活动能力（instrumental activities of daily living，I-ADL）（eSlide 1.1）、沟通、认知、工作和娱乐等情况。评估功能获得或丧失的潜在可能性需要了解患者的病史、病因和发病时间。

标准化量表的使用对功能状态的评估通常很有帮助。虽然没有一项量表适用于所有患者，但是功能独立性量表（functional independence measure，FIM）是住院康复环境中最常用的评分系统。FIM 对 18 种不同活动分 7 个等级进行评分（总分：18～126）（eSlide 1.2），是康复团队成员之间通用的速查工具，可以快速准确地对功能缺陷进行描述。

活动能力

活动能力（mobility）是指个体在所处环境中移动的能力。床上活动包括从一侧翻身转向另一侧，从俯卧位改为仰卧位，坐起和躺下。转移活动包括上下床、从坐到站和轮椅转移。

轮椅转移活动能力的评估，可以通过询问患者是否可以独立推动轮椅，不休息可以走多长时间或走多远距离，在使用轮椅部件方面是否需要帮助，以及他们在家、社区和上下坡道时使用轮椅的活动程度。询问居家环境是否有方便轮椅出入，这对新发严重残疾的患者来说尤为重要。

步行和上下楼梯活动能力的评估，可以通过询问患者步行距离和耐力，患者对辅助设备的需求和休息的需要，患者在家中或社区中日常需要上下的楼梯层数以及是否有扶手。了解步行过程中的相关症状以及跌倒史或行走不稳的病史也很重要。

驾驶作为一种社区交通方式对于许多人来说是至关重要的活动，老年人如果无法再驾驶可能会面临抑郁症状加重的风险。需要对驾驶的风险与无法驾驶的后果进行权衡。

认知

认知（cognition）是认识的心理过程。由于有认知缺陷的人通常无法认知自己的病损(失认症),因此向熟悉患者的人收集患者病史信息也很重要。认知缺陷会影响患者的康复和安全。

沟通

沟通(communication)技能用于传达信息,包括思想、需求和情感。言语表达的缺陷可能不易察觉。有语言表达缺陷的患者可能会(也可能不会)通过其他方式进行沟通,这种方式称为辅助沟通策略(augmentative communication strategies)。这些策略包括使用书写和身体语言(例如手语、手势和肢体语言)以及使用辅助沟通工具(例如图片、字母、写字板和电子设备)。

既往史和手术史

既往史和手术史让康复医师能够了解既往疾病对患者当前状态、康复期间必须采取的预防和限制措施,以及对康复结局的影响。尤其是心肺功能不全会对日常生活活动能力、工具性日常生活活动能力、工作和娱乐造成严重影响。

所有药物治疗都应该进行书面记录,包括处方药、非处方药、营养药品、补充剂、草药和维生素类等。要记录药物、食物过敏史。应特别注意某些常用的处方药,如非甾体抗炎药。

社会史

了解患者的家庭环境和生活状况,包括询问患者是否居住在独栋房屋或公寓,是否有电梯、有楼梯或扶手,以及患者家人和朋友的支持程度等因素,将有助于确定出院计划。

应以不带偏见的方式询问患者吸烟、饮酒/酗酒和吸毒史。对育龄的患者性生活史需要特别询问,并以恰当的方式询问患者性取向和安全性行为等问题。

职业活动

职业是患者经济收入的来源,并提供患者自信乃至身份认同。职业情况的记录应包括患者的受教育程度、近期工作经历以及受伤或生病后满足工作要求的能力情况。

财务和收入维持

社工可以帮助有经济问题的患者。患者是否有足够的财力或保险来支付辅助设备的费用会对出院计划有显著的影响。

娱乐

业余爱好的参与度和娱乐活动能力的丧失或受限可能会对大多数人造成心理压力。娱乐也是运动医学关注的主要结局。娱乐治疗师可能会有所帮助。

社会心理史、精神和信念

残障患者可能会感到整体健康、身体形象、活动能力、独立性或收入下降。在制订应对策略方面应提供帮助，特别是针对抑郁和焦虑的应对策略，有助于加快患者学习适应残疾的过程。

医疗服务提供者应敏锐地察觉患者的精神需求，并提供适当的转诊或咨询。

诉讼

法律诉讼（包括正在审理的或候审的诉讼）可能是焦虑、抑郁或内疚的根源。应以不带偏见的方式询问患者是否参与诉讼，法律诉讼的有无不应影响对治疗计划的制订。

家族史

应询问患者父母和兄弟姐妹的健康状况或死亡的原因及年龄。家族史将有助于识别家庭内的遗传疾病以及可能从家庭成员那里获得的潜在帮助。

系统回顾

对病史的系统回顾有助于发现在病史采集中忽略的问题或疾病。

● 康复体格检查

神经系统体格检查

神经系统问题在康复医学中很常见。应进行系统的神经系统检查并对病变进行精确定位。准确而有效的神经系统检查要求检查者在检查之前对中枢和周围神经解剖学都有全面的了解。上运动神经元和下运动神经元疾病中均可出现无力。累及中枢神经系统的上运动神经元病变通常以张力增高和反射亢进为特征。下运动神经元损伤的特征是肌张力下降，反射减弱，明显的肌肉萎缩、肌束颤动和肌电图改变。在肌萎缩性侧索硬化症或颅脑外伤合并臂丛损伤的患者中，上运动神经元和下运动神经元病变通常同时存在。

精神状态检查

精神状态检查（mental status examination，MSE）应在舒适的环境中进行，避免患者受到外界刺激的干扰。床旁 MSE 检查之后，患者可能还需要神经心理医师在治疗中观察和评估作为补充。

Folstein 简易精神状态检查（mini-mental status examination，MMSE）是一种测试常规认知功能的简便工具。它对于筛查痴呆症和脑损伤患者很有用。最高分30 分，得分 24 分或以上为正常。画钟测试是一种快速而灵敏的认知障碍检测方法。该任务需使用到记忆、视觉空间技能和执行功能。在痴呆症筛查中，除了画钟测试外，三个词语的回忆测试（统称为 Mini-Cog Test），最近在痴呆症筛查方面获得了广泛的关注。

意识（consciousness）水平：意识是个体对周围环境的认知状态。脑干网状激活系统是维持正常意识功能的必要条件。

嗜睡（lethargy）是运动过程（如言语和运动）的普遍减慢，如果不加以刺激，患者很容易入睡，但也很容易被唤醒。意识模糊（obtundation）是一种敏感性迟钝或减弱，患者很难被唤醒，唤醒后仍然意识混乱。昏睡（stupor）是一种半意识状态，其特征是只有强烈刺激才能被唤醒，例如对骨性突起处的强烈刺激（如胸骨按压）；患者很少有或完全没有自发的运动反应。

在昏迷状态（coma）下，患者眼睛闭合，没有睡眠-觉醒周期，也没有证据表明患者的行为与环境之间存在某种因变的关系。植物状态（vegetative state）的特征是存在睡眠-觉醒周期，但仍不存在因变关系。最小意识状态（minimally conscious state）表明患者仍然处于严重失能状态，但表现出睡眠-觉醒周期以及对特定环境刺激有不一致的、非反射性的、偶然性的行为。在急性期，格拉斯哥昏迷量表（Glasgow coma scale，GCS）是记录意识水平最常用的客观检测（eSlide 1.3）。

注意力（attention）：注意力是指在短时间内处理特定刺激而不被内部或外部刺激干扰的能力。警觉（vigilance）是指能够长时间保持注意力的能力。注意力可通过数字回忆来测试；正向重复 7 个数字可认为正常，少于 5 个则表示严重注意力缺陷。

定向力（orientation）：定向力由 4 个部分组成：人物、地点、时间和情景。时间定向通常是最先丧失的，人物定向通常最后损伤。暂时的应激可以导致轻微的定向障碍，但是严重的定向障碍通常提示器质性脑综合征。

记忆（memory）：记忆的组成部分包括学习、记忆和回忆。通常要求患者记住3～4 个物体或单词，然后立即重复以评估其对信息的即时获取（编码）。记忆的评估是在一段延迟的时间间隔（通常为 5～10 分钟）后进行回忆。60 岁以下的正常人应该能够回忆起 4 项中的 3 项。近事记忆可以通过询问过去 24 小时内发生的事进行测试,而长期记忆则可通过询问患者的出生地或曾就读的学校来进行测试。

常识和抽象思维(general fundamentals of knowledge and abstract thinking):智力是包含基本智能和长期记忆的整体功能。检查者应注意患者的最高教育水平。抽象思维(abstract thinking)是一种更高级的大脑皮质功能,应该始终在智力和文化差异的背景下加以考虑。可以通过让患者解释一句常见的谚语或解释一个幽默的短语或情景来进行测试。

洞察力和判断力(insight and judgment):洞察力(insight)的概念包含 3 个组成部分,即对损伤的认识、对治疗的需要以及症状的属性。认识到自己有损伤是恢复所必需的第一步。缺乏洞察力会严重阻碍患者的康复进程。判断力(judgment)是一个人解决现实生活中问题的能力,它与患者独立能力有关。判断力的评估可以通过简单地观察患者的行为或关注患者对假设情景的反应来进行。

情绪和感情(mood and affect):检查者应记录患者情绪的反应性和稳定性。情绪(mood)可以用快乐的、悲伤的、愉快的、忧郁的、压抑的、愤怒的或焦虑的来描述。情感(affect)描述了患者在特定时刻的感受,可以用诸如迟钝、平淡、不得体、不稳定、乐观或悲观等术语来描述。

沟通能力检查

失语症(aphasia):失语症包括语言表达或理解能力的丧失。命名、复述、理解和流畅性是评估的关键组成部分。口语理解的检查应从单个词开始,再到只需要回答"是/否"的句子,然后是复杂的命令。评估从视觉命名、重复单词和句子、找词能力,到口述读写能力,最后是自发读写能力。一些标准化的失语症评估包括波士顿诊断性失语症检查(Boston diagnostic aphasia examination)和西部失语症检查(Western aphasia battery)(请参阅第 3 章)。

构音障碍(dysarthria):构音障碍是指发音有缺陷,但语言内容未受影响。主要检查的声音包括由舌头(舌辅音)发出的"ta ta ta";由嘴唇(唇辅音)发出的"mm mm mm";以及由喉部、咽部和硬腭发出的"ga ga ga"。

发音障碍(dysphonia):发音障碍是一种声音产生缺陷,可继发于呼吸系统疾病、疲劳或声带麻痹。间接喉镜是检查声带最好的方法。患者被要求发"ah"这个音来评估声带外展,发"e"这个音来评估内收。两条声带均无力的患者会出现耳语声和吸气喘鸣。

言语失用(verbal apraxia):言语失用是指运动计划障碍,而肌力或运动协调性不受影响。特点是说话时出现前后矛盾的错误。口腔运动失用症见于非言语性口腔运动组织困难的患者，会对吞咽产生不利影响。言语和口腔运动功能测试见第 3 章。

认知语言障碍（cognitive linguistic deficits）：认知语言障碍涉及沟通中的语用和语境，如虚谈症。认知语言障碍与流利型失语症（如 Wernicke 失语症）的区别在于前者存在相对正常的句法和语法。

脑神经检查

脑神经Ⅰ：嗅神经。嗅觉的感知和辨别可用芳香、无刺激性的材料来测试，以避免刺激三叉神经。嗅神经是颅脑外伤中最常见损伤的脑神经。

脑神经Ⅱ：视神经。视神经的评估包括视敏度和视野。视敏度是指中心视觉。视野检查用于评估视觉通路的完整性。视野检查最常见的方式是对向法，以检查者作为正常对照。有障碍的患者，需由神经验光师或受过视觉训练的作业治疗师进行进一步评估。

脑神经Ⅲ、Ⅳ和Ⅵ：动眼神经、滑车神经和展神经。动眼神经支配内直肌（眼内收肌）、上直肌和下斜肌（眼升肌）以及下直肌（眼降肌）。滑车神经支配上斜肌，作用是向下的共轭凝视，尤其是在眼球内收时。展神经控制外直肌，作用是眼球外展。检查者应评估患者眼球静止和追踪物体时的协同运动情况，观察眼睛在 6 个主要方向上的水平和垂直运动范围。视神经（传入）和动眼神经（传出）参与瞳孔对光反射，正常情况下，光照任何一只眼睛会导致两个瞳孔同时收缩。滑车神经损伤时部分患者可以出现眼睛向下看时头部偏斜，此为特征性表现。

脑神经Ⅴ：三叉神经。三叉神经的 3 个感觉支可沿额（眼支）、面颊（上颌支）和下颌（下颌支）两侧进行检查。三叉神经的运动支支配咀嚼肌，包括咬肌、翼内肌、翼外肌和颞肌。角膜反射检查三叉神经眼支（传入）和面神经（传出）。

脑神经Ⅶ：面神经。首先通过观察患者说话、微笑、闭眼、使鼻唇沟变平和抬高嘴角来检查面神经。然后要求患者蹙额皱眉（额肌功能），用力闭目，使眼睑不被检查者扒开（眼轮匝肌功能），鼓腮以抵抗检查者按压面颊（颊肌功能），示齿（口轮匝肌功能）。面神经的周围性损伤，如 Bell 麻痹，同时影响上下面部，而中枢性病变主要影响下面部。

脑神经Ⅷ：前庭蜗神经。前庭蜗神经包括两个部分：负责听觉的耳蜗神经和负责平衡的前庭神经。耳蜗神经可以通过检测总听力来检查，检查者在患者一侧耳附近轻擦拇指和示指。与头位改变有关的头晕或眩晕，或怀疑有良性阵发性位置性眩晕的患者应采用 Dix-Hallpike 手法（eSlide 1.4）进行评估。

脑神经Ⅸ和Ⅹ：舌咽神经和迷走神经。声音嘶哑通常与迷走神经分支喉返神经病变有关。正常情况下，当患者说"啊"时，软腭应对称性抬高，腭垂（悬雍垂）应保持在中线上。在上运动神经元迷走神经病变中，腭垂会向病灶同侧偏移，而在下运动神经元病变中，腭垂会向对侧偏移。呕吐反射可以通过用棉签轻触患者咽壁，引发呕吐反射来检查。检查者应比较双侧（传入：舌咽神经）的敏感性，并观察软腭运动（传出：迷走神经）的对称性。咽反射的存在并不意味着吞咽时没有误吸的风险。

脑神经Ⅺ：副神经。检查患者斜方肌和胸锁乳突肌是否存在萎缩或不对称。斜方肌萎缩导致肩胛骨向外侧移位（翼状肩胛）。嘱患者对抗阻力向两侧转颈，以检查胸锁乳突肌的肌力。

脑神经Ⅻ：舌下神经。嘱患者伸舌，并观察是否有舌偏斜、舌肌萎缩和肌束颤动。舌肌纤维颤动常见于肌萎缩侧索硬化症患者。舌下神经周围神经病变时，伸舌通常指向患侧，而在上运动神经元病变中则指向病灶对侧。

感觉检查（eSlides 1.5 和 1.6）

感觉系统的评估需要检查浅感觉（轻触觉、痛觉、温度觉）和深感觉（位置觉和震动觉）。

轻触觉可用棉花捻成细条或细棉签轻触皮肤进行检查。痛觉评估可用安全别针。温度觉可以用两个不同的杯子检查，一个杯子装满热水，另一个杯子装满冷水和碎冰块。

本体感觉的检查，嘱患者闭目，检查者被动垂直运动患者的足趾或手指，让患者辨别是向上还是向下移动。注意检查者是夹住患者手指或足趾的两侧而不是指甲，以避免患者在该区域感觉到压力。

震动觉的检查使用 128 Hz 音叉，置于骨隆起处，如踝背侧、尺骨鹰嘴或大拇指/足趾的末节指骨。询问患者何时震动停止。

两点辨别觉通过带有钝端的双脚规进行测试。要求患者（闭目）辨认感觉到一个点还是两点。正常值：嘴唇（2~3 mm），指尖（3~5 mm），手背（20~30 mm），手掌（8~15 mm）。

图形觉的测试是让患者在闭目的情况下，辨认检查者在其手掌上写下的数字、字母或符号。实体觉是指患者在闭目时，能辨认出置于其手上的钥匙或硬币等常用物体的能力。

运动控制

肌力（strength）：徒手肌力测定（eSlides 1.7 和 1.8）是一种量化肌肉力量的重

要方法。疼痛会导致肌肉无力。当存在肌肉无力或运动不协调时，应注意其他肌肉的代偿动作，这一点非常重要。不能主动控制肌肉张力的患者（例如痉挛患者）不适合使用标准的徒手肌力测定方法。肌力达到 3 级在功能上很重要，因为能够抵抗重力就说明该肢体是可以进行活动的。女性的肌力通常在 20 岁前增加，20 多岁趋于平稳，30 岁后逐渐下降。男性在 20 岁前肌力增加，在 30 岁以后趋于稳定，然后下降。

《Braddom 物理医学与康复》第五版（*Braddom's Physical Medicine and Rehabilitation*, *5th Edition*. ISBN：978 - 0 - 323 - 28046 - 4）中的表 1.13 和表 1.14 总结了四肢所有主要肌群的关节运动、神经支配和徒手肌力测定技术。肩外展肌的肌力测定示例见 eSlide 1.9。

协调（coordination）：共济失调或协调能力障碍可继发于感觉、运动或小脑功能障碍。轮替运动障碍是指无法进行快速交替运动。

小脑中线的病变通常会导致躯干共济失调，小脑前叶的病变通常会导致共济失调步态。小脑半球外侧病变可引起肢体共济失调，可通过指鼻试验和跟膝胫试验进行检查。

Romberg 试验可以用来区分小脑病变和本体感觉障碍。如果睁眼或闭眼时均出现平衡障碍，则提示小脑性共济失调。如果只在闭眼时出现平衡障碍，则提示闭目难立征（Romberg test）阳性，表明存在本体感觉障碍（感觉性共济失调）。

失用症（apraxia）：失用症是指尽管对任务有足够的了解，也没有肌无力和感觉障碍，但丧失了执行程序性或计划性动作的能力。意念运动性失用症（ideomotor apraxia）是指患者无法执行动作指令，但能在不同情况下执行所需的动作。意念性失用症（ideational apraxia）是指无法执行一系列动作，尽管每个部分的动作都可以单独执行。穿衣失用症（dressing apraxia）和结构性失用症（constructional apraxia）属于忽略症（neglect）而非运动计划障碍。

不自主运动（involuntary movements）：震颤（tremor）是最常见的一种不自主运动，是身体某一部位的节律性运动。肌阵挛（myoclonus）是肌肉或身体某部分的快速抽搐运动。舞蹈样动作（chorea）是指患者出现短暂的、随机的、非重复的运动，不能静坐。手足徐动（athetosis）是指肢体的扭动和蠕动，常见于脑瘫。肌张力障碍（dystonia）是一种持续的姿势，可以影响小或大的肌肉群。当出现重复的剧烈的挥舞动作时即为偏身投掷运动（hemiballismus）。

肌张力（tone）：肌张力是肌肉牵拉或被动拉长时所承受的阻力（见第 23 章）。痉挛（spasticity）是速度依赖的牵张反射增强，而强直（rigidity）是肢体在放松状态下对被动运动的抵抗力（为非速度依赖性）。

肌张力可用改良的 Ashworth 量表（modified Ashworth scale，MAS）来量化。钟摆试验也可用来量化痉挛。Tardieu 量表被认为是比 MAS 更合适于痉挛临床测量的方法。通常以三种速度（V1、V2 和 V3）进行测量。V1 测量时尽可能慢，V2 是以肢体在重力作用下下落的速度进行测量，V3 是肢体尽可能快地移动时测量。在三种速度下记录肌肉的不同反应和移动角度（以度为单位）。

反射

浅反射（eSlide 1.10）：正常的跖反射表现为足趾跖屈或无反应。皮质脊髓束功能障碍时，Babinski 征呈阳性，表现为踇趾背屈可伴其他足趾扇形展开。Chaddock 征阳性表现为从外踝下方前划至足背外侧时，引起足趾背屈。Stransky 征阳性是指用力外翻小足趾后踇趾背屈。

肌肉牵张反射（eSlide 1.11）：肌肉牵张反射（过去称为深肌腱反射）是用叩诊锤叩击肌腱上引起。反应评级为：0，无反应；1＋，减少但存在，可能需要辅助；2＋，正常反应；3＋，比平时活跃；4＋，过度活跃伴阵挛。加强试验（如 Jendrassik 手法，双手互扣外拉手法）可协助检查。

原始反射：原始反射是一种代表发育性退化的异常反射，表明成人有显著的神经系统异常。原始反射有吸吮反射、觅食反射、抓握反射、噘嘴反射和掌颏反射。

步态

步态是一系列有节律的、交替的肢体和躯干运动，引起身体重心向前移动。步态依赖于多个系统的输入，包括视觉、前庭、小脑、运动和感觉系统。步态障碍的不同模式可反映神经系统的不同损伤（eSlide 1.12）。

肌肉骨骼系统检查

肌肉骨骼（musculoskeletal，MSK）检查包括视诊、触诊、被动和主动关节活动范围（range of movement，ROM）、关节稳定性评估、徒手肌力测定、关节特异性激发试验和特殊测试。读者可以查看《Braddom 物理医学与康复》（第五版）的表 1.9，了解关节特异性激发试验。

视诊

视诊包括观察患者情绪、疼痛或不适症状、功能障碍或装病的证据（如 Waddell 征）。脊柱视诊应检查脊柱侧凸、后凸和前凸，而四肢应检查对称性、围度和外形。还应检查肌肉萎缩、肿块、水肿、瘢痕、皮肤破损和肌束震颤。检查关节有无变形、肿胀和红斑。

动力链（kinetic chain）是指一系列相连的单个关节运动的总和，引起更大的功能目标的实现。单个关节运动的变化可能会影响链中相邻关节和远处关节的运动。这可能导致不对称的模式，在看似不相关的部位引发疾病。

触诊

触诊用于发现触痛部位，并对触发点、肌肉保护或痉挛进行定位。应评估关节和软组织是否有积液、发热、肿块、肌肉紧张带、张力和捻发音。

关节稳定性评估：进行双侧检查很重要，因为健侧的评估有助于建立患者个体化的生物力学模式。关节内活动或关节囊受限模式，用于在骨接触最少的位置评估关节囊的完整性，有时被称为关节松弛位（open-packed position）。

关节活动范围（ROM）评估的一般原则：ROM 检查用于评估关节的完整性，监测治疗方案的疗效，并确定损伤的机械原因。正常的 ROM 随个体的年龄、性别、条件、身体习惯和基因而变化。被动 ROM 应该在所有运动平面上进行。主动 ROM 是由患者在无检查者帮助下，进行所有运动平面的活动。ROM 的测定使用通用的量角器（eSlide 1.13）。检查肩关节和髋关节 ROM 的正确体位和运动平面，如 eSlides 1.14 和 1.15 所示。

要了解每个关节 ROM 测量的更全面和详细的信息，读者可以参考《Braddom 物理医学与康复》（第五版）第一章。

● 评估、总结与计划

只有在完成全面的病史采集和体检后，康复医师才能制订一个全面的治疗计划。初期治疗计划和目标的制订应明确损伤、临床表现（活动受限）、社会角色障碍（参与水平）、影响实现短期和长期功能目标的医疗条件以及多学科康复团队的目标。后续治疗计划及注意事项应尽可能简洁，不用太详细，但必须说明自上次记录以来的重要变化以及治疗或目标的任何显著性变化。

临床精要

1. 全面的康复病史采集和体格检查有助于制订具有恰当目标的治疗计划。

2. 病史和体格检查以标准的医学模式为基础。此外还应评估损伤、活动受限（残疾）和参与（残障）。

3. 识别和治疗患者主要的功能障碍并最大程度地发挥其功能是康复医师评估和治疗的主要目的。

4. 康复医师对骨骼肌肉和骨骼肌肉检查的理解,是他们与神经内外科医师最大的区别。对患者进行双侧的检查至关重要。

5. 康复医师对神经病学和神经病学检查的理解,也是他们与骨科医师和风湿科医师最大的区别。

第 2 章

儿科患者的病史与检查

History and Examination of the Pediatric Patient

Chia-Wei Lin

杜青译

● 病史

出生史(eSlide 2.1)

出生史应包括妊娠或分娩期间的所有情况。应评估产妇妊娠期的并发症,如癫痫发作、发热性疾病、高血压或高血糖;母亲在妊娠期服用的任何药物以及婴儿接触的任何物质都应被记录。此外,胎龄、是否是多胎、胎动和出生时的情况也是重要因素。

应该注意孩子出生时的体重和身长,以及 Apgar 评分分数。Apgar 评分由五部分组成:肌张力、脉搏、对刺激的反应、皮肤颜色和呼吸。出生后并发症,如高胆红素血症、早产儿视网膜病变、呼吸困难、喂养困难、呼吸支持的持续时间,可能造成潜在疾病和功能影响。应记录母亲怀孕期间的并发症,如死产、流产或胎儿畸形等。

现病史(eSlide 2.2)

医师应确定当前疾病的发生、发展和相关因素。重要的是要确定已经进行了哪些诊断性检查及已经开始的各种治疗。应详细咨询儿童的病史,包括任何重大疾病、住院、手术、创伤、服药、过敏和免疫状况。

发育史

发育史是儿科病史中最重要的内容之一。疾病、损伤和不同的疾病病程都会对发育里程碑的实现产生深远的影响。在粗大运动、精细运动、言语语言和(或)社会心理方面都有可能出现延迟。全面了解发育里程碑(eSlides 2.3~2.6)和儿童达到这些里程碑的年龄有助于诊疗。运动技能迟缓更可能发生于神经肌肉疾病;言语语言发育迟缓为主要表现时,则有必要对孩子的听力进行评估。探讨发育里程碑有助于教育家长了解孩子应该做什么,以及他或她应该学习什么技能。应该强调的是,获得某些技能的正常范围很广泛,而且家属也可能注意到他们的孩子在不同领域的发育速度不同。

家族史

家族史应包括任何早期卒中、早期心肌梗死、周围神经病变、关节或组织异常、肌病、骨异常、步态异常或发育迟缓的病史,这些病史应该通过几代人来确定。如果怀疑有遗传疾病,孩子和家人应进行基因检测,以帮助指导妊娠计划,并为整个家庭提供咨询。

社会环境及教育史

评估者应该询问孩子的环境,包括谁和孩子住在一起、谁照顾孩子、家里的布局和交通情况以及孩子的同伴互动、课外活动、当前的受教育史和接受早期干预服务的情况,这些可以了解孩子的社会技能、个性和学习能力。

● 体格检查(eSlide 2.7)

儿科患者的体格检查没有标准化的方法,它应该与孩子的年龄和发育水平相符,建议先通过和孩子玩耍或交谈来建立一种融洽的关系。通常在检查中,非常年幼的孩子躺在父母的腿上检查最为舒服。

生长状况

随着孩子的生长,应跟踪记录其身高和体重。足月新生儿的平均身长为 50 cm,体重为 3 400 g。身长第一年增加 50%,4 岁内增加一倍。儿童成年后的身高可以通过 2 岁时的身长乘以 2 来估计。体重在 5 月龄翻倍,并在 1 岁时翻 3 倍。由于性早熟,生长板的过早闭合,生长可能会提前被抑制。性早熟的定义是女孩在 8 岁以下、男孩在 9 岁以下开始青春期。身高或体重增长速度的下降及实际体重的下降,可能与营养不良或吸收不良有关。过快长高可能提示垂体肿瘤、代谢紊乱或饮食不良。出生时的平均头围是 35 cm,到 1 岁时增加到 47 cm。大头畸形和小头畸形的定义是头围分别大于或小于平均值的 2 个标准差。随着“Back to Sleep”计划的实施,枕部扁平、短头畸形和斜头畸形的发生率有所增加的这些问题自然会得到解决。

视诊

应检查儿童的一般外观、运动、参与度、皮肤，以及是否存在颅骨畸形、颜面部畸形、关节异常和身材不对称。某些体格异常的存在与一些常见的综合征有关（eSlide 2.8）。

肌肉骨骼的评估

视诊和触诊骨骼、关节和肌肉，并检查所有关节的被动和主动活动范围（range of movement，ROM）。ROM 受限可由关节挛缩引起，而过度活动可能与结缔组织病变有关。背部和脊柱的检查应着重于任何骨骼异常及肌肉不对称。脊柱侧凸最常见为青春期女孩的右胸弯曲。

3～5 岁之前孩子的脚呈扁平常见，但如果感到足部僵硬或疼痛，可能存在先天性跗骨黏合（eSlide 2.9）。如果孩子有弓形足（eSlide 2.9），应检查是否存在神经肌肉疾病，如 Charcot-Marie-Tooth 病。趾内翻最常见的原因是婴儿期跖骨内收畸形，幼儿期胫骨扭转，和较大儿童的股骨前倾。2 岁以下儿童有正常的生理弓形腿，但佝偻病或 Blount 病可以出现病理性膝内翻。如果髋关节 ROM 明显减少或腿长不一致，髋关节可能半脱位或脱位。骨盆前后位片可以显示半脱位的程度。

神经系统评估

神经系统评估包括脑神经功能、感觉功能、肌力、运动、反射、协调、平衡、步态（eSlide 2.10）和认知功能。婴儿在 1 月龄时可追踪物体至中线，并在 3 月龄时左右追视。对任何表现出言语和语言发育迟缓、发音错误、对声音不注意、复发性耳部感染史或脑损伤史的婴儿都应重新进行听力评估。

评估原始反射（eSlide 2.11）和姿势反应（eSlide 2.12）是了解婴儿运动反应的有用工具。任何不对称的反应都可能是潜在的卒中或周围神经损伤，如臂丛损伤。在 5 岁之前，徒手肌力检查不是很准确。在儿童的发育过程中，肌张力会发生变化。新生儿低肌张力伴反射消失符合脊肌萎缩症的特点。肌张力增高可细分为痉挛、肌张力障碍和强直。肌张力增高预示中枢神经系统损伤。儿童的步态模式从 1～7 岁左右会发生变化和发展：步宽变窄、步幅增加、步频减少。

功能评估

技能发育可以通过各种工具进行规范评估，例如丹佛发育筛查测试Ⅱ（Denver

developmental screening test Ⅱ，DDST - Ⅱ)、Bayley 婴儿发育量表和 Gesell 发育诊断量表(eSlide 2.13)。儿童功能独立性评定量表(WeeFIM)用来评估儿童的功能发育过程。学龄前儿童和学龄儿童的认知和学习潜力可以通过几个测试进行评估(eSlide 2.14)。评估孩子的社交和适应能力以及他或她的生活质量也很重要(eSlide 2.15)。针对失能的评估工具包括粗大运动功能测试量表(gross motor function measure，GMFM)和儿童手功能分级量表(manual abilities classification scale，MACS)，用来评估脑瘫患儿的运动功能。

临床精要

　　详细询问儿科患者的病史并进行体格检查是非常重要的。未来的研究可能聚焦于如何在日常实践中提高临床技能，以及明确各种检查技术的信度和效度。

成人神经源性沟通和吞咽障碍

第3章

Adult Neurogenic Communication and Swallowing Disorders

Ming-Yen Hsiao

窦祖林　译

沟通及吞咽障碍是由各种神经系统损伤所导致的沟通及吞咽功能异常，该障碍对患者的身体状况、心理健康、社会参与及整体生活质量将产生重大影响。本章总结了失语症、认知交流障碍、运动性言语障碍及吞咽障碍的病理生理、临床表现、评估和管理。

● 沟通障碍患者的康复(eSlides 3.1 和 3.2)

沟通障碍患者的康复侧重于恢复与补偿策略和技术，如辅助沟通系统（augmentative and alternative communication，AAC)的应用。为改善患者的功能性言语能力，应尽早使用 AAC 治疗。同时，将家属和陪护人员纳入治疗方案，提高患者主动沟通及互动参与的能力。

失语症(eSlides 3.3 和 3.4)

失语症的常见病因包括脑卒中、颅脑损伤、痴呆和其他进行性神经功能障碍。其中 20%～40%的脑卒中患者罹患失语症。失语症包括 Broca 失语、Wernicke 失语、传导性失语、完全性失语、经皮质运动性失语、经皮质感觉性失语、交叉性失语和原发性进行性失语等类型。评估失语症时应同时了解其具体病灶部位。

特别注意：利手与语言优势

99%右利手者的左侧大脑半球为优势半球。左利手者的优势半球 70%为左侧大脑半球，15%为右侧大脑半球，而 15%的人群两侧均为语言优势半球。综上所述，97%的人群语言优势半球在左半球。

认知交流障碍

认知交流障碍主要是由右大脑半球卒中、颅脑损伤和痴呆引起的功能障碍，包括记忆、学习、意识、处理问题、组织、计划以及执行功能等一方面或多方面的损害。本节将介绍以上疾病的治疗方法。

右大脑半球卒中

右大脑半球卒中可引起记忆力、注意力、解决问题的能力受损,意识或洞察能力不同程度损伤,处理和表达词语能力以及抽象思维能力降低,情绪低落或淡漠,组织、计划及执行功能障碍。其中,最常见的症状为注意力、忽略、知觉、学习以及记忆方面的障碍。

创伤性与非创伤性脑损伤(eSlide 3.5)

穿透性脑损伤常导致局灶性损害,闭合性脑损伤常导致弥漫性轴索损害。干预措施将视障碍程度的不同逐步优化治疗方案,每一阶段的治疗效果通常使用 Rancho Los Amigos 认知功能量表评估。

(1)康复初期(Rancho Levels Ⅰ~Ⅲ):治疗的重点是刺激或塑造基本沟通的反应,并确认向局部反应过渡。

(2)康复中期(Rancho levels Ⅳ~Ⅴ):治疗的重点是构建环境以促进参与。这一阶段的恢复对于言语恢复尤为重要,重点是增强定向力、洞察力、记忆力和再学习能力、处理语言混乱及虚构,促进患者的功能性参与。对于言语功能较差的人,建议应用 AAC。

(3)康复后期(Rancho levels Ⅵ~Ⅷ):提高定向力、记忆力、再学习能力,最终达到更高水平的执行功能。

轻度脑损伤:高级认知交流障碍通常引起执行功能的损伤,影响患者重返社会的进程。干预的重点主要是提高患者意识水平和进行健康教育。

阿尔茨海默病和其他痴呆

核心诊断标准为近期及远期记忆障碍,以及可能存在失语症、失用症、失认症或执行功能障碍。干预措施通常在患者发作和疾病进展的关键时刻介入。

运动性语言障碍

构音障碍(eSlide 3.6)

构音障碍也是致残的主要原因之一,主要涉及呼吸、发声(喉)、共鸣(口腔)和构音器官(舌和嘴唇)的损害。构音障碍的治疗取决于其损伤部位及严重程度。为保证最大限度地恢复其功能需采用综合疗法。

失用症

言语失用症表现为语速减慢、说话时间延长、声音失真、发音错误、韵律异常、始动发音困难以及摸索性的自我纠正错音。其评估包括口头交谈和运动性言语测试。言语失用的治疗时基于运动学习原理的行为治疗，着重在构音器官的位置及关节的运动。

● 吞咽障碍患者的康复治疗

吞咽障碍或吞咽困难极易出现营养不良、脱水、呼吸困难等并发症，导致患者生活质量下降。本节概述了与吞咽障碍相关的神经生理学、常用评估工具、障碍特征以及相应的治疗方法。

生理与病理生理学(eSlides 3. 7～3. 9)

正常的吞咽过程包括口腔准备期、口腔期、咽期和食管期。吞咽功能在中枢发生器的调控下，保证了吸吮、吞咽和呼吸功能的协同运动。在吞咽困难评估时应考虑到食团转运和气道保护。

（1）口腔准备期和口腔期：食团转运至咽腔的过程。①预备阶段：将食团固定在上下臼齿之间。②分解阶段：食物被磨碎分解。③预吞咽阶段：食物运送至"待吞咽"的部位。该期吞咽障碍包括口腔食物残留、流涎（口唇闭合不全）、食团在患侧面颊堆积（颊部或面肌功能减退）以及食团过早落入咽腔（舌颚连接受损）。

（2）咽期：咽期的生理活动包括腭咽闭锁，舌根后缩，咽壁收缩，食管上括约肌开放使食团通过。该期的吞咽障碍包括吞咽启动延迟、食团吞咽中停滞或滞留于会厌谷和梨状隐窝处、鼻反流（腭咽闭合不全）和误吸。为了保护气管，杓状软骨向会厌根部的并拢有助于声内收，舌骨喉机制使舌骨向前运动以及喉上抬促使食物或液体进入食管。喉渗透是指食物或液体进入声带水平以上的喉部，误吸是指食物或液体进入声带水平以下的气管。食管上括约肌受损可能与上括约肌顺应性降低、过度紧张和打开不全（与咽部抬高有关）有关，还可能出现咽推进力量的减弱及咽推进不协调导致的食团滞留。

（3）食管期：食管近端的横纹肌与远端的平滑肌收缩产生蠕动波，食团挤压进入食管。食管下括约肌在吞咽时处于松弛状态。食管期吞咽障碍可导致食物输送异常、反流和误吸。

吞咽障碍是脑卒中患者中最常见的功能障碍（大部分患者的吞咽功能将在 2 周内逐渐恢复），其特征为吞咽协调性破坏，喉抬高不足，食管上括约肌开放不全以及声带和口咽肌无力。其中，双侧大脑半球损伤及脑干病变导致的吞咽障碍更为严重。

评估(eSlide 3.10)

吞咽功能评估的目的主要是为患者提供饮食、吞咽方面的策略及干预措施。据统计，采用仪器评估咽部疾病的患者中，有 25%～30%发生隐性误吸。但该检测结果仅代表即时的吞咽功能状况，明确诊断还需结合患者的整体状况以完善相关临床检查。

床边与临床吞咽评估

吞咽障碍筛查：吞咽筛查的目的是及早识别出存在吞咽困难风险的个体，并指导其进行后续的评估检查，初步筛查方案应快速且微创。在《Yale 吞咽方案》评估中，患者须不间断地饮用 3 盎司(约 85 ml)水，观察其是否存在明显的误吸征象并以此判断患者是否存在吞咽障碍。

临床吞咽检查：临床吞咽检查由五部分组成：①全面病史及健康状况评估；②主观评估认知及精神状态；③口腔运动功能：肌力、音调、面部对称性、唇运动、舌运动、软腭运动、牙龈及黏膜；④喉部及肺部功能：咳嗽力量、声音质量、呼吸频率；⑤吞咽试验：吞唾液、冰块和不同质地的食物。评估下颌、舌骨以及喉部运动。任何有误吸风险的患者应转诊至仪器评估室做进一步检查。

蓝色染料临床吞咽检查(blue dye clinical swallow examination，BDCSE)：BDCSE 是将食用蓝色染料混合到摄入的食物中，以便观察气管造口术的抽吸情况，该方法在检测误吸方面的灵敏度较低。

颈部听诊：颈部听诊可以评估吞咽及气道声音。但其评估者间的信度和吞咽障碍中误吸诊断的可靠性较差。

仪器吞咽评估

吞咽造影检查(videofluoroscopic swallow study，VFSS)：吞咽造影检查是观察患者吞咽不同浓度的硫酸钡的情况来评估吞咽功能。被认为是诊断吞咽障碍的金标准。它可用于评估吞咽过程中的气道保护功能和对吞咽过程中食团性状、体位改变、吞咽动作的分析。

纤维内镜吞咽功能检查(fiberoptic endoscopic examination of the swallow，FEES)：纤维内窥镜吞咽功能检查是另一种常见的仪器评估方法，可较好地反映咽喉部解剖结构、分泌物积聚情况、吞咽功能和感觉功能，同时对气道保护性反射以及补偿策略效果也有较好的判断。通过观察咽部分泌物和声带灵活度也可有效地预测误吸。

VFSS 和 FEES 比较：VFSS 和 FEES 是确定吞咽障碍的金标准。两者各有所长，可结合病例或仪器的技术条件选择性地应用。

高分辨率咽腔测压（high resolution manometry）：高分辨率咽腔测压可反映整个吞咽过程中咽腔压力的变化，从而更全面地了解食团体积对吞咽功能的影响。

超声（ultrasonography）：超声检查的优点是无辐射暴露、无创性和便携性。颏下放置探头可评估口腔期食团转运和咽期舌骨移位。但在误吸方面的检测可靠性不足。

肌电图（electromyography）：咽喉部受测肌肉的肌电图是检测下运动神经元功能障碍和中枢运动模式异常的可靠方法，可用于生物反馈训练。但肌电图只能作为其他仪器评估的辅助手段。

吞咽障碍的治疗

吞咽障碍的早期治疗可明显降低吸入性肺炎的风险以及营养不良、脱水等并发症的发生，缩短患者住院时间。更重要的是，可提高患者的参与度、增加进食乐趣。

恢复性治疗：运动训练和可塑性方面的考虑 (eSlide 3.11)

口咽系统具有较好的可塑性。吞咽训练遵循特异性和超负荷的原则。其中包括 Mendelsohn 手法、Masako 吞咽训练、等长吞咽训练、呼气肌肌力训练（expiratory muscle strength training，EMST）、用力吞咽和 Shaker 训练法。

吞咽训练中的补偿策略 (eSlides 3.12 和 3.13)

补偿性策略包括调整进食姿势、吞咽动作以及食物的性状。其中，80％的吞咽障碍患者采用特定的进食姿势使吞咽变得安全。调整食物性状通常被视为吞咽障碍治疗的最终手段。对于咽期吞咽延迟的患者，建议其使用温度触觉刺激训练，但该方法仅作为短期的补偿策略。

吞咽困难的手术治疗

吞咽障碍的治疗主要以非手术治疗为主，但对于较大的食管憩室（Zenker 憩室）则需手术治疗。环咽肌切开术可用于减弱或去除上食管高压区。肉毒杆菌毒素注射治疗可明显改善肌张力障碍、牙关紧闭症状以及环咽肌功能障碍。当吞咽障碍伴有严重误吸时，则须行喉切除术后永久性气管造口。

管饲 (eSlide 3.14)

管饲是临床上获取营养和水分的重要途径。

预防吸入性肺炎 (eSlide 3.15)

预防误吸的措施包括直立体位、抬高床头、加强口腔护理、限定用餐时间以及留置导管进行管饲进食。同时,还应做好家属及陪护人员误吸的健康教育。管饲饮食和气管切开术仍未能有效地预防吸入性肺炎的发生,因气管切开术后导致解剖部位正常的空气动力学发生改变,破坏了正压通气的声门下呼吸道以及喉部的保护性反射。同样,气囊充气也不能完全消除误吸的风险。

心理因素

治疗重点为初期进行气管阻塞风险和相关处理办法(如 Heimlich 操作法)的宣教,恢复阶段则鼓励患者参与社会生活,必要时可进行心理咨询。另外,鉴于各种疾病导致的沟通和吞咽功能受损以及可能引起严重的并发症,选择合适的教育时机,使患者对该疾病的正常、异常的生理学特点和预后进行全面、客观的了解。同时,康复团队应通力合作达到认知、身体、心理的全面康复,加快患者恢复进程。

临床精要

1. 沟通障碍(包括失语症、认知交流障碍、构音障碍和失用症)和吞咽困难是残疾的主要原因。康复的重点在于恢复性、补偿性策略和技术的应用。

2. 尽早实施 AAC 策略,并将家庭和照顾者纳入治疗计划以确保沟通障碍患者的参与至关重要。

3. 颅脑损伤患者的干预措施重点在于改善和促进不同阶段的治疗进展,通常用 Rancho Los Amigos 认知功能量表评估每一阶段的治疗效果。

4. 正常的吞咽生理过程分为口腔准备期、口腔期、咽期、食管期。吞咽障碍导致食团滞留,流涎,颊侧堆积,过早泄漏,吞咽启动困难,鼻反流和误吸。

5. 临床吞咽检查的目的是及早识别出存在吞咽困难风险的个体,以便指导患者转诊至仪器评估室做进一步检查(如 VFSS 和 FEES)。有 25%～30% 的吞咽困难患者发生隐性误吸。但该检测结果仅代表即时的吞咽功能状况,明确诊断还需结合患者整体的状况以完善相关临床检查。

6. 管饲饮食和气管切开术均不能有效地预防吸入性肺炎的发生。预防误吸的措施包括直立体位、抬高床头、加强口腔护理、限定用餐时间以及留置导管进行管饲进食。

第 4 章

康复中的心理学评估与干预

Psychological Assessment and Intervention in Rehabilitation

Willy Chou

谢欲晓 译

健康是由身体结构与功能、活动与参与以及环境和个人因素三种成分构成的较为复杂的相互作用。经过康复培训的心理学专业人士具备对以上三种成分进行评估和干预的能力,包括认知功能的重建、通过行为管理以更好地提高社会参与和提供家庭成员心理治疗服务。

● 健康的要素(eSlide 4.1)

在 eSlide 中列举了与健康相关的要素。

● 康复中的心理学评估

选择和解释心理测验及方法的能力是从事康复工作的心理学专业人员的核心能力。

急诊病房中的评估

发病前的基本情况和损伤表现,如意识丧失的持续时间、格拉斯哥昏迷量表(Glasgow coma scale,GCS)评分和创伤后失忆的持续时间,通常是预测短期住院患者长期预后的唯一可靠的指标。

急性期(eSlide 4.2)

康复病房住院患者的评估

详细评估患者损伤前和当前的心理功能对于确定患者康复的有利因素、不利因素、观察临床病情变化、预测回归工作岗位以及确定患者做出医疗或财务决策的能力是必要的。这些评估包括损伤前和损伤后的心理功能状态、定向和认知测试（例如，O-Log 和 Cog-Log）、神经心理学评估、独立生活量表和财务能力工具。

住院期(eSlide 4. 3)

后急性期康复病房患者的评估

后急性期康复病房患者的心理评估包括对个人参与和生活质量的评估。详细评估环境中潜在的有利因素和不利因素对患者成功回归社会至关重要。心理学专业人员评估、监测在康复实施过程中发挥着一定作用，可能会影响预后与生活满意度的消极和积极心理因素。在后急性期康复病房评估中，认知功能的初评和复评也很重要。神经心理学测试将有助于预测各种与长期结局相关的因素，例如预测获得性神经损伤患者能否重返工作岗位。此外，心理学专业人员最重要的角色之一是转化评估所获得的信息，以帮助患者制订重返社会和提高生活质量的康复治疗方案。

后急性期(eSlide 4. 4)

请参阅 eSlide 了解后急性期的目标和评估。

● 认知、情绪和行为问题的心理学管理

本部分的目的是让读者成为心理学和神经心理学干预服务的推介者，以便帮助患者进行适当的转诊。

认知问题的干预

认知问题(eSlide 4. 5)

意识受损：意识受损指缺乏识别的能力。Crosson 等人描述了意识水平的不同等级，这也就意味着不同等级需要不同的干预措施。智力意识是指具备基本的理解能力。紧急意识是指具备实时识别问题的能力。预期意识是指能预测特定问题可能会在特定情况和环境中发生的能力。

由于意识受损可能会导致安全风险，因此改变环境以降低这些风险是最低的要求。门诊患者中，紧急意识障碍或预期意识障碍是最常见的意识受损。环境导向治疗是解决意识障碍的一种方法。元认知策略是指提高自我监控能力和改变认知功能的策略。Cicerone 等人建议使用元认知策略来改善创伤性脑损伤或卒中后患者的执行功能。

意识层次(eSlide 4. 6)

意识障碍(eSlide 4. 7)

注意力：注意力最基本的层次是集中注意，这是对特定感觉刺激做出离散反应的能力。持续注意是指在持续重复活动中保持一致的行为反应的能力。更高层次的注意力是选择注意，这是在面对竞争或分散注意力的刺激时保持认知或固定行为的能力。交替注意是指在具有不同认知或行为要求的任务之间转移注意力的能力。这种能力也被称为认知灵活性。注意力层次结构的最高层次是分散注意。这是指对多项任务需求自发做出反应的能力。一个在较低注意力水平上有缺陷的人，必然在所有较高的注意力水平上都有缺陷。

Cicerone 等人得出结论，没有足够的证据建议在急性和住院康复期间进行直接的注意力训练。然而，他们推荐在急性期后进行直接注意力训练作为练习标准。注意过程训练是指患者通过完成一系列层次的计算机任务来提高注意力的一种注意训练形式。他们还建议用补偿性训练(如使用核对表或记忆笔记)和元认知策略(如自我监控、自我言语表达和解决问题)来补充直接注意力训练，以提高对现实活动的泛化能力。

注意力层次(eSlide 4. 8)

注意力障碍(eSlide 4. 9)

记忆：记忆问题的典型表现包括难以记起物品、忘记做了什么、如何做的以及何时做的。针对记忆的干预可分为两大类：恢复性和补偿性。恢复性治疗是基于记忆能力可以通过实践来恢复的概念。对于脑外伤或卒中患者，无论是住院或门诊治疗均不推荐使用，因为它们缺乏有效性。补偿性策略可以分为内部策略和外部策略。内部策略依赖于内部过程来学习和记忆信息。外部记忆策略则依赖于人们外部线索来提醒重要的信息。Cicerone 等人建议对轻度至中度记忆障碍的患者可以使用内部或外部策略进行记忆策略训练。而外部记忆策略则是严重记忆障碍患者的实践指南。

记忆障碍的干预(eSlide 4. 10)

解决问题

障碍可以在解决问题的任何层面表现出来，包括分析问题、产生潜在的解决方案、评估替代方案、选择解决方案以及评估解决方案的现实后果。最好的证据是采取干预措施，将自我监控和情绪调节与系统分析和解决问题的训练相结合以有效地解决问题。

解决问题的层次(eSlide 4.11)

情绪和行为问题的干预

情绪问题：抑郁症和焦虑症是康复群体中最常见的情绪问题。认知行为疗法的理论基础是思想、情绪和行为都建立在一个潜在的信念系统之上，而情绪症状是由消极的、不适应和潜在的信念引起。行为疗法的重点是帮助患者识别当前的应对模式，尤其是识别这些应对模式是如何加剧情绪症状，并发展出更好的应对模式和更容易获得强化和愉快的生活事件。支持性心理治疗的重点是在积极的治疗关系中改善心理功能和减少功能障碍。认知行为疗法可能对认知正常的人更有效，而支持性心理疗法可能更适合有严重认知缺陷的人。

情绪问题的干预策略(eSlide 4.12)

行为问题

行为问题：如易激惹、脱抑制、攻击和冲动，可能需要药物和非药物相结合的干预方式。有效行为干预的第一步是完成个体化功能行为分析。应该根据问题的性质、频率、严重性和持续时间来描述行为问题。对前因和后果的观察在行为问题的后续处理中是必不可少的。行为干预通常包括对前因和后果的管理。对前因的操纵可以防止行为问题的发生，而应急管理是对后果的系统性和有计划地操纵，可以增加或减少特定行为。

行为问题的干预(eSlide 4.13)

行为问题的应急管理(eSlide 4.14)

行为问题的事前管理(eSlide 4.15)：心理学专业人员不仅需要关注减少痛苦和治疗功能障碍，还应该利用各种机会来促进健康和调节情绪。

临床精要

1. 心理评估是从事康复工作的心理学专业人员的核心能力之一。

2. 心理学专业人员可以通过收集患者的病史来预测结局，确定有利因素和不利因素，并在损伤的急性期、住院期和后急性期评估社区参与和生活质量。

3. 认知评估和改良意识障碍患者的环境可以降低住院患者受伤的风险。

4. 建议使用代偿和元认知策略来提高注意力缺陷患者对现实世界活动的泛化的能力。

5. 轻至中度记忆障碍的患者可以进行内部或外部补偿策略的训练,而记忆障碍更严重的患者应该使用外部记忆策略。

6. 情绪障碍的认知行为疗法对认知正常的人有效,而支持性心理疗法可能更适合有严重认知缺陷的患者。

7. 对事前干预可以防止行为问题的发生,应急管理可以增加或减少特定行为。

第5章

残损等级和残疾认定的实践

Practical Aspects of Impairment Rating and Disability Determination

Maria Gabriella Ceravolo

冯晓东 译

物理医学和康复（physical medicine and rehabilitation，PM&R）专科医师有望被要求对患者进行正式的残疾评估。本章节通过阐述残疾的基础概念和专业术语并将其应用于残疾评定和残疾认定的实践操作，总结了能够满足患者医疗需求所需的信息。

● 残障的术语和概念(eSlides 5.1～5.3)

医学模式仍然是社会保障和残疾认定的基本原则，医师的分级标准在很大程度上仍然是基于解剖学和诊断学。当残疾被概念化时，"生物-心理-社会模式"是目前残疾的首选模式并被广泛接受。生物因素是指具有特定健康状况的个人的生理或心理方面，或两者兼而有之；心理因素包括个人信念、应对策略、情绪和其他可能影响功能的心理因素；社会因素包括环境因素、基础设施因素和其他环境因素，这些因素也可能影响特定情况下的功能。世界卫生组织（WHO）介绍了国际功能、残疾和健康分类（International Classification of Functioning，Disability，and Health，ICF），它强调了与个人和社会领域相关的损伤和潜在的损伤功能后果之间的互动（即非线性）关系，以及可能减轻或放大这些后果的背景因素。

●《美国残疾人法案》及意义(eSlides 5.4～5.6)

根据《美国残疾人法案》（Americans with Disabilities Act，ADA），残疾是"一种身体或精神上损害的，严重限制了个人的一项或多项主要生活活动，记录这种损害或认定这种损害"。《美国残疾人法案》第1条承认就业作为一项主要的生活活动，并将残疾与就业岗位基本职能的履行联系起来。合理的住宿条件，包括对工作地点进行结构调整以改善可及性，提供修改后的职务选择，以及购置适应的设备或装置，使得在其他方面具备资格的残疾工人能够履行工作的基本职能。《美国残疾人法案》规定，住所是一个基本的社会环境，住所改良包括与活动限制和参与限制相关的无障碍设施，旨在减轻工作场所受伤的致残后果。显然雇主最终要为合理的住宿安排负责。残疾评估医师没有责任确定一项工作的基本功能、设计住宿或确定雇主提出的住宿是否合理。

● 残损与残疾相关的补偿规则

目前所有主要的残疾制度的设计目的都是对符合资格的残疾造成的个人经济损失进行补偿。基于以下几个原因，残损评级是任何残疾认定的基石。

（1）它可以作为一个标准参考点，将具体诊断与可补偿伤害索赔中身体和功能损失的相关百分比联系起来。

（2）它使受伤者在获得最大限度的医疗改善（maximum medical improvement，MMI）时退出临时残疾系统。

（3）它提供了一个基于诊断的严重程度分类，以过渡到长期残疾管理替代系统。

社会保障残疾险和补充保障收入

社会保障残疾险（social security disability insurance，SSDI）是为那些在残疾开始前的 10 年里至少在合格工作岗位上工作了 5 年并已向社会保障体系缴纳了费用，随后在 65 岁之前发生残疾的人提供福利。申请 SSDI 的资格要求残疾使受影响的个人不能连续 12 个月从事任何实质性的有收入的活动（SGA）。补充保障收入（supplemental security income，SSI）是为因病致贫的盲人、残疾人或老年人（＞65岁）提供收入保障。SSI 资格是根据经济状况调查确定的，不需要工作经历。SSI 还要求确定医学上可确定的损伤。

联邦和州的工人补偿制度（eSlide 5.7）

在美国，有 4 项主要的联邦工人补偿计划，为遭受工伤或职业病的受伤工人（或其家属）提供工资替代福利、医疗、职业康复和其他福利。在州这一级别，每个州都颁布了一项《工人赔偿法》。PM&R 专科医师可以参与以下 4 种情况：①作为经批准和指定的主治医师或授权顾问，对损伤进行初步评估和治疗；②监督康复工作，包括重返工作岗位或留在工作岗位的事宜；③确定是否存在残损（永久性）或残疾（工作受限）；④评估灾难性损伤（如截肢、脊髓损伤和严重多发伤）的长期护理需求，包括参与生活护理计划。

● 给医师的残损评级指南和注意事项（eSlides 5.8～5.10）

美国医学协会《永久性损伤评估指南》是一份针对医师和其他利益相关方的标准化的客观参考和报告指南。它是美国劳工部和许多国内人身伤害索赔的首选参考。其第六版采用了国际残障基金会的术语、定义和概念框架，将损伤等级定义为"根据共识估计的活动损失百分比，反映了特定健康状况的严重程度和日常生活活动相关的限制程度"。同样的，美国医学协会（AMA）指南采用了对器官系统疾病的医学方面（例如解剖和生理）以及可能发生的功能损失方面（移动和自我照护）的敏感性和特异性指标。如果适用的话，基于 ADL 的功能史记录和 ADL 评估的有序测量指标都可以作为最终残疾等级的重要参考。

指导医师作出患者评估报告的 4 个关键问题如下。

（1）临床诊断是什么？

（2）患者报告的困难是什么（症状、功能丧失）？

（3）体检发现什么？

（4）临床实验室检查的结果是什么？

● 独立医学检查：要素和报告要求

独立医学检查（independent medical examination，IME）是由医师进行的一次性评估，回答转介方提出的一系列问题，以达到解决索赔的目的。独立医学检查员必须从医学可能性与概率的角度来提出意见。负责检查的医师应提供与特定索赔相关的每一项允许条件的具体诊断，并帮助确定医疗和法律的因果关系。医学因果关系本质上是生物的，它是通过科学分析而建立，具有足够的严谨性来证明因果关系的高度确定性。法律上因果关系的确定有两个基础：第一，如果损害的发生与所谓的作为或不作为无关，则事实上的原因尚未确定；第二，如果无法合理地预估到某一特定风险，则所谓的行为不能被认为是造成伤害的直接原因。综上所述，法律因果关系主要是一个"可预见性"的问题。行为人对其行为的可预见后果承担责任，但对其行为的不可预见后果不承担责任。每个州的工人报酬制度因其因果关系和与工作有关的规定而各不相同。

最大医疗改善(maximum medical improvement，MMI)的测定(eSlide 5.11)

负责检查的医师需提供一份最终报告,包括对发生或预期发生的 MMI 时间的估计。从康复的角度来看,只期望通过可证实的、持续的功能收益满足持续的功能改进的索赔者就不应考虑最大医疗改善(MMI)。当功能进展不再明显或不再继续改善,并且出现了足够久(通常为 6 个月)的愈合期时,一般认为发生了 MMI。随着时间的推移,通常可能预料到的恶化并不排除 MMI 的决定。医师还应解决未来的医疗管理和随访问题,预计在特定条件下一个维持性的 MMI 是需要的。

残疾作为重返工作的限制(eSlides 5.12~5.14)

可以要求 PM&R 专科医师提供一份患者的状态报告和重返工作/工作健康表。如果治疗正在进行中,且有过渡性工作,医师可能会去修改职责,对治疗期间允许的工作小时数和根据愈合期间材料处理的频率和耐受程度对允许的活动进行限制。如果没有修改职责的权限,医师可能会被要求提供一个临时的完全残疾的决定,直到 MMI 达到。由于重返工作岗位的可能性随着失业时间的增加而急剧下降,医师应尽一切努力使索赔者尽快安全返回到过渡工作环境中。在没有过渡性重返工作选择的情况下,工作条件调整和工作强化可能是比强迫不活动更好和可行的替代办法,应在可行和医学上必要时予以考虑。在 MMI 时,医师还必须对今后适用的永久性限制提出最终意见。功能能力评估可用于帮助受伤工人建立绩效基线和治疗目标,以监测康复情况,并在治疗完成后建立新的绩效基线。职位描述可以提供有关职位的基本职能的有用清单;工作场所评估可以验证工作描述中列出的基本功能,包括关键的物理需求和在每个功能中执行特定活动所花费的相对时间。人体工效学分析可以帮助量化工作的物理需求,并使之能适应工作的重新设计或工作场所的改良。最后,雇主和索赔者遵守建议的住宿条件的意愿和能力也可以考虑。医师应充分利用这些评估工具,尽可能最大程度地确保所得出的预后推断和实施的惩罚是基于有效的、经验性的和功能上的数据。

● 法律及伦理的考虑

专家证人证词(eSlide 5.15)

IME 中提出的意见和由此产生的正式报告包括专家证人证词,这些证词必须证实或驳斥对任何索赔者造成的伤害和导致残疾的严重程度。这种情况发生在索赔人维持某些法律权利和应享权利并可能获得重大金钱收益的法律基础结构内。

康复医师和其他伤残医学领域的从业人员在执行 IMEs 并给出专家证词时，不仅应该意识到在亚专业领域里他们的法律责任，还应该意识到玩忽职守和民事责任的风险。鼓励对残疾评估感兴趣并倾向于担任独立医学检查人员的医师参加美国为独立医学检查者和专家证人提供的若干高质量培训方案，目的是使他们获得更多的知识和技能，以及作为残疾医学领域的独立医学检查者或专家证人所必需的能力。如果从事独立医学检查的医师或专家证人能记住几个关键的原则，包括知识上的诚实、专业精神和任何时候对司法程序的尊重，他们就能战胜这些挑战。一个有道德的和客观的评审员在进行完整的评估时，以同情和公正的方式处理原告（或索赔者）并避免辩护，则卷入不当行为指控的风险较小。

● 总结和伦理的考虑

PM&R 专科医师必须致力于维护患者作为治疗团队成员的自主权，同时最大限度地恢复患者的功能，尽可能减少或消除患者对治疗系统和护理人员的依赖，包括对残疾系统本身的依赖。患者作为索赔者，可能会选择与这些目标相反的行为方式，从而显得不服从。

医师还必须认识到可补偿伤害的悖论——经济补偿会阻碍重返工作岗位，从而导致残疾。不适当地延长一项公开索赔可能进一步使索赔人认为残疾是合法的，并可能妨碍功能恢复和重返工作岗位。

临床精要

1. 在医学专家中，康复医师似乎是唯一有资格进行残损评级和残疾评估的医师，因为他们特别关注人体功能。

2. ICF 提供了一个概念性的平台，用于确定健康状况受损个体的残疾状况，同时考虑到环境和个人因素的影响。

3. 残损评级是任何残疾判定的基石，也是当前所有主要残疾系统的数据来源，旨在补偿个人因其达到要求的残疾而遭受的经济损失。

4. 执行 IME 的 PM&R 专科医师应提供与特定索赔相关的每种和所有允许条件的具体诊断，并帮助确定医疗和法律因果关系。

5. 在实施 IME 时,PM&R 专科医师必须致力于维护患者作为治疗团队成员的自主权,并尽可能最大限度地恢复其功能,减少或消除对治疗系统和护理人员的依赖,包括对残疾系统本身的依赖。

第 *6* 章

残疾人就业

Employment of People with Disabilities

Renald Peter Ty Ramiro

李奎成　译

残疾是美国最大的公共卫生问题。需要多学科的方法来应对残疾带来的多方面影响,以解决诸如个人护理、工作和财务、社会融入和休闲等问题(eSlide 6.1)。策略包括恢复功能性能力、防止功能退化和改善生活质量(QOL)、躯体功能康复和预防并发症(eSlide 6.2)。

Howard Rusk 指出:"康复计划旨在让一个残疾人从卧床回到工作岗位,使他尽可能过上与其残疾相适应而且更重要的是与其能力相适应的最佳生活。"(eSlide 6.3)。

重返工作(return-to-work)涉及以下问题:讨论残疾的概念、经济援助和职业康复策略;审视关于残疾和就业的国家数据以及支持残疾人(people with disabilities, PWDs)就业的政策;考虑残疾的经济影响;列举重返工作岗位的激励和制约因素;假定职业康复服务是残疾人康复治疗和残疾预防的策略(eSlide 6.4)。

● 残疾的概念

世界卫生组织(WHO)提供了一种全球通用的有关残疾和健康的语言,称为《国际功能、残疾和健康分类》(原为《国际残损、残疾和残障分类》)。这体现了残疾的生物-心理-社会模式,健康状况和观念因素之间存在动态的交互作用。功能障碍维度的定义如下:损伤(impairment)是指身体结构或生理或心理功能的丧失或异常;活动(activity)是指在个体水平上功能的能力和程度;参与(participation)是指一个人参与与损伤、活动、健康状况和环境因素有关的生活状况的能力和程度;它可以在性质、持续时间和质量上受到限制(eSlide 6.5)。

● 损伤和残疾数据

eSlides 6.6 和 6.7 显示了功能损害或残疾患病率最高的 15 种情况，以及特定条件下功能受限人群的百分比排名。

● 残疾的社会经济影响

工作残疾或工作参与限制影响直接支出（医疗和个人护理、建筑改造、辅助技术、机构护理和收入支持），这些支出导致贫困，使得残疾人处于贫困线以下的发生率较高。就业和收入数据显示了基于残疾的工资差异（eSlide 6.8）。美国政府已经制订了与残疾有关的计划，如社会保障残疾保险（social security disability insurance，SSDI）、补充保障收入（supplemental security income，SSI）、医疗保险（medicare）和医疗补助（medicaid）计划（eSlide 6.9）。

● 受伤工人的治疗

工人补偿医疗

工人补偿医疗包括通过功能性能力评估（functional capacity evaluation，FCE）、工作强化计划（work hardening programs，WHP）、功能重建计划（functional restoration programs，FRP）和治疗的模式以促进安全重返工作岗位。FCE 测试中度或重度体力工作的身体和认知需求，如知觉、活动范围、力量、耐力、协调性、提举和采取特定姿势的能力以及站立、行走和攀爬的能力。WHP 是一个多学科的"工作导向治疗计划"，包括工作耐力筛查和工作能力评估，以及工作模拟活动、心理治疗和疼痛的跨学科治疗计划。FRP 通过医师主导的跨学科项目，强调了功能的重要性和积极应对的策略，对恢复患者的身体、心理和社会经济状况而言功能远高于疼痛解除、接受疼痛、疼痛管理。项目的内容应包括强化的运动计划、认知行为疗法和人体工效学的治疗。

● 残疾相关项目和政策

项目

与残疾有关的项目可以分为改善或矫正两类。改善项目（ameliorative programs）提供收入支持和医疗处理。矫正项目（corrective programs）有助于个人重返工作岗位，减少或消除残疾。与残疾有关的项目可分为 3 种基本类型：现金转账、医疗保障项目和直接服务项目。

公共残疾政策

eSlide 6.10 回顾了著名的联邦残疾法案，这些法律规定了房屋和交通无障碍、为残疾儿童提供适当的教育和一视同仁（不歧视）的就业实践。

有三项立法行动值得强调：①1973 年《康复法案》将公民权利保护扩大到残疾人士，包括反对歧视和就业方面的平等权益行动；②1978 年的《康复法案修正案》将康复服务管理局的职责扩大到涵盖独立生活项目（independent living programs），并成立了全国残疾人委员会；③1990 年的《美国残疾人法案》（ADA）明确和全面地禁止残疾歧视。

职业康复

职业康复的传统方法

eSlide 6.11 展示了基于转诊给职业康复顾问进行诊断、评估和适应训练的传统方法。获取就业史和进行职业测试是这种方法的重要组成部分。

职业康复的替代方法（eSlide 6.12）

庇护工场

庇护工场（sheltered workshop）是"经美国劳工部认证，向收入能力下降的人支付'最低'工资的公共非营利性组织"。这种形式的就业服务于重度残疾人士，包括视力受限、精神疾病、智力低下和酒精中毒。

日间项目

日间项目（day programs）为重度残疾人士提供监护下的职业活动，通常是那些有智力障碍或精神疾病的人。

居家项目

居家项目(home-based programs)包括各种工作的培训,包括电话招揽、打字或计算机辅助的职业,如平面设计、会计或绘图。

工业项目

工业项目(projects with industry)是一个由《职业康复法案》制定的联邦政府赞助的合作项目,旨在通过提供特定的职业技能培训来实现竞争性就业。

过渡性就业和支持性就业

为了让残疾人士重返有竞争性、综合和有报酬的工作岗位,有两个较新的策略,即过渡性就业和支持性就业。过渡性就业(transitional employment)包括提供工作安置、培训和必要的支持服务,帮助人们进入独立或受支持的就业岗位。支持性就业(supported employment)需要安置后的持续支持,包括对员工及其同事的辅导,以及在交通、住房和其他与工作无关的活动方面提供帮助。

独立生活中心

独立生活中心运动(the independent living centers movement)包括了职业和非职业服务,例如为残疾人士提供住房、独立生活技能、宣教和朋辈辅导。

职业康复的制约

尽管通过更好的政策和态度,公众和政府方面越来越接受职业康复,但仍然有一些阻碍职业康复的因素,其中的几个例子包括:①从 SSI 和 SSDI 获得现金和医疗福利方面的"繁文缛节"(red tape);②一旦残疾人就业,就有失去福利的风险;③对残疾人普遍刻板的观念认为残疾人士没有生产力,给他们残疾津贴比执行《美国残疾人法案》更容易;④雇主对残疾雇员持消极态度,忽视他们的职业需要;⑤康复医师和其他医师倾向于给个人贴上"完全永久残疾"的标签或限制他们的活动。

职业康复激励

为了克服不利因素,政府决策者为残疾人和潜在雇主制订了激励措施(eSlide 6.13)。

个人激励

对个人的激励措施包括试用期(trial work period)、丰厚报酬的活动(substantial gainful activity)、延长资格期(extended period of eligibility)、残损相关的工作费用

(impairment-related work expenses)、"盲人"工作费用("blind" work expenses)以及自我支持实现计划(plans for achieving self-support)。

产业激励

为了使工作场所无障碍,政府决策者做出各种尝试,为企业和行业提供税收优惠。例如,减免移除障碍的费用、目标工作税收抵免(Targeted Jobs Tax Credit)和 1999 年的《工作激励改善法案》(the Work Incentives Improvement Act)。

残疾预防

公共卫生模式定义了一级、二级和三级的三级残疾预防(eSlide 6.14)。一级预防(primary prevention)是为了健康人避免病理状况的发生,以及预防残疾人残损的恶化。二级预防(secondary prevention)旨在早期发现和治疗病理状况。提供辅助技术可被视作二级预防。三级预防(tertiary prevention)的重点是阻止病理状况和限制残疾的发展。环境改造、社会观念的改变、立法和政策的改革是三级预防的策略。医疗康复传统上被认为是三级预防策略。

● 总结

整体管理(holistic management)是残疾全面康复的关键。这种方法通过针对人类功能的多种干预措施,最大限度地发挥残疾人的生理、心理、社会和经济功能。康复医师作为团队领导者,与那些传统医疗康复团队之外的专业人士合作,如参与职业康复的专业人员。最终改善了残疾人的生活质量和功能,对个人和社会产生重大的社会经济影响(eSlide 6.15)。

临床精要

1. 整体管理是残疾全面康复的关键,通过针对人类功能的各种干预措施,最大限度地发挥残疾人的生理、心理、社会和经济功能。

2. 残疾是美国最大的公共卫生问题,应当鼓励康复医师采取预防策略,包括与传统医疗康复团队以外的专业人员合作,如与参与职业康复的专业人员合作,在治疗和公共卫生管理方面发挥主导作用。

3. 残疾的预防策略如下。

（1）一级预防：防止损伤恶化。

（2）二级预防：提供改善和纠正方案，包括职业康复，以减少活动限制和促进就业。

（3）三级预防：通过促进参与或去除障碍来减少个人参与限制。

4. 职业康复是残疾管理整体方法中不可或缺的组成部分，它可以改善生活质量和功能，最终产生重大的社会经济影响。

第 7 章

医疗康复的质量和结果评价

Quality and Outcome Measures for Medical Rehabilitation

Elizabeth J. Hannai

蔡 军 李文令 译

医疗质量可以定义为改善预后、优化健康、提高患者满意度和生活质量的安全有效的医疗服务。在美国当前的卫生保健改革环境下，医疗服务的重点已经从原本只注重服务项目数量增长的"收费服务模式"逐渐过渡到将质量、安全和结果作为首要优先事项的服务模式。本章讨论了医疗质量、循证医学（evidence-based medicine，EBM）、临床实践指南（clinical practice guidelines，CPGS）、结果和绩效评价、实践改进、患者安全以及相关认证。

可获得的、负担得起的、高质量的医疗服务是 2010 年《患者保护和可负担医疗法》的主要目标。为了实现这些目标，美国健康与人类服务部（department of health and human services，HHS）提出了一项国家质量战略（national quality strategy，NQS），该战略是包括来自卫生保健行业的各种利益相关机构共同协作和参与制定的（eSlide 7.1）。

医疗质量是用美国医学研究院（Institute of Medicine，IOM）的 6 个具体的医疗目标的绩效来评价的，包括：安全性、及时性、有效性、公平性、效率和以患者为中心。基于绩效指标，激励服务提供者、个人、组织和医疗计划，以通过问责制的形式提高服务质量（eSlide 7.2）。其最终的目标是为了提供高医疗和康复服务的质量，改善我们所服务人群的健康状况（eSlide 7.3）。

● 结果评价

在卫生保健中，结果指患者在接受所提供的卫生保健服务后所产生的与健康相关的结局。结果评价是通过定性或定量的方式使用评估工具对临床结局进行评价。

结果评价的类型

1966 年，Donabedian 提出了如何收集医疗质量信息的概念，并对卫生保健质量的三个维度进行了建模：架构、流程以及结果（eSlide 7.4）。由于直接将结果归因于某个特定流程或方式是具有争议的，因此许多医疗服务提供者以及医院更倾向于评价流程而不是结局。当选择一个评价流程的评估手段时，最关键的是需要确定所选择的评估手段具有强有力的科学依据，并可以将所评估的流程与结果相关联起来。另外，当我们进行结果评价时，也必须根据风险因素进行调整或分层，否则很难解释所出现的所有可能影响健康结局的因素。

国际功能、残疾和健康分类

物理医学与康复（physical medicine and rehabilitation，PM&R）社团十分精通结局的评估，尤其是与疼痛缓解程度相关的功能结果。世界卫生组织（WHO）为了更新于 1980 年发布的国际病损、残疾与残障分类（international classification of impairments，disabilities，and handicaps，ICIDH），于 2001 年发布了国际功能、残疾和健康分类（the international classification of functioning，disability and health，ICF）。在 ICF 框架中，功能可分为三个层次：①身体部位或系统层次；②个人（活动）层次；③社会人（参与）层次。可以在 ICF 描述的每个级别上衡量功能结局，并且干预措施可以针对上述任何一个或多个层面。

功能独立性评估

患者个人结局测量结果的收集允许提供者和医院进行比对，帮助确定医疗服务中有待改进的领域。大多数住院康复机构将患者的功能独立性评定（functional independence measure，FIM）所得分数上传至统一数据系统（uniform data system，UDS）（eSlide 7.5）。在患者住院康复期间，对其功能改善的跟踪是非常必要的，因为通过将患者在住院期间的数据汇总，便可以更充分地说明患者所使用的何种设施以及医疗服务提供者所提供的何种服务对患者的功能改善起到促进作用。UDS 系统可提供相关报告，根据患者损伤程度的不同进行分组，详细阐述 FIM 变化程度（出院时 FIM 分数-入院时 FIM 分数）以及 FIM 改善程度（FIM 变化程度/住院时间）还可用于跟踪测算患者成功出院的百分比。

结果评价的选择

在选择评价结果工具时有几个必须考虑的因素(eSlide 7.6)。在康复评价数据库中罗列了多种多样的评价工具,用于追踪医疗服务提供者和医院所感兴趣的患者的治疗结果变化。该数据库旨在为临床医师提供一个可用于筛选和监测患者进展的评估工具列表(eSlide 7.7)。

● 证据和指南

循证医学的定义

1992 年,循证医学(evidence-based medicine,EBM)工作组发表了一篇关于循证医学的论文,称为"医学实践的新范式"。循证医学被定义为"将最佳研究证据与临床专业知识和患者价值相整合"。通过使用循证医学,医师可以通过评估基础科学和临床研究中可用的医学信息证据来解决临床问题。

评估、评价和证据的应用

Sackett 等人建议应用循证医学,通过简单直接的方法来回答一切临床问题,其步骤大致为:①确定一个有待解决的临床问题。②找到有助于回答问题的相关证据。③评估该证据是否有效和其权重。④将证据应用于患者(eSlide 7.8)。

一般来说,一篇已发表文章的证据水平是由其证据等级所决定的(eSlide 7.9)。人们还可以使用证据表,如牛津循证医学中心(Oxford Center for Evidence-Based Medicine)或美国物理医学与康复学会(American Academy of Physical Medicine and Rehabilitation,AAPMR)采用的标准来评估所研究文章的证据水平。其他可使用的循证医学概念还包括 Glasziou 等人所探讨的"以证据为基础的三元组(evidence-based triad)"、eSlide 7.10 以及着眼于患者的攸关证据(patient-oriented evidence that matters,POEM)。

临床实践指南

临床实践指南(clinical practice guidelines,CPG)指的是对现有证据进行系统评估后所编写的书面说明,旨在协助卫生保健行业的从业人员和患者在特定条件或情况下作出适当的决策(eSlide 7.11)。美国医学研究院(Institute of Medicine,IOM)

为发展临床实践指南而制定了 8 个标准,这 8 个标准是被公认的每个临床实践指南都应达到的"金标准"(eSlide 7.12)。当我们需要搜索个人所需的临床实践指南时,可以通过国家指南信息中心(the National Guideline Clearinghouse),一个相当有用的网站进行搜寻,它也是由医疗研究与质量监控局(Agency for Healthcare Research and Quality)在线发布的公共资源。

● 绩效评价和衡量指标

绩效评价用于对卫生保健系统应提供的服务以及多久提供一次服务进行评价。评价的结果通常以比值或百分比的形式呈现,以便在服务提供者之间及地区与国家之间进行比对。开发绩效评价指标有助于医疗质量的测评以及在组织中通过创建数据驱动的流程改进而获得的持续收益,从而转变医疗质量。通过医院的质量报告和患者的安全文化来支持和推动这一变化的利益攸关方,包括当地和区域的采购商、支付者、消费者代表和社区。

评价的发展

绩效指标的发展需要资金、劳动力、技术、教育和长期的学习环境,以降低美国各地医疗服务的差异。由于残疾个体出生率以及残疾发生率的逐年增高,特别是在当前慢性疾病多发而医疗保健又存在差异的情况之下,我们需要依据国家质量标准以制定绩效评价的持续发展方式。此外,由于医疗保险和医疗补助服务中心(the Centers for Medicare and Medicaid Services,CMS)所使用的标准不同,迫使我们进一步推动新的绩效评价指标的制定。

评价发展过程中所面临的挑战

理想的评价非常复杂

经美国医学会(American Medical Association,AMA)、评鉴联合会(the Joint Commission,TJC)和国家质量保证委员会(National Committee for Quality Assurance,NCQA)协商后,一致认为绩效评价必须具备以下几个特点:①需要解决一个高度优先的主题领域,最大限度地提高人群或公众的健康水平,在经济上具有重要意义,并能展示出在照护和(或)潜在改善中的差异。②有助于根据既定的临床建议改善患者的预后,并且对使用者来说具有潜在的可操作性、有意义和可解释。③具有明确的规范、可靠性和有效性记录的评价设计,在具备可行性、保密性以及公开性的同时又兼具风险可控性。

在开发评价指标的过程中至关重要的测试要详尽

评价测试需要所有的利益相关者、患者和卫生保健服务提供者的参与，包括保险公司、技术提供者、临床医师个人或团体以及卫生保健机构。

评价审核前必须在不同的专业机构进行测试

美国医学会绩效改进医师协会（Physician Consortium for Performance Improvement，PCPI）建议，绩效评价必须接受需求评估、可行性、实施情况、可靠性、有效性、非预期后果和应用等领域的测试。

评价的生命周期涉及评价开发所消耗的大量成本

例如，美国国家质量论坛（the National Quality Forum，NQF）为了给绩效评价设置优先权，发表了其所认可的每个评价的生命周期应包括的内容：①研究基于证据的疾病流行数据；②使用评估工具来研究疾病的严重程度；③应用当地所提倡的方式对过程中的改善进行评价；④引领当地朝着改进的方向进行转变；⑤对当地的绩效评价情况进行公开报告；⑥使该评价方式作为国家共识标准获得认可；⑦更换在电子医疗记录中所使用的评价工具；⑧应涵盖在美国国家医疗保险和医疗补助服务中心所颁布的有意义的使用计划（the meaningful use program），以保证该评价被广泛应用，并能为患者提供更好的照护。

风险调整

危险因素是指在统计学上具有显著差异水平的患者特征，以便我们在卫生保健服务提供者和相关机构之间进行有效的比较。

隐私、安全性和数据库

由于公开报告采用多种和不同级别公开程度系统，且在数据库或注册表中收录多种评价标准，因此需要对卫生保健服务提供者进行培训和监测，以确保患者信息不会受到外部威胁（特别是当前卫生保健服务提供者正在逐渐过渡至使用电子医疗记录的时代）。

通过绩效评价，战略性地提高卫生保健服务质量

尽管面临各种挑战，绩效评价是必不可少的，因为它有助于在保证相同质量的同时降低成本。卫生保健服务提供者须遵从美国国家质量战略所提出的 6 个优先事项来进行绩效评价（eSlide 7.13）。

● 安全性和认证

健康计划认证标准通过衡量其在质量方面的绩效评价以确保计划的执行符合行业标准。消费者们可以通过比对这些数据来比较计划。其他的健康计划购买者，如雇主、州和联邦监管机构，如美国国家质量保证委员会（NCQA）、审查认证委员会（Utilization Review Accreditation Commission）和美国评鉴联合会（TJC）等，可以使用这些指标来决定是否支付其绩效评价所带来的费用。

医疗保险和医疗补助服务中心所发布的关于养老院的公开报告以及通过衡量居家服务和社区服务绩效评价以给予财政激励，都是为了在长期和急性后期护理领域提高医疗质量而采取的具体措施。此外，医师的绩效评价指标是利用医师质量报告系统（the physician quality reporting system）来收集的，该系统与财务激励和处罚相结合。绩效评价指标的公共报告是医疗质量的驱动因素，因为它鼓励信息公开与透明和问责制度。

● 认证的维护和质量的改进

美国物理医学和康复委员会（American Board of Physical Medicine and Rehabilitation，ABPMR）的维护认证（maintenance of certification，MOC）计划旨在进行文凭的认证、执照授予、专业地位和实践绩效评价的验证。获得 ABPMR 认证的人员有能力对患者的护理情况进行调查和评估，对于具有科学性的证据进行评估和吸纳，并且会根据实践改进项目（practice improvement project，PIP）的要求，在持续进行自我评价和终身学习的基础上对患者的照料进行不断改进（eSlide 7.14）。

● 总结

目前，我们正处于从基于数量的卫生保健服务向基于价值的卫生保健服务过渡的阶段。这一变化的两个主要驱动因素是成本增加和质量下降或停滞。为了使这一过渡取得成功，最终达到高效、安全、有效和有价值的卫生保健服务的目的，所有康复专业人员，包括康复医师，都必须共同努力，为我们的患者提供质量更高的服务和更好的绩效评价。在持续不断地关注结果和价值的同时，练习运用安全医学和循证医学，能帮助我们达到所设定的最终目标。公平、透明、有效和客观的质量和安全性评估才可以被每个人所接受。我们可以共同努力，发展成为一个可及的、负担得起和高质量的保健系统在长期内是有价值的，并且是可以持续发展的。

临床精要

1. 美国医学研究院报道称"犯错是人之常情：建立一个更安全的医疗体系"被认为是一个"转折点"。因为在这之后，患者和卫生服务给付者开始对医疗服务标准提出了更高的要求。

2. 在2008年，超过4500万的美国人没有购买保险。

3. 美国医学会绩效改进医师协会(PCPI)是参与绩效评价制定的小组。

4. 美国国家质量论坛(NQF)参与了评估支持工作。

5. 医疗保险和医疗补助服务中心(CMS)参与绩效评价的实施工作。

6. 功能独立性评定(FIM)旨在跟踪患者在住院康复过程中的进展。

7. 医疗保险的A部分要求完成住院康复机构-患者评估工具(Inpatient Rehabilitation Facility-Patient Assessment Instrument)才能对服务所产生的款项进行支付。

8. 住院康复(功能障碍群体)入院的医疗原因必须由康复医师进行明确记录。

9. 在预期的支付制度之下，不管住院时间长短，机构都会获得相同的款项。

10. 目前，从入院到出院、住院时间和出院终点的FIM评分变化被用来评估住院康复计划实施的效率及其有效性。

第 8 章

电诊断学

Electrodiagnostic Medicine

Chein-Wei Chang

王红星 周停 译

电诊断医学是医学实践的一个特定领域,医师通过从临床病史、体格检查和电生理检测技术中所获得的信息来诊断和治疗神经肌肉疾病(eSlide 8.1)。电诊断是康复医师的基本工具,广泛应用于神经肌肉疾病的诊断和鉴别诊断。电诊断(eSlide 8.2)的作用包括确定病变的位置与分布以及疾病的严重程度、明确疾病发展、评估预后、鉴别神经源性及肌源性病变,并判断治疗效果。电诊断在检测过程中需要严密的逻辑思维,使检查者能够在检查过程中完善其理论依据,并进行一系列恰当的数据分析和临床关联。

● 常规电诊断(eSlide 8.3)

(1) 强度-时间曲线(strength-duration curve, SDC)和神经兴奋性试验:当神经损伤超过 72 小时,SDC 就会显示出异常,这可能是失神经最早的客观迹象。如果发生神经再支配,其特征是曲线向左移动,时间轴下降伴平台期。对电刺激无反应是损伤后神经变性最早的证据。另外,神经损伤后 3～5 天可表现出异常的神经兴奋性。

(2) 神经传导检测(nerve conduction studies, NCS):神经传导速度(nerve conduction velocity, NCV)是动作电位沿神经纤维的传播速度,主要受神经髓鞘的影响。除传导速度外,复合肌肉动作电位(compound muscle action potential, CMAP)和感觉神经动作电位(sensory nerve action potential,SNAP)的波幅反映了被检测神经的轴突数目。NCS 中 CMAP 或 SNAP 波幅降低通常代表轴索变性相关的神经病变。NCS 主要用于评估周围神经病变、压迫性神经病变和周围神经损伤。它是检测神经功能最常用的客观、定量的评估手段。

(3) 重复性神经电刺激试验(Jolly 试验):该试验常用于神经肌肉接头疾病的筛

查。通过在合适的肌肉处放置记录电极，重复刺激运动神经来间接评估神经肌肉接头功能。有助于诊断重症肌无力、肌无力综合征（Lambert-Eaton 综合征）和肉毒毒素中毒等神经肌肉接头疾病。重复低频（2～10 Hz）刺激下重症肌无力表现为显著递减效应（波幅递减＞10%）。重复高频（20～50 Hz）刺激下肌无力综合征表现为显著递增效应（波幅递增＞50%）。

（4）长潜伏期反射检测：该检测包括 Hoffmann（H）反射，这些反射多起源于脊髓反射。电刺激混合神经中的传入神经（Aα）纤维，通过脊髓中单突触连接引发运动神经元对肌肉的激活。这些反射多出现在 S1 脊神经通路中，常用于 S1 神经根病的诊断。F 波是一种复合动作电位，通过对神经的超强电刺激间歇性诱发。它是由运动神经元的逆向激活引起的。在检测过程中，它往往需要 10～20 个刺激，观察最小或平均潜伏期。瞬目反射是通过对三叉神经眶上支支配的皮肤区域短暂电刺激或机械刺激所诱发，并在眼轮匝肌记录的复合肌肉动作电位。需要在双侧肌肉记录，结果表现为同侧单突触 R1 波反应和多突触 R2 波反应，并伴有对侧 R2 波。深反射是指肌腱被快速轻敲时发生的反射，类似于牵张反射。肌腱反射是肌肉对肌梭牵伸的反应，它触发了平行于梭外肌纤维的感受器。

（5）肌电图（electromyography，EMG）：将针电极插入受检肌肉，通过识别示波器中不同的肌肉电活动和运动单位动作电位（motor unit action potentials，MUAP）以明确相应的诊断。在肌电图检查中，需注意观察以下 4 个方面。

a. 插入针电极：插入电活动延长多提示存在肌肉失神经、肌炎或肌强直；而插入电活动缩短则提示存在肌肉萎缩、脂肪变性或肌纤维化。

b. 静息状态：正常肌肉表现为电静息。异常状态时可见自发电位，如纤颤电位、正锐波、束颤、肌纤维颤搐、强直性放电和复杂重复性放电（complex repetitive discharges，CRD）。

c. 轻收缩：可以显示出单个 MUAP 的形状及位相。测量参数包括振幅、时相、转折和时限。有助于确定急性或慢性神经病变以及监测疾病进展和疗效。

d. 大力收缩：显示肌肉激活时的干扰及募集，反映了神经元的数量和运动单位动作电位发放比率。这是鉴别神经病变和肌病的重要方法。

（6）诱发电位（evoked potential，EP）：包括体感诱发电位（somatosensory evoked potentials，SSEPs）、视觉诱发电位（visual evoked potentials，VEP）、脑干听觉诱发电位（brainstem auditory evoked potentials，BAEPs）和事件相关电位（event-related potentials，ERP）。通过刺激相应的感受器（可能是皮肤、眼睛、耳朵或神经本身），在大脑皮质上方头皮或感觉通路中的不同位置记录。诱发电位可显示出感

觉传导通路生理结构的完整性，能检测出临床上症状不明显的异常。近几十年运动诱发电位(motor evoked potential，MEP)逐渐发展起来，通过刺激运动皮层来评估中枢神经系统运动通路的完整性。临床上诱发电位多应用于中枢神经传导功能的评估及患者的术中监测。

● 高级电诊断(eSlide 8.4)

电诊断的新进展包括高级肌电图、NCS 的不同技术、脑磁图(magnetoencephalography，MEG)和经颅直流电刺激(transcranial direct current stimulation，tDCS)。针肌电图是有创性操作，但它在神经肌肉疾病的诊断中极其重要，不可替代。表面肌电(eSlide 8.5)是无创性的，广泛应用于康复医学的各个方面，包括节律性和不自主性运动监测、肌肉运动再学习、运动控制、生物反馈、步态和运动分析、运动测量等。虽然单纤维肌电图已应用了近半个世纪，但它仍是研究神经肌肉传递稳定性和周围神经功能完整性最敏感的临床方法。刺激性单纤维肌电图(eSlides 8.6 和 8.7)经改进后现已被用于评估瘫痪肌肉、昏迷的患者、不配合的患者、儿童患者及不自主运动的患者。其他先进的电诊断方法，如定量肌电图、不应期研究、信号分解肌电图、定量感官测试和功率频谱分析已应用于特殊用途多年。

● 经颅磁刺激(eSlide 8.8)

经颅磁刺激(transcranial magnetic stimulation，TMS)的运动诱发电位和脑深部刺激是近年来最常用的电诊断方法。TMS 是一种无创性刺激颅内神经元的方法。通过电磁感应，快速变化的磁场在组织中产生微弱的电流。经颅磁刺激的 MEP 可作为临床中枢运动通路的评估工具，通过对中枢运动传导时间的测量估计脊髓运动传导速度(eSlide 8.9)。出于治疗目的，经颅磁刺激的 MEP 可作为中枢神经系统疾病(如卒中、创伤性脑损伤或失语症)运动恢复的预后指标。它还可用于功能完整性的测量，并作为许多神经和心理疾病的潜在治疗，如偏头痛、帕金森病、肌张力障碍、耳鸣、神经病理性疼痛、药物成瘾、精神分裂症、强迫症、抽动秽语综合征、自闭症、双相情感障碍、重度抑郁障碍(eSlide 8.10)。在 MEP 的应用中，TMS 因其无创性、无痛苦、深穿透性等优点而被广泛使用。磁脉冲可以很容易地通过颅骨等高电阻组织，也可用于深部周围神经的研究。

● 脑磁图（eSlide 8.11）

　　MEG 是一种研究人脑活动的无创技术。它以毫秒为单位测量正在进行的大脑活动，并显示大脑活动产生的位置。MEG 信号直接从神经元电活动中获得，可显示绝对的神经元活动，而功能磁共振成像（magnetic resonance imaging，MRI）信号仅显示相对的神经元活动。脑磁图也可提供比脑电图（electroencephalography，EEG）更精确的神经活动空间定位。目前设备多达数百个头部电极通道，可以准确地检测皮层及皮层下活动。除了评估生理活动外，MEG 还可用于许多情况的评估，如癫痫、痴呆、运动障碍、卒中、学习障碍、胎儿研究以及在肿瘤或病灶切除前进行精确的皮层划分。这是神经科学诊断方法上的一大进展。

● 电诊断的未来前景（eSlide 8.12）

　　电诊断在康复医学和许多应用中变得越来越重要，包括临床和生物医学诊断、神经修复和康复设备、脑-计算机接口和神经调控。电诊断未来需要更多神经技术的帮助，以开发新的检测设备和技术，并将其应用于临床诊断和医疗。

临床精要

　　电诊断可用于康复医学中的各种神经肌肉疾病的诊断和鉴别诊断。

第2篇

治疗技术与专用设备
TREATMENT TECHNIQUES AND SPECIAL EQUIPMENT

第 9 章

上肢截肢与假肢康复

Rehabilitation and Prosthetic Restoration in Upper Limb Amputation

Joseph Burris

张学敏 译

截肢与糖尿病、周围血管疾病、创伤、感染和恶性肿瘤有关。上肢截肢通常由创伤引起。尽管上肢截肢治疗在肌电、仿生和再植或移植技术方面取得了进展,但人工控制仍然是目前主要的假肢控制系统。上肢截肢后多学科团队的早期参与教育和早期假肢装配是上肢截肢修复成功的关键。

● 人口统计学、发病率和流行率

在美国,每年估计有 18.5 万人接受上、下肢截肢手术。2008 年,大约有 190 万人丧失肢体。其中,约 50 万人为轻度(手指或手)的上肢缺失,4.1 万人存在严重的上肢截肢。

上肢截肢中有 90% 由创伤引起,手指截肢的比例最高(78%)。除手指截肢外,最常见的上肢截肢平面为前臂(经桡骨)和上臂(经肱骨)。战争导致的大型截肢中,有 1/5 涉及上肢。创伤导致的截肢有 2/3 发生在青少年和 45 岁以下的成年人,男性占上肢截肢患者的 75% 以上。

据估计,每年的新出生婴儿中每 1 万名即有 4.1 名存在肢体缺损。先天性缺损在上肢(58%)中较下肢更常见,并且男孩比女孩发生率稍高。最常见的先天性截肢是在左侧经桡骨水平,致畸剂和羊膜带综合征是先天性肢体缺损的两个主要原因。目前,国际假肢矫形学会全球峰会(ISPO)制定了先天性肢体缺损的分类系统。横断性肢体缺损的儿童,是指远端剩余肢体缺失。长轴性肢体缺损,是指远端肢体存在,但缺少部分或全部特定骨。

● 残肢的命名和功能水平（eSlides 9.1 和 9.2）

残肢是指截肢后的剩余部分。手指截肢是否能从假肢修复中获益，主要取决于截肢者对抓握的需求。上肢截肢水平主要有腕关节离断/前臂截肢、肘关节离断/经肱骨截肢和肩关节离断/肩胛胸廓间切断。也可以将残肢进一步分类，以大约 1/3 处为限定，如短、中或长。

腕关节离断，前臂可以保留最大旋前和旋后功能。而前臂截肢会导致前臂旋前和旋后功能减退。肘关节离断会造成假肢安装困难，这与悬吊和肘部关节的屈曲相关。经肱骨截肢后，肱骨长度保留越多，修复效果越好。肩关节离断和肩胛胸廓间切断通常与恶性肿瘤或严重创伤有关，其假肢接受度较低。

● 保肢与截肢手术原则

影像学、重建外科、显微外科和癌症治疗的进步，使手术保肢成为可能。但最好由经验丰富的创伤学、肿瘤学和康复专家达成共识做出决定。

肢体损伤综合征是指 4 种组织（皮肤或软组织、神经、血管和骨）中至少有 3 种组织受到严重损伤。已经证明毁损肢体严重性评分系统不能很好地预测截肢或保肢的功能结局。

团队一旦确定截肢比保肢更合适，就必须根据伤口愈合和功能性假肢装配的原则确定最远端的截肢平面。手术时可以通过肌肉止点重建术（深层肌肉断端直接缝合到骨膜）或肌肉成形术（浅层拮抗肌互相缝合在一起并缝合到深层肌肉）保留残存肌肉。

截肢后可能会形成神经瘤，手术时应将神经从伤口中抽出、快速分离，并将其覆盖在软组织下防止其回缩形成神经瘤。

● 管理：截肢术前、假肢装配前后的康复（eSlide 9.3）

康复团队应尽可能从截肢术前就开始对截肢者实施康复训练。在截肢术前，外科和康复科团队分别对患者进行教育并和患者商讨，包括与家庭成员和相关朋友的讨论也非常重要。需要与患者重点讨论预期手术结果和术后恢复时期，讨论还应包括可能发生的不同类型的疼痛、术后并发症的预防以及潜在的功能结果的预测。同患截肢的志愿者群体（peer visitor）可能会对截肢者有所帮助。美国截肢者联盟拥有一系列资源来协助完成这一过程。

截肢术后应立即康复治疗,重点是控制疼痛和水肿,促进伤口愈合,预防肢体挛缩,开始残肢活动,并继续指导和教育患者。

截肢术后有多种潜在因素引起疼痛,需要早期采取积极的方法控制疼痛。术后患者可由自控镇痛转变为定期规律口服长效和短效阿片类药物镇痛。临床团队要了解截肢术后残肢痛(residual limb pain,RLP)和幻肢痛(phantom limb pain,PLP)的特点,这样可以更准确地干预疼痛。RLP 是由残端的软组织和肌肉骨骼因素引起的疼痛,而 PLP 是指缺失肢体处的疼痛,常被认为是神经病理性疼痛。PLP 通常在夜间更为强烈,表现为烧灼样、针刺样或麻木/刺痛。有超过 70% 的截肢患者会有幻肢感,除非幻肢感具有疼痛或对患者造成困扰,否则无需治疗。目前用于控制神经病理性疼痛的药物包括抗惊厥药,如加巴喷丁和普瑞巴林,以及抗抑郁药,如三环类抗抑郁药和 5-羟色胺-去甲肾上腺素再摄取抑制剂。

截肢患者应该学会如何更换敷料和使用脱敏技术。心理咨询和镜像疗法可能有助于控制疼痛。

控制水肿对塑形和保护残肢非常重要,而且可以减轻疼痛。可以在手术室放置术后即装硬敷料(immediate postoperative rigid dressing,IPORD),但目前使用弹性绷带、硅胶内衬套、低压 8 字形缠绕包裹残肢以控制水肿更为常见。合适的张力和正确的穿戴技术可以减少与皮肤过度受压或残肢畸形相关的假肢装配并发症。理想情况下,在假肢装配前,残肢应具有圆柱形外观,但残肢常存在瘢痕和移植引起的软组织损伤。另外,术后早期假肢装配非常重要,如果装配延迟到术后 3 个月,假肢适配度就会下降。

上肢截肢者可以用一只手和使用自助设备来完成日常生活活动(ADL)。但却经常因为截肢者的平衡能力差而受到影响,所以上肢截肢康复目标应该包括增强躯干和下肢肌肉肌力,可以进行等长运动和有氧运动训练。运动训练配合神经肌肉再教育是为了增加潜在肌电控制部位的肌肉活动。

● 假肢训练

假肢训练应始于假肢交付于患者的阶段。最初的训练重点是穿脱假肢以及短时间佩戴假肢,同时密切监测残肢皮肤。其次是 ADL 训练,然后是高水平的家政技能和社区再融入训练,例如:驾驶、工作和娱乐。

● 上肢假肢

上肢假肢装配要考虑配件系统，包括被动系统，自身力源系统，体外力源系统和混合力源系统。还需要考虑每个截肢者的功能和职业目标、地理位置、预期的环境暴露，以及假肢维修的途径和财务资源。

被动型假肢不但有装饰的作用，而且起着稳固的作用。如果截肢者没有足够的力量或动作来控制假肢，或者没有外部设备帮助就不能完成任务时，就可以使用被动型假肢。有时，幼儿最初应用被动型假手来保持平衡和爬行。

自身力源上肢假肢是指截肢者利用自身残肢的肌力和关节活动来控制假肢。体外力源上肢假肢是指使用外部电源（如电池）来操控假肢。混合力源上肢假肢使用自身力源和体外力源两种类型的控制部件来控制假肢。

接受腔、悬吊和控制系统（eSlides 9.4～9.10）

上肢接受腔通常是双层的。它内部包含一个柔性热塑性塑料内衬套，以利于增加弹性和调节尺寸。内衬套还可以用来固定接受腔。硅胶内衬套带上外衬套、吊带、密封圈和锁套就可以与肢体接触和悬吊假肢。假肢接受腔可以适应肢体体积的变化。带有单向空气阀的高真空系统可以提高假肢的悬吊性能。残肢越短预期的工作量越重，就越需要用单轴或多轴铰链和肩带对假肢进行近端固定。柔性铰链式关节具有一部分内旋和外旋功能。

8 字形或 9 字形背带用于悬吊和控制假肢。肩屈曲和肩伸展运动增加了控制索系统和手部装置、肘关节或两者的移动。如果截肢患者接受过肌电和自身力源假肢的训练，他们会根据不同的活动自行选择力的主要来源。自身力源假肢或手动控制假肢利用身体运动产生力，这些力通过控制索系统传递，以操控关节和手部装置。与体外力源假肢相比，自身力源假肢能提供更高的感觉反馈，并且更耐用、更便宜、更轻便。

体外力源假肢利用肌肉收缩（肌电控制）或手动开关来激活假肢。电动力源假肢可以提供更接近人体的功能，并且抓握力更强，外形更美观。

体外力源假肢需要一个控制系统。肌电控制系统通过表面电极检测肌肉收缩产生的表面肌电信号，并将表面肌电信号传输到假肢电机来控制假肢。截肢者可以利用拮抗肌收缩或肌肉收缩的不同强度来区分假肢的屈曲和伸展。

由开关控制的体外力源假肢可使用小开关来操控电机。这些开关通常被埋入接受腔内或嵌入假肢的悬吊背带中，比如"轻推"，是通过颈部压住胸带上的开关来操作。混合动力系统包含了自身和体外两个力源选项。

肩关节离断有两种常用的接受腔设计。全包裹式肩部接受腔外壳将肩关节套住，但截肢者可能会因为其接受腔的重量而难以承受。X 形接受腔使用硬质材料来保持肩部外观，并锁定上部躯干形成楔形解剖结构，以确保悬吊安全。

手部装置、腕关节和肘部控制装置(eSlides 9.11～9.14)

虽然手部装置功能有限，但仍有多种手部装置可供上肢截肢患者选择使用。手部装置通常分为两类：被动装饰型或主动型。装饰型假手有装饰美容作用，还可以提供某些功能。比如儿童手套作为婴儿首个假手可以方便爬行，以及运球假手可以帮助儿童和成人进行球类运动。

最常见的主动型手部装置是钩状和人工手，可以通过自身力源或外部力源控制进行操作。外部力源可通过控制索操纵手部装置进行重体力抓握活动。索控手部装置（钩状手或假手）可以设计成随意张开式（最常用）或随意关闭式。随意张开式索控手，静止状态下关闭，患者可通过控制索的运动抵抗橡胶带（钩）或内部弹簧的弹力或控制索（手）的阻力来打开手部装置。随意关闭式索控手，静止状态下开放，患者可通过控制索的运动来闭合手部装置，抓住所需的物体。

通常，钩状手可提供相当于主动横向夹持的抓握，而主动型假手可提供三指捏或三点卡盘式抓握。针对不同的职业、业余爱好或体育运动，手部装置有多种不同类型的选择。

通过肌电控制，前臂残存屈肌的收缩可启动手掌指尖抓握动作，前臂残存伸肌的收缩可启动手指放松动作。有各种类型的电控手和手部装置可供选择。新型肌电假肢除了能完成三指捏和侧指握，还可以提供精确的、具有钩状的球形抓握手模式。目前市场上最先进的上肢假肢有 i-Limb，BeBionic，Contineo 和 Michelangelo 型假手。新发明的自动供能手指可以使部分手截肢者根据需要更换尽可能多的手指。

腕关节可以通过手动或外部力源（肌电或开关）控制，通过摩擦力或机械锁固定。有快换式腕关节和可屈曲腕关节以供选择。

手动肘部系统包括用于肘部以下截肢者的单轴铰链、多轴铰链或柔式铰链，以及用于肘部以上截肢者的索控式或弹簧控式系统。外部控制系统包括肌电和开关操作装置。

● 新兴技术

骨整合是将骨组织直接与假肢附着的一种新兴外科技术。手术时需要将金属钉插入骨组织的末端，最终在完成多阶段外科手术后，使骨组织与假肢相连。该手术方法改善了假肢的悬吊能力、控制能力和本体感觉，但有感染和器械松动的风险。靶向肌肉神经移植术（TMR）将不具有神经支配点的神经重新连接到胸肌，无线电极和大脑电极可分别植入肌肉并感知神经冲动。而被称为高级模式识别（APR）的信号技术，可以为假肢提供输入控制信号。美国国防高级研究计划局（DARPA）资助了可推进假肢技术发展的研究。

● 手再植与移植

目前创伤性截肢手再植（HR）技术已成熟。术前必须要考虑再植的适应证，包括患者的总体健康状况、肢体缺血时间以及组织损伤的水平、类型和程度。HR 常需要较长的时间恢复，并且需要多次手术，患者必须能积极主动的配合。因为近端臂中横断的神经需要相当长的时间才能再生，所以通常前臂和手，只有有限的运动恢复潜能，尤其是手部内在肌肉。腕部和手的有用功能是不同寻常和有限的。现在，美国的手移植（HT）技术很有限。选择合适的患者、详细的术前计划和精确的手术技术对手移植来说是至关重要的。患者在进行 HR 或 HT 手术之后，还需要进行多年的主、被动 ROM 训练、强化握力训练和感觉再教育训练。

● 总结和随访（eSlide 9.15）

由康复团队，包括物理治疗师对截肢者进行终身随访，可改善截肢者预后。随访是假肢康复最重要的方面，但往往被忽视。截肢者出院后，应定期在门诊由康复团队进行监测。随访期间，截肢者的疼痛、抑郁、皮肤刺激、肢体尺寸变化和活动变化等问题，更容易被康复团队尽早和彻底地解决，以此激励截肢者继续使用假肢。直到患者能适应截肢状态，上肢假肢康复的多方面问题才解决。

截肢者长期有效使用上肢假肢主要取决于假肢的舒适性和截肢者的感知价值。根据截肢者需求的不断变化，认真调整和修改处方，是假肢康复成功的重要因素。

临床精要

1. 上肢截肢 90% 由外伤引起。

2. 上肢截肢水平最常见的是手指截肢。

3. 上肢截肢者中 75% 以上为男性。

4. 先天性缺损在上肢比下肢常见。

5. 最常见的先天性截肢是在左侧经桡骨水平。

6. 横向缺损没有远端残余肢体。

7. 纵向缺损具有远端残余肢体，但缺少部分或全部特定骨。

8. 经桡骨截肢后残肢长度与上肢旋前和旋后功能的保留成正比。

9. 毁损肢体严重性评分（MESS）对截肢或保肢功能结局的预测能力较差。

10. 截肢康复的分期包括截肢术前、假肢装配前和假肢期。

11. 截肢术后疼痛控制理论上包括药物和非药物干预。

12. 上肢假肢装置包括被动型、自体力源型、体外力源型和混合力源型。

13. 上肢截肢治疗的前沿和新兴技术包括骨整合、靶向肌肉神经移植术、再植和移植技术。

14. 康复团队（包括康复医师）对截肢者追踪随访，并根据截肢者需求调整假肢，可以提高上肢截肢者的假肢使用效果。

第 10 章

下肢截肢和步态

Lower Limb Amputation and Gait

Matthew J. McLaughlin
舒彬蔡星译

血管损伤导致下肢截肢的比率正在增加,因此康复医师要着重改善此类患者的生活质量。康复医师需要熟练掌握不断变化的假肢康复技术,了解步态及其分析结果,并知晓假肢使用者出现的并发症,通过改善患者肢体功能提高其生活质量。

● 流行病学

多种因素导致截肢患者人数不断增加,因此需要更多的康复干预介入。随着人口的老龄化,血管功能障碍以及骨髓炎发病率增加导致的截肢病例不断增多。研究预测,到 2030 年,老年血管功能障碍的截肢人数将增加一倍;到 2050 年,截肢总患病率将增加一倍。大多数(82%)下肢截肢患者是由于疾病进展导致的截肢,如糖尿病或周围血管疾病,其他原因包括创伤(16%)、恶性肿瘤(1%)或先天性异常(1%)。与吸烟或高血压相比,糖尿病具有更高的截肢风险。据报道,糖尿病截肢者占所有截肢患者的 67%,而吸烟的糖尿病患者截肢的风险是非吸烟者的 25 倍。一般来说,年轻的截肢患者需要更长时间的连续护理。

常见的下肢截肢平面因病因不同而不一样。在所有的大截肢术和小截肢术中,足趾截肢是最常见的截肢平面。随着保肢技术的进步,足部分截肢手术的数量在过去的 10~15 年间有了显著的增长。经胫骨截肢是下肢最常见的截肢节段,经股骨截肢次之。

● 截肢的术语

国际标准化组织(International Organization for Standardization,ISO)术语中有关后天性截肢和先天性肢体缺失的描述已被广泛接受和使用。

截肢平面与外科技术对康复的影响

手术的主要目的是去除病变或受损的组织以促进机体恢复。创口没有愈合，就无法开始假肢训练。腿部肌肉数量多，这增加了手术的复杂性（eSlide 10.1），截肢平面和伤口愈合情况影响截肢的预后。一般来说，保留一定长度的残肢是为了便于未来进行假肢适配。在术前计划时，患者可向康复医师就截肢平面和未来假肢装配的相关事宜进行咨询。肌肉固定术（将肌肉连接到骨头上）和肌肉成形术（将肌肉纤维缝合到筋膜上）是外科手术中常用的肌肉缝合方法。

截肢后的伤口愈合、日常皮肤护理和残肢塑形日益重要。当不穿戴假肢时，应使用弹性袜套或 8 字形绷带来保持肢体形状。应同时对对侧肢体进行日常的皮肤护理和检查以防止其受损。接受腔内压力不足会导致残肢远端皮肤出现疣状增生，热缩袜和改良的接受腔可以通过在肢体残端施加适当的压力来避免此类问题的发生。多汗症是截肢患者的常见症状，可使用局部止汗剂和 B 型肉毒素进行治疗。

成骨细胞活性升高可继发异位骨化，从而导致关节活动范围障碍、行走困难、神经或血管损害。高度怀疑异位骨化时，可根据碱性磷酸酶升高的水平和 X 线片进行诊断。

疼痛管理

残肢痛（residual limb pain，RLP）、幻肢痛（phantom limb pain，PLP）和幻肢感（phantom limb sensation，PLS）是后天性截肢后的常见症状，RLP 局限于患肢；PLP 表现为已经不存在的区域仍然有疼痛感；PLS 普遍存在于术后即刻，并可随着假肢的使用和脱敏治疗而有所改善。PLP 疼痛性质有多种，如钝痛、压痛、痉挛痛、电击痛、击痛或锐痛。治疗 PLP 的药物包括 N-甲基-d-天冬氨酸受体拮抗剂、阿片类药物、抗惊厥药、抗抑郁药、局麻药和降钙素，镜像治疗和经皮神经电刺激疗法也常被用于治疗 PLP。

心理支持

截肢会引发身心创伤。截肢者在恢复过程中可能会经历以下几个阶段：震惊和困惑、悲伤，最终过渡至适应和自我价值的实现。家庭支持、目标导向的干预、耐心的态度与自身觉悟可促进患者树立积极的心态。患者能否回归工作与假肢的适配度、并发症情况、截肢平面以及截肢前的职业相关。

假肢装配时间及康复训练的注意事项

假肢预训练从手术前开始，一直持续到正式假肢训练结束。体位摆放和残端塑型以及 ROM 训练是这个阶段的重点。伤口愈合、疼痛处理和水肿控制会影响该阶段的进展。应重视截肢患者步行前的准备治疗以及重新认识截肢后身体重心的变化。

最初的假肢训练以站立、平衡和简单的步行训练为主。掌握基础知识后可开始迈步前的训练，包括动态重心转移练习和常见异常步态的纠正。假肢的合理选用、悉心管理及正确穿脱能提高假肢的使用年限。在这一阶段，肢体的大小和形状会随着体液流动而发生变化，因此接受腔需要动态调整。如果皮肤发红或发炎，那么表明假肢的适合度存在问题。假肢穿戴时间应该循序渐进地增加。

功能分级与假肢处方

（美国）医疗保险和医疗补助服务中心（Centers for Medicare and Medicaid Services）发布了一个功能分级系统以为假肢处方提供指导。该系统根据预期目标和医学并发症情况实行五级分级（称为 K-levels），指导医务人员为患者选择合适的假肢。假肢处方的重点是确定最适合实现患者功能目标的假肢组件类别。患者、康复医师、物理治疗和假肢及矫形器师组成的团队应共同商讨制订假肢的设计方案。

接受腔的设计

假肢接受腔是假肢和患者肢体之间的连接物，有时也提供支撑。小腿接受腔（髌韧带承重，带髁上悬吊的髌韧带承重，或全包裹承重）和大腿接受腔（四边形和坐骨包容式）适合不同残肢长度的患者。不同的接受腔会发挥不同的作用。经胫骨截肢中，髌韧带承重类型是最常用的，它能减轻软组织的压力，抵抗行走时的阻力。为经股骨截肢患者设计的坐骨包容式接受腔比四边形的更受欢迎，因为它更符合人体解剖学，可将坐骨"包容"在外形线内。

假肢悬吊

悬吊装置将接受腔和假肢固定在残肢上，保证了假肢的安全性和使用性。吸力系统在接受腔内产生负压以保持假肢的悬吊状态，当假肢与残肢远端不能紧密贴合时，就会导致并发症的发生。锁销悬吊需要患者佩戴带有与假肢接合的螺纹销钉的凝胶衬垫，适用于经胫骨或经股骨截肢者。安装假肢时可听到"咔哒"声作为反馈以确保悬吊正确。经股骨截肢患者也可使用吊带悬吊来辅助假肢的佩戴。对于较高平面的截肢患者，如短残肢的经股骨截肢，可能需要采用西里西亚吊带悬吊或混合悬吊；短残肢的经胫骨截肢患者可能需要髁上悬吊或袖带悬吊。

最近研发的假肢衬垫可通过较软的材料抵抗剪切力为残肢提供保护，如泥质岩、凝胶、聚氨酯和硅树脂。不过，其在耐久性和耐磨损方面存在一些问题，因此偶尔需要更换。

假肢框架选择（内骨骼或外骨骼）

假肢框架包括内骨骼或外骨骼。外骨骼接受腔采用坚硬的外部分层，多适用于体重较重的患者或装饰性假肢。经胫骨截肢更常使用内骨骼框架，它需要用一个金属连接杆和连接部件将接受腔与脚连接，假肢的高度可以调整。

假足

假足有各式各样的材料和设计，每种都有不同的优点或潜在的缺点，主要取决于假肢佩戴者的功能。K1 级截肢患者可以使用静踝软跟脚（solid ankle cushion heel，SACH；eSlide 10.2），这类假足没有活动部件，因此设计轻巧、耐用、价格低廉。一种固定附件柔性内骨骼（stationary attachment flexible endoskeleton，SAFE）假足类似于 SACH 脚，因为它没有关节连接，所以耐用且便宜。SAFE 脚最初是为了K1 级和低 K2 级截肢患者设计的，无论是 SACH 脚还是 SAFE 脚都不是铰链式设计。

铰接式假足为功能状态较好的假肢使用者增加了运动的优势，单轴脚（适用于K1 级和 K2 级截肢患者，eSlide 10.3）可控制背屈和跖屈，利用缓冲垫限制过度的运动。多轴脚（适用于 K2 级和 K3 级截肢患者）与地面相互作用时，可向多个方向移动（eSlide 10.4）。有些假足可以在步态循环中储存能量并回弹，从而提高行走效率。储能假足可以帮助运动患者产生与地面间碰撞的弹力，推动他们进入下一个迈步阶段和提供缓冲（eSlides 10.5 和 10.6），这种类型的假足适用于 K3 级和 K4 级截肢患者。微处理器控制的假足在市场上可以购买，它有利于在不同的地面上行走，但由于保险公司不赔付此类，所以其普及程度有所限制（eSlide 10.7）。高功能级别的假肢使用者可以使用专用假足（eSlide 10.8）。

假肢膝关节

经股骨截肢者使用的假肢膝关节可按使用情况和功能水平进行分类。有高功能需求的假肢使用者会使用更加复杂的膝关节组件,这些组件能够快速适应步态、步幅或节奏的变化。K1 级患者可以使用手控锁膝关节,此类膝关节可以是铰接的,允许自由移动,也可以是固定的(比如站立时保持伸直位),但是与更高级的假膝关节相比,这些便宜且耐用的膝关节只能满足较低的步态力学需求。单轴膝关节(适用于 K1 级截肢者)有一个弹簧辅助的组件,以便在步态周期中加快脚的摆动,但是截肢者需要控制近端肌肉,以防止跌倒。承重自锁膝关节(适用于 K1 级和 K2 级截肢者)属于单轴膝关节,但在站立阶段身体重量向假肢加载时膝关节会锁定,当重量离开假肢时,锁定结构会解锁,膝关节可以在摆动相转动弯曲。与单轴膝关节相比,多轴膝关节因其结构和旋转点,更能提高稳定性和改善膝关节的屈曲(eSlide 10.9)。液压控制膝关节增加了充液或充气装置来控制远端假肢的能力,主要适用于 K3 级截肢者,因为液压控制膝关节是可调节的,能满足各种速度的行走。微处理器膝关节通过一种每秒分析信息 50~1 000 次的处理器来计算分析膝关节阻力以提供更多的反馈(eSlide 10.10),其缺点之一就是无法在水中使用这类假肢,它们适用于 K2 级或 K3 级功能较高的截肢患者。

其他配件的注意事项

假肢通过扭矩减震器可以自动恢复其原始位置,这对于需要在行走或进行任务活动时扭转膝关节的 K3 级患者来说是非常重要的。在装配成品接受腔前,需要进行多次对半成品的试样进行检测确保合适,以避免浪费昂贵的材料。患者可以在穿戴假肢时使用 1~5 层的假肢袜进行贴合调整,当患者需要穿 10 层的假肢袜时,一般要考虑更换袜套。可以在假肢上添加某些装饰性外套使其看起来与健侧更加相似。

部分足截肢的假肢处方

足部截肢的处理方法因截肢程度不同而各异,但无论何种假肢的设计都应该考虑减少剪切力和压力点。在踝关节离断(Syme 截肢)的情况下,患者可以通过残肢平面承重,但是由于下肢长度的限制,大多数储能假足都不适用。衬垫是一种特有的带有填充物(如泥质岩)的凝胶衬垫。可选用的假足包括低踝面的 Syme SACH 脚或碳复合足。碳足可以储存一定的能量,并且可以更好地适应不平坦的路面。

经胫骨截肢的假肢处方

　　小腿假肢处方中组件的选择取决于个人目前或潜在的功能水平和患者使用假肢的目标。以下是针对每个功能级别的建议,仅供大致参考,制订个性化的处方是重点。对于不同级别功能的患者来说,小腿假肢的基本组件包括:接受腔、连接件、悬吊装置、桥塔或框架,以及不同种类的脚和踝关节。所有假肢处方都应该包括有明确的接受腔种类和假肢袜(单层或多层,每种 6 个)。患者可以单独或同时选择装饰外套和假肢皮肤以解决假肢的美观问题。

一级功能(K1)

　　该级别功能的患者能够使用假肢在家里进行较短距离的转移或行走,对于此类患者来说,安全是最重要的。接受腔的设计应该是全包裹式的,要特别考虑坐位时的舒适度。所使用的连接件和悬吊装置应考虑到患者独立穿脱假肢,以及自身卫生管理的能力。框架应该使用轻量的和内骨骼(有或没有对线能力)。推荐的脚和踝关节组件包括非连接型假足,例如 SACH 脚或 SAFE 脚;或简单的铰链脚,如单轴假足。处方中还应该包括有明确的接受腔种类、假肢袜和装饰外套。

二级功能(K2)

　　该级别功能的患者可以在社区进行短距离移动并跨越部分环境中的障碍。假肢处方中的主要变化是组件均是可对线的,假足是可以适应不平坦地面的多轴动踝脚。悬吊装置可采用销锁、套筒或吸附式的,通过套筒和单向阀安装在接受腔上。

三级功能(K3)

　　功能性 K3 级截肢患者可进行社区远距离步行,他们能跨越大部分环境障碍,并以不同的速度行走。这类患者需要特别考虑的就是假足的类型,某种类型的储能(动力)脚可以根据患者的活动类型,增加一个动态的电塔或装置,用于适应不平坦地面的行走。包含液压装置的脚和踝关节组件,以及带有微处理器控制和内部动力的脚和踝关节组件均可以考虑用于此类患者。假肢悬吊的一种额外考虑是采用的是高真空技术。

四级功能(K4)

　　该级别功能的患者有潜在的超过日常生活的需求,包括高冲击力、高压力或高能量水平的运动或娱乐活动,是典型的儿童、活跃的成年人或运动员的需求。这类水平的假肢组件包括有跑步型假足、防水足踝组件,以及足跟可调节组件。悬吊装置也是避免活动过程中假肢连接件断裂损坏的重点,可使用备用或二次加固悬吊的方法。儿童除高使用率之外,还需要特别考虑身体生长和组件磨损的因素。

膝关节离断

膝关节离断保留了完整的股骨,残留的大腿肌肉组织则形成了一个远端承重面。这一长杠杆臂可以提供更好地控制假肢,并保持了股骨远端生长面,这对截肢时骨骼发育尚未成熟的个体来说很重要。这种截肢平面的缺点是假肢膝关节中心高度与对侧膝关节的解剖高度不一致,美观性较差。与踝关节离断一样,假肢近端齐整线的位置取决于患者残肢远端的承重能力。如果残肢末端可以完全承重,其近端齐整线可以低于坐骨结节;如果残肢远端不能承重,那么残肢被视作经股骨截肢,需使用更传统的坐骨包容式接受腔。

处方标准

这类截肢类型具有代表性的接受腔是一类有弹性内腔的解剖形状接受腔。如前所述,接受腔的近端齐整线根据远端承重情况而定。接口和悬吊装置的选择通常与经股骨截肢水平的假肢相同,也可以利用股骨髁进行假肢的悬吊。多轴膝关节可以减少假肢侧和健侧膝关节的差异。根据患者的功能目标,可采用液压关节等特殊设计方式。

经股骨截肢的假肢处方

经股骨截肢患者的假肢处方是根据并发症和社会参与情况,基于患者当前和潜在的功能水平进行设计的。表 10.1 总结了每个级别的传统假肢处方组件。出于对经股骨截肢患者的安全考虑,需要特别注意膝关节的装置和可选择的悬吊方法。

表 10.1　医疗功能分级(MFCL)描述及每个分级的假肢组件建议

功能分级	描　　述	推荐假肢组件
K0	没有使用假肢行走或转移的能力或潜能,假肢不能提高生活质量	没有功能 可能需要装饰性假肢
K1	具有使用假肢以固定的速度在地面上移动或行走的能力或潜能	脚:静踝软跟脚,单轴脚 膝关节:手控锁膝关节,承重自锁膝关节
K2	具有使用假肢以固定的速度在社区内进行短距离移动和跨越低水平环境障碍的能力或潜能	脚:多轴动踝脚 膝关节:承重自锁膝关节

续　表

功能分级	描　述	推荐假肢组件
K3	具有使用假肢以不同的速度在社区内进行长距离移动和跨越大部分环境障碍的能力或潜能	脚：多轴假足，储能假足 膝关节：液压控制膝关节，气压控制膝关节，微处理器控制膝关节
K4	可以使用假肢进行高冲击、高压力或高能量的活动，具有超过日常活动要求的能力或潜能	脚：储能假足或其他专业型假足 膝关节：没有特别的限制

假肢适配和更换的注意事项

首先，假肢的基本组件应满足迈步前训练和步行训练的需要。其次，根据假肢磨损度和使用情况，每 3～5 年需更换一个更合适的假肢。当决定更换一个新假肢时，需要考虑是更换新的接受腔还是对原先的适配方案进行修改。

能量消耗

截肢患者的步态效率低于未截肢者。创伤性经胫骨截肢患者使用假肢行走给定距离的能量消耗（代谢成本）增加了约 25%，而创伤性经股骨截肢患者增加 63%。与上述截肢平面相同情况下，血管功能障碍性截肢患者的能量消耗则分别增加 40% 和 120%。与使用拐杖形成的摆动步态相比，使用拐杖会比使用假肢消耗更多的能量。

一般来说，血管功能障碍性截肢患者的步行速度较慢，耗氧量较高。经胫骨截肢患者由于膝关节功能的保留可减少能量消耗，双侧截肢者的能量消耗高于单侧截肢者。与创伤性截肢患者相比，血管功能障碍性截肢患者的能量需求更高。

双侧截肢的注意事项

无论是由于血管功能障碍还是创伤所致，双侧截肢者都面临着不一般的挑战。5 年内，高达 50% 的单侧血管功能障碍性截肢者将会发展为双侧截肢者。如果患者在一开始可以很快适应单侧截肢，那么他也可以很快地从单侧截肢过渡到双侧截肢。双侧截肢患者的心脏功能需求会增加，同时由于缺乏本体感觉反馈，患者行走速度变慢、步幅增宽。双侧和单侧截肢患者可以选择相同的假肢组件。

● 儿童下肢缺失

与成年人相比，儿童下肢缺失的原因通常是先天性的（每 10 000 个新生儿中有

21 个),较少是由于外伤。与患有其他疾病的儿童相比,患有肢体疾病儿童的生活质量仍然很高。不同肢体长度和横截面的截肢需要不同的治疗方法,但它们可以使用相同的 ISO 系统进行分类。截肢儿童还面临的一个挑战就是由于残肢的生长有时还需要额外手术。此外,在后天性截肢中,可能会由于终端过度生长(骨端呈顶尖样)导致假肢的装配更加复杂。由于儿童患者处于生长期,保存生长面是非常必要的,但会导致长短腿。因此,儿童比成人更容易发生膝关节脱位。股骨近端局灶性缺失导致的股骨缩短可能需要 Van Ness 旋转成形术,即通过外科手术将踝关节与股骨连接以作为膝关节,手术后再进行假肢装配。

● 正常步态

正常人的步态是一个涉及多关节运动的复杂过程,其中双侧支撑占步态周期的20％。Saunders 和 Inman 描述了影响步态稳定重心的六大因素,包括骨盆在水平面的旋转,骨盆在额状面的倾斜,骨盆的侧向移动,早期膝关节的屈曲,脚和踝关节的位置,晚期膝关节的屈曲。eSlide 10.11 描述了完整的步态周期,eSlide 10.12 展示了地面反作用力的轴线。不同的肌肉在不同步态阶段的活跃状态是不一样的(eSlide 10.13),每个关节在一个步态周期中都会经历屈曲和伸展的交互过程(eSlide 10.14)。

异常的假肢步态

假肢对线(alignment of the prosthesis)是一个极具挑战性的动态过程。假肢组件的各方面问题都可能导致异常步态。因训练问题、配合困难或膝关节问题而对使用假肢缺乏信心的患者会出现小步幅步态;当假肢侧与对侧肢体的长度不同时,会导致步长的不对称;假肢过长会导致跳跃或划圈步态;残肢与接受腔不能紧密贴合时会产生活塞运动,导致肢体容积发生变化;伸髋肌紧缩会导致腰椎代偿性过度前凸;足廓清时出现膝关节向内或向外旋转会导致内侧或外侧"足跟挥动"。

临床精要

1. 疼痛、适配不佳或假肢对线问题都可能导致异常步态。个性化评估可以帮助康复医师明确影响步态的主要和次要因素。

2. 通过正确的功能分级,康复医师能够为患者选择更合适的假肢组件。

3. 不合理的手术治疗、长时间制动或不良的假肢前护理可能会导致负面后果。可以通过弹性袜套或 8 字形包扎来促进残肢塑形,以适应未来的假肢安装。

4. 一般情况下,从手术到假肢安装后 1 年内,残肢尺寸的变化很大。在安装假肢后,保持残肢与接受腔的紧密贴合对步态训练来说至关重要。

5. 持续评估皮肤的完整性对于长期使用假肢来说是至关重要的。

6. 了解人体运动学的基础知识,可有助于理解患者或假肢所出现的问题中存在的个体化差异。

Chih-Kuang Chen

李吉强 译

第11章

上肢矫形器

Upper Limb Orthoses

矫形器是一种装配于体外的器具，用以改变神经肌肉骨骼系统的结构与功能特征。上肢矫形器通常用于上肢功能障碍的患者。因此，康复团队成员应该熟悉常见的上肢矫形器的原理及应用。

● 原理和适应证

上肢矫形器的功能可以分为3个主要方面。

（1）保护：矫形器能够提供可控的压缩力和牵引力，以保护受损关节或身体部位。限制或阻止关节运动以调整对线，预防畸形加重。保护类矫形器可以固定失稳的骨性结构，促进软组织和骨骼愈合。

（2）矫正：矫形器帮助纠正关节挛缩以及关节或者肌腱的半脱位，预防和减轻关节畸形。

（3）功能辅助：矫形器可以弥补因畸形、肌力不足或者高肌张力而丧失的部分功能。

● 分类和命名

上肢矫形器可以用许多不同的专业名词来描述。比如可以用矫形器作用的关节、提供的功能或者治疗的疾病来命名；也可以由它们的外形而命名，或以设计者的名字来命名。然而迄今为止，尚无一个被广泛地接受和使用的命名系统。"夹板"和"支具"因只传达了固定的含义而不能表明增强功能或者重获活动能力的内涵而欠准确，本章将交替使用术语"矫形器具"或"夹板"。

● 生物力学和解剖学考虑(eSlide 11.1)

* 除了单独的手指矫形器外,腕关节是保持手部定位和制作手部夹板的基础。制动手的重量、重力和肌张力可屈曲腕关节。这增加了指伸肌肌腱的张力,让掌指(metacarpophalangeal,MCP)关节处于过伸位。同时,可保持屈肌肌腱的张力,迫使指间关节(interphalangeal,IP)[包括近端指间(proximal interphalangeal,PIP)关节和远端指间(distal interphalangeal,DIP)]关节呈屈曲位。手掌弓变平,拇指内收,导致无功能性的"爪形手"形成。预防这种畸形是手部夹板固定的目的之一。

* 手部的骨性结构和该区域肌肉及韧带的张力有助于形成由近端掌横弓和远端掌纵弓组成的掌弓系统。这个掌弓系统对于手的正常抓握功能的定位至关重要。矫形器制作时注意保留手的掌弓结构,这对于最大限度地发挥功能和舒适性至关重要。

* MCP 是发挥手指功能的关键。当 MCP 过伸时,IP 由于屈肌的张力以及指伸肌和指屈肌之间微妙的平衡而弯曲。腕关节的伸展稳定性对发挥手部最佳功能至关重要。腕关节应稍微伸展,以保持屈肌腱的长度,提高手的功能。这个位置会使 MCP 副韧带处于最大伸展状态,保留手的解剖弓,从而防止发展成"爪形手"畸形。这个位置也被称为"安全"或"内在肌伸展"位。它有利于 MCP 屈曲和 IP 伸展时较弱的内在运动,这种运动是很难获取的。

* 手部通过捏、握或钩等基本的抓握模式发挥作用。手部抓握有两种基本类型:力量型和精细型。对于力量型抓握,腕关节处于伸展位,手指环绕在手掌中物体的周围。球型抓握用于持球。钩状抓握用于搬重物。对于精细型抓握,拇指的指腹与示指和中指的指腹相对。功能性手夹板通常是为了改善捏的功能。捏分为三种类型:对指捏(三指夹持)、指尖捏和侧捏。制作手部夹板时最好是保持对指捏位。这样可实现最佳的指尖捏和有力的侧捏。任何实用的矫形器都不能替代或改善拇指内收功能。当制作一个夹板时,治疗师应该将其制成一个可以增强抓握并且不会使拇指呈现伸展和桡侧外展的位置。因为这个位置会使手臂的其他部分来代偿拇指的位置不佳。

* 当用夹板增加关节活动范围(ROM)时,牵引角度必须垂直于正在活动的骨轴。否则,施加在皮肤和其下结构的力可能会由于对皮肤的过度压力和对底层愈合结构的变形应力造成伤害。

* 关节活动度的改善与关节在其末端范围内保持的时间长短成正比。这被称为总活动度末端时间原则,并用于静态渐进式夹板。负荷低,使用时间长。临床安全

受力范围很窄。

● 诊断分类和矫形器应用示例

　　许多常见的临床情况都适合运用矫形干预。本节简要概述了特定诊断的特点和常用的相应类型的矫形器。

肌肉骨骼疾病

肌腱炎、腱鞘炎和肌腱末端病 (eSlide 11.2)

　　肌腱炎、腱鞘炎和肌腱末端病都可能由过度重复运动或外部压力引起。上肢肌腱中受累最常见的包括腕伸肌腱、拇长展肌腱以及拇短伸肌腱。在这些情况下,使用夹板的目的是固定受累的结构,以促进愈合和减少炎症。例如,以前臂为固定基础的拇指筒型夹板用于桡骨茎突狭窄性腱鞘炎(De Quervains 病),可以固定腕关节、拇指腕掌(CMC)关节以及 MCP 关节。拇指的 IP 关节不需要固定,因为受影响的肌腱不会活动这个关节。

　　外上髁炎是一种常见的上肢肌腱末端病,可以使用网球肘矫形器进行治疗。这是一种前臂带,它改变了腕伸肌拉动的杠杆臂。它的原理是使伸肌的起点处于放松状态,并减少过度使用造成的微损伤。这一矫形装置是一种坚固的带子,可以对抗伸肌收缩时的挤压;它被放置在外上髁大约 2 指宽远的位置。还有一种类似的矫形器也被用于内上髁炎。

　　扳机指是指手指伸直时,手指的掌侧面发生弹响的症状。这通常是手指或拇指的屈肌腱腱鞘损伤的结果,造成了腱鞘增厚并限制肌腱活动。在晚期的扳机指中,手指可以在屈曲时被"锁住"。扳机指的治疗目的是暂时中止重复运动从而允许腱鞘得到痊愈。即使受累的手指被固定,也要保持手部的功能性运动。扳机指夹板覆盖了受累手指的近端指骨和 MCP。这样可减少肌腱穿梭于掌指关节基底第一环形滑车的移动,并使炎性结构得到休息。

扭伤 (eSlide 11.3)

　　扭伤就是指因可自发性复位的暂时性半脱位引起的韧带结构的损伤。扭伤需要通过既保证愈合也能方便活动的功能位固定关节。常见的扭伤包括过伸导致的 IP 和 MCP 关节脱位,常见于运动损伤。

　　通常用于手指扭伤的夹板是手指伸展位夹板,它可以使 PIP 关节保持伸展位,并能使 DIP 关节保持屈曲位。这一位置使斜支持韧带和伸肌腱终腱保持拉长状态，预防在恢复期间出现纽孔状畸形。拇指的 MCP 关节尺侧副韧带损伤在恢复阶段，由以手部为固定基础的拇指筒型夹板来固定关节。对于腕部扭伤，将处于轻微伸展位的腕关节置于腕夹板中。对于轻微的扭伤，无金属板（金属条状嵌入物）的夹板可以允许轻微活动，并能避免造成明显的僵硬。这类夹板将活动度限制在 40°左右。肘部的氯丁橡胶袖套有助于肘部轻微扭伤的恢复，因为它们能够限制肢体的活动度，同时又能够允许一些功能性的活动。

骨折（eSlide 11.4）

大多数骨折需要石膏完全固定、手术干预或者两者同时使用。然而，一些骨折，并不需要完全肢体固定，可以通过矫形装置治疗。这些装置应充分地固定身体部位或者关节，从而在功能最优化的同时促进恢复。一种沟形夹板可以用于指骨和掌骨骨折。这类夹板从前臂近端延伸至 DIP 关节，并且可在桡侧（固定示指和中指）或尺侧（固定环指和小指；也被称作拳击手夹板）。夹板宽度应足以环绕手指和腕部。其他的例子包括牵引夹板，这种夹板在行钢钉内固定的手指关节内骨折的恢复期间允许非常可控的活动。关节适度运动被认为是促进软骨营养和防止关节内粘连的重要因素。

关节炎（eSlide 11.5）

手、腕部关节疾病对手功能有显著影响。矫形装置可以将手、腕关节固定在功能位，以防止畸形加重和失用，也可以预防关节的进一步损伤。

类风湿关节炎是一种慢性炎症性疾病，主要影响滑膜关节。上肢最常受累的关节是腕关节、MCP 关节和 PIP 关节。畸形包括 MCP 关节半脱位和尺侧偏移、腕关节半脱位和桡侧偏移，以及手指的鹅颈指和纽孔状畸形。这些畸形通常会进展，尤其是患处关节没有得到休息和保护且仍然过度使用的情况下。有几种夹板可以用于类风湿性手畸形。尺偏夹板可以拉动掌指关节向桡侧偏移，增加手部的功能性使用，这类夹板现在都很轻并且允许 MCP 关节做屈曲和伸展的全范围活动。腕关节夹板可以为腕部提供轻微支撑并且通常有较好的韧性。鹅颈指和纽孔状畸形夹板可以由热塑性材料制成，但通常体积较大，造型不美观。鹅颈指夹板允许手指屈曲但限制过伸。纽孔状畸形夹板可以将 DIP 关节或 PIP 关节保持在伸展位。

骨关节炎最常见的是拇指 CMC 关节。对于 CMC 骨关节炎，可以使用手部或前臂拇指筒型夹板。这类夹板可以限制拇指基底部的活动，减少尤其是夹捏类活动中的疼痛。

神经肌肉疾病

神经损伤（eSlides 11.6 和 11.7）

当某一周围神经受损，损伤的水平面和完整度决定了功能缺失的程度。例如，远端正中神经损伤，可能会发生"猿手"畸形，而受影响最大的功能是拇指外展和对掌。矫形装置的目的是帮助恢复这一功能。夹板通常采用弹簧圈设计，使 MCP 关节保持轻微屈曲，但允许 MCP 伸展，也可以让拇指处于外展位。

肱骨远端至桡神经沟的桡神经损伤常出现腕下垂和手指下垂。对此治疗目标是加强腕部和手指的伸展。桡神经麻痹夹板是以前臂为基础，外伸支条保持腕关节、手指和拇指处于伸展位，同时允许手指屈曲。

近端尺神经损伤的典型表现是"爪形手"，其特点是第四和第五 MCP 关节过度伸展和 PIP 关节屈曲，原因是手的内外部肌肉失去平衡。对此，防止第四和第五 MCP 关节的畸形，提高其功能是主要目标。尺神经麻痹夹板通过弹簧圈或 8 字形夹板设计使第四和第五指 MCP 关节呈轻微的屈曲位。弹簧圈设计有助于 MCP 的屈曲，允许 MCP 关节的伸展，但阻止过度伸展。这同样也能够用一个"蚓状条杆"的静态夹板来完成，阻止第四和第五指 MCP 关节的过度伸展。在低位正中神经和尺神经损伤时拇指的位置异常，这些损伤会使患者拇指对掌和外展的能力障碍或减弱。

不完全的神经损伤可以由压迫引起，但不产生完全瘫痪（如，腕管综合征所致正中神经损伤）。夹板的目的是固定腕关节，以减少过度使用肌腱引起肿胀。当症状首次出现时，如果尽早应用腕部矫形器，腕管综合征可能完全消失。夹板是由热塑性塑料模压而成，提供了极好的贴合性，可以将腕关节保持在 $0 \sim 5°$ 的伸展位。这类夹板的常用名称是腕关节功能位固定夹板，这有误导性，应当避免，因为这一名字意味着腕部应当被置于伸展位。应指导患者减少对腕关节施加压力的活动，并整夜佩戴夹板。

腕管综合征在使用预制的手夹板时，有一点需要注意的是许多这种类型的矫形器有一个带角度的金属条，可以将手腕保持 $45°$ 伸展。这一角度远超过推荐的用来减少腕管压力的 $0 \sim 5°$ 伸展位。因此需要指导患者拿出金属条，将其压平，然后将其放入织物套中。通常情况下，患者需要佩戴夹板 $4 \sim 6$ 周，然后逐渐脱离夹板，回归工作。

肘管综合征（尺神经在肘部受压）可用长臂夹板使肘部处于 $45°$ 屈曲位固定，前臂保持中立位，腕关节处于 $0 \sim 5°$ 伸展位，拇指和手指自由活动。

脑损伤和脑卒中(eSlide 11.8)

依据脑损伤区域和继发的损害,尤其是如果有肌张力的变化,矫形装置的设计应能防止畸形并帮助调整肌张力。用于休息位和功能位的矫形器也有助于预防并发症,如远端水肿、关节半脱位和挛缩形成。在上肢瘫痪时,通常使用一个休息位手夹板让腕关节轻微伸展、MCP 关节轻微屈曲和 IP 关节伸展。拇指保持在掌侧外展和桡侧外展位之间。对第一 CMC 关节的充分支持可以防止拇指上的韧带应力,尤其是丧失感觉的手。这种拇指位置应用了反射-抑制姿势以减轻手部的张力。抗痉挛球形夹板将手指和手置于反射-抑制位置,起到减轻张力的作用。

活动性臂托可用于增强上肢近端无力患者的功能,尤其是无力程度较高且有康复前景的患者。当进行日常生活活动(如吃饭和梳洗)时,活动臂支架特别有用。当用旋转接头连接到轮椅上时,活动臂支架通常被称为平衡式前臂矫形器。

许多类型的吊带可用于上肢肌张力降低的患者。肌张力降低可导致肩关节半脱位,吊带可减少这种畸形。这些吊带通过使肱骨保持内收和内旋并使肘部屈曲来限制肩部的主动运动,它们设计目的是减少手臂对肩关节的牵拉,但不能促使肱骨头回到关节盂内。吊带或者平衡式前臂矫形器并不能完全纠正肩关节的脱位。臂槽或者半折叠板通常是首选,因为它并不会限制肢体的使用,并将肱骨置于更能自然进入关节盂窝的位置。

脊髓损伤(eSlides 11.9 和 11.10)

对于脊髓损伤患者,需要使用矫形装置以增强功能或帮助固定,或两者兼顾。矫形器的类型取决于损伤平面以及神经受损程度。对于 C1～C3 水平的脊髓损伤,可用手休息位夹板固定腕关节和手指于功能位以防止挛缩。对于 C4 水平的损伤,可使用上述活动性臂托,利用正常肩部的力量来增强功能。对于 C5 水平的损伤,可用棘轮铰链式矫形装置静态固定腕关节于伸展位,并充分利用肩部肌肉以增强功能。C6 损伤引起的四肢瘫痪患者的矫形装置可以通过腕关节伸展引起的腱固定屈曲效应来增强手指屈曲。例如,芝加哥康复研究所的肌腱固定夹板,由热塑性材料制成,有几个固定组件。拇指柱组件固定拇指于掌侧外展位。一个背侧指片组件,通过一条固定线与一个掌侧前臂组件连接,将示指和中指的 PIP 关节固定于轻微弯曲位。当患者伸腕时,固定线会拉动手指朝向拇指,产生三点式夹捏动作,让患者抓取物体。当患者放松腕部,手指被动伸展,释放物体。夹持力度取决于腕伸肌的力量以及手指屈曲、伸展和对指的程度。这种特制的热塑性肌腱固定器主要用于训练和实践。如果患者发现该装置有效,可以使用定制的轻金属肌腱固定矫形器,实现更好的功能恢复。适应性或功能性矫形器可提升因肌无力、瘫痪或肢体部分丧失而受损的上肢实用性功能。如万能袖带，它可以包在手上，并固定住各种小物品，如叉子、笔或牙刷，以增强患者独立能力。

其他损伤用矫形器

术后和伤后矫形器 (eSlides 11. 11~11. 13)

已经开发出了多种类型的夹板，用于帮助僵硬关节的恢复功能。此类夹板的例子包括用于上臂或肘部骨折的动态肘屈伸夹板、Colles 骨折的动态腕屈伸夹板、手部挤压伤僵硬的动态手指屈伸夹板。类似的夹板可以用静态渐进式的方式制作。终末感柔软的关节可以适配动态夹板。终末感僵硬的关节适配静态渐进式夹板较好，可以保持关节位置不变，同时组织可以温和地适应张力，而不受重力或活动的影响。静态渐进式夹板的例子有关节铰链或束带以及用于治疗 PIP 和 DIP 关节挛缩的夹板。前臂或手部夹板的选择取决于稳定的需要。一般来说，目标是尽可能少地固定关节。前臂旋前-旋后夹板具有动态和静态特征，对于桡骨和尺骨骨折后的运动恢复非常有帮助。

有几种夹板用于肌腱损伤修复后固定。手术类型或损伤程度通常决定所用夹板的类型，所以不同类型之间的夹板不能互换使用。屈肌肌腱修复后，常用 Kleinert 夹板和 Duran 夹板。Kleinert 夹板的特点是屈曲位的动态牵拉，但在夹板的限制下也允许手指的主动伸展。Duran 夹板是将腕关节和 MCP 关节固定于屈曲位，IP 关节于伸展位。也可以使用 Indiana Protocol 夹板。这个夹板在 Kleinert 组件的基础上增加了肌腱活动夹板，用于特定的主动助力活动度练习。此类夹板只有在特定的外科缝合术后才能使用。

伸肌腱修复用夹板的类型取决于损伤程度。锤状指损伤只需要使用 Stax 夹板，这是静态夹板，将 DIP 关节固定于完全伸展位。然而，更近端的损伤，需要能将腕关节保持在静态伸展位，同时动态拉伸 MCP 和 IP 关节的夹板。这样的夹板允许 MCP 关节在夹板的约束范围内主动弯曲约 30°。拇指屈肌腱或伸肌腱的损伤需要更特殊的、和损伤长度适配的夹板。

手部 PIP、DIP 或 MCP 关节置换术后需要特定的夹板，以包绕关节、促进关节愈合，同时在恢复阶段维持关节活动度。

烧伤用矫形器 (eSlide 11. 14)

烧伤后，身体部位应重新定位固定于特定的姿势以预防畸形的发展。例如，手背表面烧伤时,腕关节应处于 $15°\sim20°$ 伸展位,MCP 关节处于 $60°\sim70°$ 屈曲位,PIP 和 DIP 关节处于完全伸展位,拇指处于掌侧外展和桡侧外展位之间。如果肌腱暴露在外,MCP 关节的屈曲角度应减小到 $30°\sim40°$,以保持肌腱松弛,直到伤口愈合。手掌烧伤需要最大限度地牵伸以抵消烧伤创面愈合引起的收缩力。掌侧烧伤的抗畸形位包括腕关节 $15°\sim20°$ 伸展位、MCP 和 IP 关节伸展位、手指外展、拇指外展和伸直。这被称为"开掌"或"薄饼"位。为了预防腋窝烧伤后肩关节内收畸形,应该用飞机式夹板将肩部保持在外展位。有增生性瘢痕形成趋势的烧伤可以通过选用压力衣、弹性模具、面部夹板、凝胶外壳夹板和硅胶薄膜来解决。

● 儿童方面的应用(eSlide 11.15)

　　儿童使用矫形器的主要目的包括功能性固定、恢复正常肌张力、术后保护和先天畸形术后固定。儿童矫形治疗必须考虑儿童的年龄、发育状况、生长发育和功能状况。矫形器预计至少使用一年,因此矫形器的材料必须能够适应一定的生长过程,而且必须耐用和安全(尤其是当用于有可能会咬手部支具倾向的幼儿时)。应教育家长矫形器的正确使用方式,并注意观察与矫形器相关的任何皮肤损伤。

　　肌张力异常或患有进行性神经肌肉疾病的儿童发生挛缩的风险更高。控制挛缩程度进展的主要原理是尽量减少挛缩对功能的不利影响。必须认识到,肌肉无力患者四肢的静态固定是导致挛缩发展的最重要原因。如果挛缩程度轻微,上肢挛缩可能不会对功能产生负面影响。伸展运动和活动度练习是维持功能的主要手段。

● 特殊考虑

　　制作精良、设计完美的夹板若没有实际使用则无法体现其价值。设计夹板时,患者参与度越高,他们的依从性就越好。佩戴时间取决于使用夹板的目标和患者对夹板的耐受性。例如,有"脾气暴躁"(如过度出汗和故作姿态)的脑损伤患者可能只能忍受穿戴 30 分钟手休息位固定夹板,然后需要休息 3 小时,相反,脑卒中和轻度痉挛的患者可以在白天穿戴休息位手部夹板 2 小时,然后脱下 2 小时,并保持整夜佩戴。静态渐进式夹板的穿戴取决于组织对轻度拉伸的反应。牵伸应当温和,并且不会在夜间弄醒患者。对于同时需要屈/伸夹板的患者,可以在白天使用屈曲位夹板以穿戴 1 小时,脱下 2 小时的循环进行,在夜间则穿戴伸展位夹板。

　　穿戴夹板时手指发青或发红,提示缩短的神经血管束已被过度拉伸。由于关节挛缩,这些结构有时会缩短,在这种情况下,夹板张力必须降低,以减少对挛缩组织的牵伸。取下夹板后应检查皮肤。使用新夹板或更换夹板的时候,应提高皮肤检查的频率。疼痛或压痛的部位需要重点检查。应检查皮肤有无擦伤和红斑。苍白性红斑在按压时会消失,这种情况没有非苍白性红斑严重,非苍白性红斑提示潜在的组织损伤。

● 矫形器材料

大多数夹板的材料是低温热塑性塑料。许多材料以它们的商标名而为人们所知,例如"Orthoplast""Aquaplast"和"Orfit"。当暴露在相对低温环境时,低温热塑性塑料变得柔软,并且可以在 150～180°F(66～82℃)的水中成形。高温热塑性塑料更耐用,但需要烤箱加热(最高 350°F或 177℃)并放在模具中来获得所需的形状。

临床精要

1. 制作矫形器,需要对上肢解剖学、生物力学和组织生理学有深入理解。

2. 开具上肢矫形器处方的人应该对矫形器治疗的肌肉骨骼和神经系统状况有全面的了解。

3. 临床医师必须知道其他治疗方法,如运动疗法,并了解手术适应证。

第12章

下肢矫形器

Lower Limb Orthoses

Tze Yang Chung
—— 李古强 译

下肢矫形器在物理医学中的应用非常广泛。因此,正确认识不同类型矫形器的生物力学特性和适应证是正确开具矫形器处方的必要条件。

● 下肢矫形器的原理(eSlide 12.1)

矫形器被定义为一种附着或应用于身体外表面以改善功能、限制或强制活动、或支撑部分身体的装置。下肢矫形器可以协助步行、减轻疼痛、减轻负重、控制运动及减缓畸形发展。

● 下肢矫形器的相关术语

通常,矫形器本身的术语不统一,是造成大家困惑的根源。最常用的命名系统是按照矫形器跨越的每个关节首字母,从肢体近端到远端来命名。例如,"KAFO"指的是膝(knee)踝(ankle)足(foot)矫形器(orthosis)。其他的包括按照所使用的材料[例如,塑料踝足矫形器(AFO)]、具有的功能[例如,往复式步行矫形器(RGO)],甚至是人名(例如,Scott-Craig 矫形器)来命名。矫形器穿戴并不是装上和取下,而应该是穿上和脱下。

● 鞋类

鞋子合脚性很重要。鞋底应当柔韧,蹈趾尖与鞋头之间应留有一示指的宽度。摩擦产生老茧表明鞋子不合脚。

鞋的构件(eSlide 12. 2)

常穿的鞋有两款：外耳式(blucher)和内耳式(balmoral)。外耳式鞋有一个敞开的鞋口,常被推荐用于需要矫形器的患者,因为这款有更大的空间来穿脱鞋或矫形器。我们应当熟悉鞋的构成,例如鞋芯垫片、鞋面和鞋头。鞋跟后帮是鞋的后部,控制着足跟。坚实的鞋跟后帮是控制整只足的关键。

● 足部矫形器(eSlide 12. 3)

从非处方的足弓垫到定制类矫形器,足部矫形器种类各不相同。它们能够影响步行时作用在近端关节和旋转部位上的地面反作用力。定制的矫形器通常有软的、半硬的和硬的类型,具体取决于吸震需要和对特定畸形的控制程度。定制的足部矫形器制作过程包括使用石膏取足部阴模来获得足部阳模,矫形器最终根据调改型后的足部阳模来定型。石膏取形时,距下关节必须处于中立位,以尽量减少足和踝关节的异常旋转,这很重要。

常见的足部状况

扁平足(eSlide 12. 3)

扁平足可能是由于一些畸形造成,如胫骨过度内旋(导致足旋前)或跟骨力线异常等。足旋前定义为足部在纵轴上的旋转,导致足部内侧面降低。足旋前发生在距下关节,因此控制过度旋前的关键是控制跟骨,使距下关节保持在中立位。矫形器应抬高跟骨前内侧并使其成为杯状,向上推压载距突,防止旋前。矫形器还应当超过距骨头以提供更好的杠杆作用。设计用于防止过度旋前的定制足部矫形器也被称为 UCBL 矫形器(或 UCB),UCBL 表示加利福尼亚大学生物力学实验室。

有些扁平足由足部韧带松弛造成,而内侧纵弓的支持可能有助于改善扁平足。因为足部对外部支持物有一定的耐受性,所以可以根据需要增加足弓的高度。Thomas 跟(增加鞋跟的内侧长度)也可以支撑内侧,特别是对于体重较大的人。有过度旋前或者扁平足的跑步者需要有内侧坚实的鞋跟后帮和宽鞋芯垫片的跑鞋。

高弓足

高弓足会导致足跟和跖骨头区域压力过大,引起疼痛。增加纵弓托的高度,以填充鞋底和足弓之间的空间,同时也要抬高距骨头,最终均匀分布足部的受力。足弓高点应当定位在距舟关节。

如果过度旋后是由胫骨外旋引起,则成型后的足矫形器必须能使距下关节处于中立位,防止过度旋后。

前足痛(跖骨痛)

矫形器的作用是重新分配跖骨头近端区域承重力。可以将跖骨垫(饼干形)放在鞋内,刚好靠近第二、第三和第四跖骨头,紧靠第一跖骨的外侧、第五跖骨头的内侧。可以在鞋底外侧跖骨头近端的部位放置跖骨条,也可以使用摇掌。这类患者应避免穿高跟鞋或尖头鞋。

跟骨痛

用于跟骨痛的矫形器也是通过重新分布体重以减轻疼痛。橡胶鞋跟垫可以放在鞋内。将跟骨条外置于疼痛区域远端,以防止跟骨完全负重。其他改型包括在鞋跟前侧安装一个弹性装置或摇掌。它们能够使前掌着地,使地面反作用力作用于前掌,避免刺激疼痛的根骨。

足底筋膜炎是足跟痛的又一常见原因。对于伴有过度旋前的足底筋膜炎,推荐的治疗方法与扁平足的相似,例如距下关节处于中立位的矫形器,以及有坚固的内侧支撑和宽中底的鞋子。如果存在高足弓,可以使用抬高的内侧足弓托或在足跟处留孔。现有一个足底筋膜炎夜间用的夹板成品,是一种预制的将踝关节背屈一定角度的踝足矫形器,可以在睡觉时为足底筋膜和足底屈肌提供治疗性的牵拉。

抬高足跟有助于减轻施加于跟腱的牵拉力,以缓解某些原因造成的跟腱痛。它只能用数周,而不是数月,以避免发展成跖屈挛缩,此方法也对治疗跖屈痉挛或挛缩有一定帮助。

足趾痛

与足趾疼痛相关的常见情况包括跗趾僵硬、痛风和关节炎。矫形器治疗的目的是通过固定以减少疼痛。沿鞋底放置全足长的碳纤维鞋垫,可以减少远端关节的活动性。

双下肢不等长

正确的肢体长度测量必不可少。双下肢长度差异小于 $0.5\,in(1\,in = 2.54\,cm)$ 可不需要纠正。无法纠正所有的下肢不等长。75% 的不等长应予以纠正。仅有 $0.5\,in$ $(1\,in = 2.54\,cm)$ 的不等长可以用跟骨垫处理,超出 $0.5\,in$ 的纠正需要对鞋后跟和鞋底进行外部组合设计。

膝关节炎

当膝关节内侧间隙出现狭窄时,在鞋底外侧安装 0.25 in 的厚楔形垫,可以减轻膝关节内侧间隙的压力,从而起到保守治疗膝关节炎的目的。因此,类似的楔形垫也可能有助于减轻内侧半月板损伤。

儿童鞋

儿童鞋应设计简单,无鞋跟,鞋底应柔软。儿童时期,最好选择高腰鞋或者中腰鞋。扁平足在婴儿和儿童中很常见,但随着成长会有改善。因此,并非所有的儿童扁平足都需要治疗,尤其是在没有症状的情况下。

● 踝足矫形器

踝足矫形器(AFO)是最常用的下肢矫形器,它的作用是控制踝关节背屈和跖屈、内外侧稳定性和距下关节运动(距下关节的旋转伴随着胫骨的旋转)。踝足矫形器也可以在步行时稳定膝关节。需要注意的是,跖屈会产生膝关节的伸展力矩,背屈会产生弯曲力矩。

金属踝足矫形器(eSlide 12.4)

目前金属踝足矫形器比塑料型更少用,尽管金属铰链经常与塑料矫形器结合使用。然而,习惯使用金属踝足矫形器的老年患者可能仍希望继续使用这种类型的踝足矫形器,而且病态肥胖患者还需要金属踝足矫形器的耐用性和稳定性。插入矫形器前方或后方的销柱或弹簧控制踝关节运动。

固定式马镫(足镫)是一种 U 形金属件,永久连接到鞋子上。它的两端向上弯曲,与踝关节矫形器的内侧和外侧铰链相连。对于需要较长的杠杆臂以更好地控制跖屈的情况,足板可以延伸到跖骨头区域以外。

可卸式马镫有一个底板,底板上有两个用于插入支柱的扁孔。这两个支柱现在被称为卡钳,因为它们可以在远端打开和关闭,以便穿脱踝足矫形器。分离式马镫允许从鞋上移除支柱,以便踝足矫形器可以与其他鞋一起穿。可卸式马镫不如实心马镫稳定。

踝关节止动和助动

踝关节可以位于中立位、背屈位或跖屈位,这些可以通过在矫形器踝关节的两侧沟槽中放置销钉和螺钉来实现。

跖屈止动(后侧止动)：跖屈止动装置用于控制足底痉挛或帮助逐渐伸展足底挛缩。跖屈止动通常设置在 90°。在踝足矫形器的后管道插入一根钉子。90°的踝足矫形器在足跟落地时会在膝关节产生屈曲力矩,并可能通过膝关节屈曲而造成步态不稳。足尖离地时,情况相反,在膝关节产生伸展力矩。缓冲鞋跟的作用类似于鞋跟落地时的吸震器,能够部分替代背屈肌,这部分肌肉在踝足矫形器设置为 90°时不能被离心激活。这有利于地面反作用力在足部和膝部前移,从而稳定膝关节。相比之下,坚固的鞋跟可以增加膝关节屈曲力矩,可以与踝足矫形器配合用于膝反屈的患者。

背屈止动(前侧止动)：在矫形器踝铰链前方的沟槽中插入一根钉子。背屈止动用于小腿三头肌(腓肠肌和比目鱼肌肌群)或股四头肌无力的情况。通常设置在背屈 5°。背伸止动装置通过推动帮助膝关节伸直。止动装置应与马镫和延伸至跖骨头下方的足板结合使用。在站立时,背伸止动作用的时间越早,膝关节的伸展力矩就越大,这就代替了无力的股四头肌。止动装置应处于使膝关节伸展后能保持稳定也不出现膝反屈的均衡状态。

背屈助动(后侧弹簧)：后侧弹簧代替了背屈肌的向心收缩以避免脚尖离地后松弛性足下垂,并能在足跟触地后代替(尽管不能完全代替)背屈的离心激活。后侧弹簧在后部管道中压缩时阻止了足跟落地时快速的跖屈。弹簧在足尖离地前的站立末期的跖屈时再次被压缩。它在足尖离地时从踝关节后部提供向下的推力,这可以使踝关节背屈,从而在摆动期帮助足趾离地。

金属踝足矫形器内外翻控制(eSlide 12.4)：内翻和外翻畸形与距下关节旋转有关。T 形带在距下关节远端的鞋面附着,以帮助减少畸形。T 形带可以放在内侧或外侧。外侧 T 形带用来控制内翻畸形,反之亦然。

塑料踝足矫形器(eSlide 12.5)

塑料踝足矫形器由于其成本低、美观、质轻,与鞋子的互换性好,能较好控制内外翻畸形以及能够提供更好的足部支持,如今成为最常用的踝足矫形器。

塑料踝足矫形器构成

足板可以延伸超过趾头,以减少因屈趾而加剧的痉挛。

AFO 的强度应与患者的体重和活动水平相匹配。踝关节和距下关节可以通过以下方法变得更稳定：①将修剪线(塑料 AFO 的前边缘)向前延伸到踝关节水平；②使用更厚的塑料材料；③在踝关节的内侧和外侧放置加强条；④在 AFO 的后叶内加入槽纹。

也可以在塑料 AFO 的踝关节处安装铰链，让步态更自然。塑料踝足矫形器很轻，是孩子们的优先选择。金属踝足矫形器是成人的首选，特别是体重较大的成人。新设计的矫形器在跟腱处安装销子/弹簧。有铰链的 AFO 提供了内外侧稳定性。小腿部分应当包含小腿的 3/4，并且应沿着其内侧面加入衬垫。近端应当止于腓骨头下 1 in(2.54 cm)，以防止压迫性腓总神经麻痹。

固定式塑料踝足矫形器："固定式"是指 AFO 由一块塑料制成，没有踝关节铰链。然而，AFO 的修剪线将决定踝关节的灵活性和控制力。前修剪线(内踝前)最硬(但仍然足够灵活，使踝关节有一定活动度)，而后修剪线(内踝后)有一定灵活度(很少或没有内外侧控制)。

置于 90°的固定式 AFO 通常用于足下垂。在步行的站立期，AFO 能够将踝关节固定在较小的角度，稳定膝关节。膝反屈也可以用固定式 AFO 治疗。AFO 越坚硬，足跟落地时膝部的屈曲力矩就越大。如果踝关节背屈几度，膝关节在站立中期的屈曲力矩就会很大。

塑料踝足矫形器内外翻控制(eSlide 12.6)：三点力系统是对抗畸形所必需的反作用力。马蹄内翻足(或内翻)畸形是通过在距骨头和跟骨内侧施加力来控制，第三施力点在腓骨下段外侧。在内侧胫骨的近端施加一个力，对腓骨产生反作用力，以稳定塑料 AFO 的小腿部分。对于外翻的控制，原理相反。

髌韧带承重踝足矫形器(eSlide 12.7)

髌韧带承重(PTB)踝足矫形器利用髌腱和胫骨髁减轻远端骨骼结构的部分负重应力，更多的负重分布在胫骨髁内侧。PTB 实际上是一个误称，因为只有大约 10%的重量分布在髌腱和胫骨内侧髁。大部分的负重分布在被匹配性好的矫形器均匀压缩的小腿部的软组织上。髌韧带承重踝足矫形器通常用于糖尿病足溃疡、胫骨骨折、足跟痛(如跟骨骨折)、踝关节融合术后、夏科(Charcot)关节和足踝缺血性坏死。

Charcot 关节限制用步行靴(eSlide 12.7)

Charcot 关节限制用步行靴(CROW)是定制的模压双壳塑料 AFO，可容纳整个足部和小腿，直至膝关节，以减轻足底溃疡的压力或稳定足踝夏科关节的进行性畸形。这款矫形器有摇掌和橡胶鞋底，满足患者室内外的步行需求。

免荷用踝足矫形器

免荷用 AFO(PRAFO)有两个作用：避免负荷(足跟和内外踝不承受压力)和防止下肢制动或不动而引起的挛缩。

常用踝足矫形器处方(eSlide 12.5)

足下垂最常用的 AFO 处方是后支条弹簧式 AFO,但对于伴有距下关节显著不稳定的足下垂,踝关节内外侧安装金属踝铰链的塑料 AFO(矫形器后方支条有数根弹簧)或后方支条安装弹簧止动装置的铰链式 AFO 可能是更好的选择。

对于足底痉挛,常用的处方包括铰链式定制塑料 AFO(矫形器后方支条自身有止动设计或有一个销钉止动),让踝关节保持在 90°,使步态更正常,并能为跖屈肌提供一个治疗性的牵伸。也可用预制碳纤维 AFO。碳纤维 AFO 的优点是重量轻,足板较低,能够提供一些动态反应或推力,以替代薄弱的跖屈肌。

对于腰段脊髓损伤,典型的 AFO 处方是双片定制塑料抗地面反作用力(胫骨前壳闭合)AFO,固定在 10°跖屈位。步行时,跖屈产生膝关节的伸展力矩,可以承重,增加稳定性。

检查

在安装和使用矫形器后应检查患者,确认步态改善情况以及穿脱的方便性。脱下矫形器后,应仔细观察皮肤有无破损。

● 膝踝足矫形器

膝踝足矫形器(KAFO)的构成包括膝铰链、膝锁、大腿支条和大腿近端围箍。KAFO 用于严重膝伸肌和腘绳肌无力、结构性膝不稳定或膝屈曲挛缩的患者。

膝铰链(eSlides 12.8 和 12.9)

膝铰链有 3 种基本类型。①直膝铰链提供绕单轴旋转。它允许自由屈曲但阻止过伸。通常与落环锁结合使用。②多轴心膝铰链采用双轴系统模拟股骨和胫骨的屈-伸运动,同时增加了矫形器的体积,常用于运动膝关节矫形器。③轴心后移膝铰链,用于膝伸肌无力和髋伸肌弱的患者,有助于在站姿时保持地面反作用力通过膝关节轴前方。如果需要增加膝关节稳定性,KAFO 的踝关节也可以设置为 10°~15°的跖屈位。

膝锁(eSlide 12.10)

常用的膝锁有 4 种。①棘轮锁最近已成为最常用的处方膝锁。它有一个以 12°

为增量的捕捉机制,并有一个安全设计,使使用者从坐姿上升到站姿时获得增量用于膝关节伸直。膝关节屈曲可以通过按压释放杆或滑动锁定机构来实现。②落环锁(环形锁)常用于 KAFO 的内外侧支条上;其优点在于简单设计、体积不大;然而,在完全伸展位对膝部进行开关锁时,需要良好的运动协调技能。③棘爪锁(也被称为瑞士锁、法国锁、施韦泽锁,或棘轮爪锁)具有同时打开 KAFO 的内侧和外侧膝铰链的最简单方法;可以用两只手来操作两个棘爪锁;锁定机制是预载弹簧帮助锁定伸直的膝关节。④圆盘锁(以前称为螺丝扣)用于将膝关节稳定在不同程度的弯曲,它可以 6°增量调整,对于膝屈曲挛缩的治疗比棘轮锁的 KAFO 更为精确,其用途包括防止屈曲挛缩进展或协助改善屈曲挛缩。

膝踝足矫形器的大腿和小腿组件

大腿和小腿围箍由带有衬垫的金属带或模压塑料构成,但为了佩戴舒适,它们必须足够宽,充分分散压力。

Scott-Craig 矫形器

Scott-Craig 矫形器是为 L1 或 L1 以上完全损伤的截瘫患者设计。设计包括一个带有棘爪锁的轴心后移膝铰链和一个带有背屈止动和后止动装置设置成 90°的踝铰链。

站立期控制矫形器

站立期控制 KAFO 的设计目的是在站立期锁定膝关节,并在步行摆动期允许膝关节屈曲。这类 KAFO 仍处于发展中。但目前,有些矫形器制造商正在生产一体化的含有站立期控制膝铰链的 KAFO。

● 膝矫形器(eSlide 12. 11)

瑞典式膝矫形器

膝矫形器(KO)被称为瑞典式膝矫形器,用于控制小到中等程度的膝过伸。采用经典的三点力矫正系统。严重的膝过伸可能需要用较长的杠杆臂来控制,例如由 KAFO 提供更长的力臂。

骨关节炎膝矫形器

骨关节炎 KO 常用于膝关节内侧间隙狭窄患者。三点力系统是通过应用于膝关节的皮带实现的。带外侧增强的足矫形器被认为是治疗膝关节炎的首选一线矫形器。

运动膝矫形器

运动性 KO 可分为预防性、康复性和功能性。预防性膝矫形器可以预防膝关节损伤或减轻损伤的严重程度。康复性膝关节矫形器用于在预定的限度内允许受保护的运动。对于膝关节损伤的术后保守治疗，如前交叉韧带重建后的膝关节和髌股关节疼痛综合征，非常有用。功能性膝关节矫形器旨在帮助或提供不稳定膝关节的稳定性，最常用于稳定髌骨外侧半脱位或前交叉韧带损伤的膝关节。

● 儿童矫形器(eSlide 12. 12)

脚轮车

脚轮车用于步行功能发展迟缓的儿童，为早期的稳定性训练提供帮助，通常用于患有脊柱裂的患儿。

站立架

使用站立架的年龄范围通常为 8～15 个月。能够沿着家具将自己支起的儿童已经能够使用站立架。站立架有助于身体在空间中获得平衡以及允许在活动时自由使用上肢。

Parapodium 式/截瘫行走架

对于那些缺陷严重而失去步行功能的孩子来说，Parapodium 式截瘫行走架是一个合适的选择。它经常作为轮椅的补充使用。常用于 2.5～5 岁的儿童。儿童以髋为轴心旋转，使椭圆形支架的一侧向前移动，然后另一侧也重复相同的动作。Parapodium 与站立架类似，但它有膝关节和髋关节铰链和铰链锁，可以通过解锁使患儿坐下。

往复式步行矫形器（RGO）

往复式步行矫形器（reciprocating gait orthosis，RGO）的目的是提供对侧髋关节伸展和同侧髋关节屈曲。RGO适用于使用过站立架、躯干控制和协调性良好、能够安全站立、有步行心理准备的儿童。良好的上肢力量、躯干平衡和主动髋关节屈曲是行走的重要有利因素。脊髓损伤平面不是儿童行走能力的可靠预测指标。RGO最常用于3～6岁的儿童。

● 步行辅助器具（eSlide 12.13）

使用步行辅助器具的作用是增加支撑面积，正确使用需要足够的上肢力量和协调能力，所需辅助器具的类型取决于平衡及承重的辅助量。单侧拐杖的体重传递量为20％～25％，使用前臂或手杖的比例为40％～50％，用双拐传递的体重量估计高达80％。

辅助器具包括手杖，如C形手柄单足手杖和四支点手杖。手杖用在与患肢相对的健侧。助行器为患者提供最大的支持，但也需要患者能缓慢行走。拐杖指从地板腋窝提供支撑的装置。非腋下拐杖包括肘杖、Kenny拐杖、Everett拐杖或温泉镇拐杖、加拿大拐杖、前臂支撑杖（platform forearm orthosis）。

● 处方

在开具矫形器处方（见表12.1）之前，应先做出医学诊断，区分先天缺陷和后天残疾。矫形师应记录矫正目标。

表12.1　处方笺摘要参考

足矫形器
■ 加州大学生物力学实验室：过度旋前的"扁平"足
■ 跖骨垫：暂时性轻度至中度跖骨痛
■ 跖骨横条矫形鞋：严重的跖骨痛（无法穿鞋站立）或持久性跖骨痛（如关节炎）
■ 跟骨抬高垫：临时用于跟腱炎或足底筋膜炎
■ 跟垫：脂肪垫综合征（跟骨挫伤）
■ 外侧后跟楔：骨性关节炎伴内侧关节间隙狭窄

续　表

踝足矫形器

- 非处方：仅供试用
- 定制：长期使用
- 塑料：适合大多数人
- 金属：体重>250 lb(1 lb≈0.45 kg)的患者使用铰链式足踝矫形器

常用类型

- 定制固定式(柔软)90°踝足矫形器：足下垂
- 定制固定式(坚硬)90°踝足矫形器：足底痉挛

铰链适应证

- 距下关节内外侧明显不稳定,但踝关节能背伸和跖屈(罕见)的患者。
- 痉挛和足底屈肌紧张且需改善下肢功能的患者(他们可以通过站立中期到脚尖离地时背伸,达到更"正常"的步态,足底伸展在步行周期的这一过程中具有治疗作用)。
- 有足下垂或跖屈肌痉挛但可主动行走的患者可在爬楼梯、坐立、频繁行走等过程中利用铰链。

膝踝足矫形器

膝铰链类型

- 直膝型：最常用,也经常使用,除非轴心后移式适用
- 轴心后移型：用于膝伸肌无力的患者(如股四头肌、跖屈肌和腘绳肌)
- 多轴心型：模拟股骨和胫骨运动的双轴系统
  - 上述营销目的的大多数运动矫形器的标准铰链
  - 无明确适应证

膝锁

- 棘轮锁：最常用
- 落环锁：锁定上用于行走后,比较难打开
- 棘爪锁：比用于大多数患者的落环锁体积更大,效果更不理想,但非常适合手指不能精细控制的患者
- 圆盘锁：将不稳定的膝关节固定在伸直位,但可以调整弯曲度用于膝关节屈曲挛缩

髋关节铰链(常开以下两种处方)

- 标准：允许屈曲和伸展
- 外展：允许屈曲和伸展,但也允许髋关节外展,以进行膀胱自我导尿和采用髋屈曲外展坐姿

● 总结

　　合适的下肢矫形器处方需要对步态进行全面的生物力学分析,并了解可用于治疗特定症状的矫形器部件。处方医师应与经认证的矫形师保持密切工作联系,以确

保患者获得效果最佳的矫正选择。

临床精要

1. 对于大多数足矫形器，控制距下关节于中立位非常重要。

2. 距下关节旋转会伴有胫骨的扭转（即足旋前伴有胫骨内旋，反之亦然）。

3. 在 AFO 中，踝跖屈产生膝关节伸展力矩，踝背伸产生膝关节屈曲力矩。

4. AFO 的缓冲鞋跟在跟骨着地瞬间能够通过地面反作用力的前移，而即刻增加膝关节的稳定性。

5. 在功能性和治疗性步行中，KAFO 经常作为轮椅的补充。

6. 脊髓损伤平面不是儿童行走能力的可靠预测指标。

第 13 章

脊柱矫形器
Spinal Orthoses

Wai-Keung Lee

罗长良　陈绍春　译

脊柱矫形器的主要作用是代偿或强化弱化的肌群，纠正躯体局部畸形，维持受损脊柱的稳定性。矫形器能保护身体免受进一步的损伤，或矫正躯体局部姿势。矫形器技术日新月异，新的更轻更结实的矫形器不断地被推出。

● 脊柱矫形器管理的历史(eSlide 13.1)

应用脊柱矫形器最早的证据可以追溯到 Galen(公元 131—201)。此阶段很容易获得由各种部件组装而成的原始矫形器。

● 脊柱矫形器术语(eSlide 13.2)

命名矫形器的最标准方法是根据其所跨过的关节和所控制的运动来命名。

● 预制的或定制的矫形器

矫形器可以预制不同尺码大小的成品，从而满足广泛患者群体的需求，并且在配戴时无需或仅需小的调整。为特定患者定制的矫形器会更加舒适，更能适配患者的体型和畸形情况。

● 矫形器处方

矫形器处方应当包括以下要素：患者身份信息、日期、配戴矫形器的日期、诊断、功能目标、矫形器描述和注意事项。处方应当包括使用矫形器的理由，如纠正体位、减轻疼痛、改善功能等。可以使用已通用的首字母缩略词，如 TLSO（thoracolumbosacral orthosis，胸腰骶矫形器）。对矫形器的详细描述、涉及的关节、功能目标等都很重要。矫形器处方的最终确定，需要由患者、医师、治疗师和矫形师的共同参与决定。对医师而言，了解患者既往矫形器的使用情况尤其重要，这有助于开具新的处方；多方参与还有助于增强临床工作者之间的交流，并为矫形器治疗提供证据支持。

● 脊柱解剖

脊柱承载体重，连接身体各部的运动，并为脊髓提供保护。"三柱稳定"的概念包括：①由前纵韧带、纤维环、椎体前半部构成的前柱；②由后纵韧带、纤维环、椎体后半部构成的中柱；③由棘间韧带、棘上韧带、椎间关节、椎弓板、椎弓根、棘突构成的后柱。如果中柱与前柱或后柱受损，脊柱稳定性将下降。"三柱稳定"概念有助于开具适合的矫形器处方。

脊柱运动可按水平面、冠状面、矢状面来分类（eSlide 13.3）。

在脊柱颈段，后伸主要发生在寰枕关节，侧屈主要发生在 C3～C4 和 C4～C5 水平，轴性旋转主要发生在 C1～C2 水平。在脊柱胸段，前屈和后伸主要发生在 T11～T12 和 T12～L1 水平，侧屈则比较平均地分布到所有的胸椎，轴性旋转主要发生在 T1～T2 水平，向着腰椎方向逐渐递减。在脊柱腰段，矢状面上的运动（前屈后伸）主要发生在下腰椎之间，侧屈主要发生在 L3～L4 水平，在腰椎节段，脊柱轴性旋转幅度不明显。脊柱不同水平的活动范围可帮助理解不同的颈椎矫形器如何限制运动幅度（eSlide 13.4）。

软式颈托对各个面的运动限制均较小，费城颈托主要限制前屈和后伸，四杆式颈矫形器对前屈、后伸和旋转均有较好的限制，Halo 头环式颈胸矫形器和 Minerva 脊柱矫形器对各个方向的运动均有较好的限制。

运动耦合是脊柱运动时发生的一种现象。当脊柱沿某一条轴运动时与另一条轴上的运动紧密相关，这种情况就称为运动耦合（eSlide 13.5）。

● 矫形器的描述

头颈胸矫形器

类型：HALO 头环式矫形器（eSlide 13.6）

生物力学：该矫形器可控制颈部的屈、伸和旋转运动。作用形式主要是通过压力系统控制运动,并可在固定颈椎的同时提供轻微的牵引力。

设计和制作:HALO 矫形器由预制的部件如 HALO 环、插销、支条和托板等构成。该设计用于颈椎的有效制动,在所有颈部矫形器中其制动能力最强。使用 3 个月(10～12 周)的 HALO 矫形器可确保骨折或脊柱融合痊愈。使用前应检查 HALO 环上的所有插销,以确保在使用 24～48 小时之后仍然稳固,如有必要,应重新拧紧。

颈部矫形器

类型:费城颈托、迈阿密颈托、爱斯本颈托(eSlide 13.6)

生物力学:这些矫形器提供颈部一定程度的前屈、后伸和侧屈的控制,以及最小程度的旋转控制。压力系统用于运动控制,也为颈椎的固定提供轻微的牵引。周围环形压力也被设计用于保暖,并用作患者的运动觉反馈提醒。

设计和制作:这些矫形器由预制的 1～2 个部件构成,通常用魔术贴连接,前部上托下颌骨,下方支撑于胸骨上缘,后部在枕骨水平承托头部。

类型:软式颈托

软式颈托通常用作患者的运动觉提醒器以限制颈部的运动,其并不提供头部运动的任何机械限制,但可为颈部肌肉劳损的患者提供一定的保暖和舒适感。

颈胸矫形器

类型:SOMI 矫形器/胸枕颌固定器(eSlide 13.7)

生物力学:胸枕颌固定器(sternal occipital mandibular immobilizer,SOMI)限制脊柱颈段前屈、后伸、侧屈及旋转等运动。压力系统用于运动控制,固定颈椎的同时提供轻微的牵引力。该固定器在患者仰卧位时也可穿戴(这对于卧床患者很有用),因为其没有后杆,不会引起不适。该矫形器还可以通过增加头带以移除下颌部配件,这既维持了矫形器穿戴稳定,还便于饮食和日常卫生。

设计和制作:SOMI 属于预制矫形器,由颈部配件(带有可移除的下颌部配件)和环绕肩部的支条构成。矫形器前部向下支撑于胸骨柄上缘,向上承托下颌骨,前下缘止于剑突水平。矫形器后部在枕骨水平承托头部。

四杆式颈矫形器

这是一种颈部的硬质矫形器,由前后两部分构成,由皮带连接的托板承于胸壁,前后支条的高度可以调节,枕部和下颌部的承托部件由皮带以"肩上法"予以固定(枕托和下颌托由通过肩部上方的带子连接固定)。

颈胸腰骶矫形器

类型：密尔沃基(Milwaukee)矫形器

生物力学：密尔沃基矫形器限制脊柱颈段、胸段、腰段的前屈、后伸和侧屈运动，也提供一定的脊柱胸腰段的旋转限制。压力系统用于运动控制，具有矫正脊柱形态的功能。对于需要矫正脊柱上胸段的患者，这是一种很好的选择。

设计和制作：该矫形器须个体化定制，由颈部和胸腰部构成。颈部带有可移除的颈环，胸腰部可帮助矫正脊柱下胸段和腰段。

适应证：密尔沃基矫形器主要用于脊柱上胸段的脊柱侧凸。

禁忌证：这种矫形器不适用于下胸段及腰段。对于下胸段及腰段侧凸，可以使用没有颈椎部件的胸腰椎矫形器。

胸腰骶矫形器

类型：胸腰骶矫形器（预制矫形器）(eSlide 13. 8)

生物力学：预制胸腰骶矫形器(TLSO)通过三点力系统和外周压力控制脊柱的屈曲、伸展、侧屈和旋转。

设计和制作：这些矫形器可以设计成模块化的形式，前部和后部由带衬垫的支条连接，并用尼龙搭扣带或滑轮系统固定。许多这类矫形器都覆盖着透气织物，并有各种不同的形状和选择，如胸骨垫或肩带。

类型：胸腰骶矫形器（定制夹克）(eSlide 13. 8)

生物力学：这种类型的胸腰骶矫形器(TLSO)通过三点力学系统和外周压力以控制脊柱的屈曲伸展和侧屈以及旋转。

设计和制作：这种矫形器是根据患者的活动需求而设计。在装配过程中会调整前后力剪线，并且在不影响矫形器功能的前提下允许患者能够舒适地坐着，并且自如地活动上肢。

类型：前十字脊柱过伸型胸腰骶矫形器(eSlide 13. 9)

生物力学：前十字脊柱过伸型(cruciform anterior spinal hyperextension, CASH)胸腰骶矫形器通过三点力学系统控制下胸段和腰段的屈曲。该三点力系统包括通过胸骨垫和耻骨垫向后方的力以及通过与前侧水平支条上的带子相连的胸椎垫向前方的力。

设计和制作：这种矫形器须预制，前部由一个十字形的支架组成，胸骨和耻骨上

方区域的垫子从侧边连接到水平支条上。正确安装方法为胸骨垫放置在胸骨切迹下方 0.5 in(1 in＝2.54 cm)，耻骨垫在耻骨联合上方 0.5 in。

类型：Jewett 过伸型胸腰骶矫形器 (eSlide 13.10)

生物力学：这种胸腰骶矫形器通过三点力学系统控制下段胸椎和腰椎区域的屈曲运动，三点力学系统包括通过胸骨垫和耻骨垫产生的向后的反作用力以及通过与侧方支条的带子相连的胸腰垫产生的向前的作用力。

设计和制作：这种矫形器是预制的，由一个前支架和侧支架组成，垫子横向固定在胸骨和耻骨上。Jewett 胸腰骶矫形器比前十字脊柱过伸型胸腰骶矫形器具有更多的横向支撑。

类型：Taylor 和 Knight-Taylor 胸腰骶矫形器

生物力学：这种矫形器通过每一个运动方向上的三点力学系统来控制屈曲伸展和最小的轴向旋转。比如，通过腋下的带子和腹部的结构产生向后的力以及椎旁支条产生的向前的力来控制屈曲。

设计和制作：Taylor 矫形器由两根椎旁支条与肩胛带的支条和骨盆环带连接形成，骨盆后侧带子延伸通过矢状面并穿过骶骨区域。这个带子提供额外的侧向支撑和运动控制。

适应证：这种矫形器适用于创伤性骨折、腰椎滑脱、脊柱侧凸、椎管狭窄、椎间盘突出和椎间盘感染的术后制动。

禁忌证：不适用于需要最大程度固定的不稳定性骨折。

特别注意：由于支条和带子的宽度，这种矫形器会引起很大的局部压力。

腰骶矫形器

类型：软式腰骶矫形器 (eSlide 13.11)

生物力学：软式腰骶矫形器控制躯干前侧和外侧，并且帮助增加腹压，还可以通过后侧增加钢条以控制躯干的屈伸。

设计和制作：这种矫形器通常由布制成，包裹躯干和髋部。利用侧边、背面或前方的带子来进行调整。软式矫形器可以根据患者的测量数据来量身制作。

类型：椅背式腰骶矫形器 (eSlide 13.12)

生物力学：这种矫形器可以限制躯干屈曲伸展和侧屈活动，也可以增加腹内压。

设计和制作：这种类型的矫形器由后侧两根椎旁支条以及正中线两侧横向纵向各一根支条连接的骨盆环带和胸带组成。可以用传统的铝制框架外表覆盖皮革制作,也可以使用热塑性材料制成相同的形状。

骶髂矫形器

类型：骶髂矫形器或骶部矫形器

生物力学：这种类型的矫形器可以限制躯干前方和侧方活动,还有助于限制部分骨盆的屈伸。

设计和制作：这类矫形器通常由包绕骨盆和髋部的织物制成,定制矫形器可以根据每个患者的测量数据来量身制作。

适应证：这种矫形器最常被用于骨盆骨折和耻骨联合骨折或劳损患者的固定支撑。它有助于限制活动和疼痛。

禁忌证：不适用于不稳定性骨折或腰椎部的骨折等其他情况。

● 脊柱侧凸

特发性脊柱侧凸是最常见的脊柱侧凸类型,应该对患者进行评估以确保没有其他脊椎异常、脊柱肿瘤或其他神经系统异常。进展中的侧凸需要治疗,补充营养、运动和整脊治疗都是合适的治疗方法,也有强有力的证据表明矫形器可以延缓特发性脊柱侧凸的进展,因此使用矫形器是较好的保守治疗选择。青少年特发性脊柱侧凸很可能与成年后的肺心病和死亡有关,当侧凸角度达到 25°左右时应该开始介入治疗。Milwaukee 矫形器治疗胸椎侧凸可能比 TLSO 更有效,该矫形器的骨盆部分与髂嵴和腰椎紧密相连,并且还有三根支条与颈环、下颌托和枕骨垫相连接(前侧一根,后侧两根)。

波士顿矫形器由标准化部件组成,不需要模塑成型。这种矫形器前侧从乳房下方延伸到骨盆区域的起始处,后侧在肩胛骨以下。它通过增加腹部的压力来保持腰椎的曲度,是一种普遍使用的 TLSO 矫形器。最常应用矫形器治疗的是青少年特发性脊柱侧凸,其通常用于侧凸角度在 25°~45°之间的患者。T9 或以下的侧凸可以使用 TLSO 进行治疗,T9 以上的侧凸患者可以使用 Milwaukee 矫形器,单独腰椎侧弯患者可使用腰骶矫形器治疗。

胸腰骶脊柱侧凸矫形器(eSlide 13. 13)

类型：波士顿矫形器、迈阿密矫形器和威尔明顿矫形器

生物力学：这种矫形器利用 3 个原理(末端控制、横向负荷和曲度矫正)来防止侧凸进展并稳定脊柱。

设计和制作：这种矫形器或其他装置主要用于阻止结构性脊柱侧凸的曲度进展。Milwaukee 矫形器是脊柱侧凸最常用的矫形器。任何矫正系统的有效性都取决于佩戴时间的依从性，大多数患者应该每天穿戴矫形器 23～24 小时才会有效。

● 新兴技术

计算机辅助设计与计算机辅助制造

这种技术可以帮助操作者提高设计和制作的效率，且能减少患者的侵入性的检查。BioScanner BioSculptor 是一种计算机辅助设计与制造系统（eSlide 13.14），能够实现精准测量并获取详细的体表信息，而这些信息并不需要通过模型或机械数字化仪器来获得。扫描获得的数字化信息可以很容易地删除或调整修改以快速重新适配，并且可以通过数字信息显示出的体积变化作为需要更新矫形器的证明。

骨刺激（eSlide 13.15）

CMF 脊椎骨生长刺激器是一种便携式、电池供电、微控、无创性骨生长刺激器，用于一级或二级腰椎融合术后辅助电磁治疗。

临床三维超声

最新研究认为临床三维超声可以评估青少年特发性脊柱侧凸患者的棘突角（spinous process angle，SPA）。这为矫形器制作师提供了一种快速、安全并实时评估 SPA 的方法，而且还可以确定压力垫的最佳位置，从而最大限度地提高了矫形器矫正脊柱畸形的效果。

● 总结

脊柱矫形器的正确处方、结构和装配是一个复杂的过程，需要考虑生物力学、设计和制作、适应证和禁忌证。因此需要制订一个完整、明确和统一的护理计划。患者与经验丰富、学识渊博的医务人员（包括矫形器师、康复医师和治疗师）团队合作可以使矫形器发挥最大作用，有助于患者达到综合治疗目标。此外，先进的技术可以帮助从业人员提高矫形器的设计和制作效率。

临床精要

　　脊柱矫形器可以用于稳定骨折后(有或无神经功能损伤)脊柱,限制脊柱运动,预防和保护容易被影响的部位,维持姿势,防止畸形,辅助和改善运动,纠正和调整畸形。我们在制定处方前需要了解每种脊柱矫形器的适应证和禁忌证,以及它的特殊注意事项。因为这些因素都可能会对患者产生影响。

第 14 章

轮椅和座椅系统

Wheelchairs and Seating Systems

Nazirah Hasnan

罗长良 玉 蕾 陈绍春 译

基于团队的康复治疗,包括由康复专业人员、患者和相关家庭成员或照护者组成的跨学科团队,以解决轮椅使用者的评估、处方、训练、产品交付和功能结果等问题。

● 医疗和身体评估

康复医师的工作包括评估、记录、以及和团队分享患者对轮椅处方的潜在需求。轮椅处方需要考虑的因素包括患者的年龄、疾病预后、疼痛、肥胖、心肺或肌肉骨骼问题、泌尿系统或胃肠系统问题、精神状态的改变、整体认知能力和跌倒风险。还必须评估和考虑与设备使用相关的潜在风险和继发性损伤,如压疮、姿势异常或与设备使用相关的上肢重复性应变损伤。

全面评估包括对肌力、关节活动范围、协调、平衡、姿势、肌张力、挛缩、肌耐力、坐姿、躯干稳定性、认知、知觉的身体运动评估和矫形器使用的评估。骨盆对线评估至关重要,因为骨盆是所有座椅支撑的基础。需要适应骨盆倾斜和脊柱畸形以促进坐位耐力,另外还必须考虑到个人对不同坐姿的偏好,即使它们在技术上看起来不正确。其他重要的测量包括髋关节和膝关节的活动范围,尤其是坐着的时候。

功能评估

由于临床环境通常与自然环境或家居环境有很大不同,因此应将自我照顾、伸手、在不同高度触及台面、转移到不同地方以及使用者在自然环境中的功能性移动评估纳入整体评估中。

环境评估

在评估和处方过程中，需要了解用户在其环境中的角色、兴趣、责任和作业活动。家庭、工作、学校或社区其他环境的物理可及性通常对轮椅和座椅系统的选择具有重大影响。在确定哪些移动设备最适合用户时，有必要对设备在家里和作业环境中的可用性以及这些环境中的障碍物和辅助物品进行彻底的评估和调查。

● 评估工具

人体测量学

康复专业人员使用卡尺、硬卷尺和软卷尺、量角器、量器和数码相机进行全面的人体测量。然后将这些测量值转换为轮椅和座椅系统的特定尺寸。

推动力分析

推动力分析对于维持个体的长期健康至关重要，它可以最大限度地减少上肢疼痛和损伤的发生。评估工具包括用于轮椅推动力检测的秒表、卷尺、临床观察；SmartWheel 方案是用力、扭矩和测距推轮及临床观察建立的智慧轮椅方案。

压力分析(eSlide 14. 1)

压力分析用于设置座椅系统，培训患者掌握正确的减压技术（通过生物反馈机制），对比座椅系统，并记录随时间推移坐位耐力的变化。除了临床观察和主观感受外，还可通过压力图定量测量减压性能，从而将发生压疮和体位异常的可能性降到最低。

轮椅技能

轮椅技能测试是一种定量方法，用于评估个人在所有活动领域和日常生活活动中使用轮椅的能力。通过轮椅技能评估可以较好地确定个人合适的活动类型以及是否具备使用轮椅的身体和认知能力，同时对于训练如何正确使用轮椅和座椅系统也很重要。

● 轮式移动装置

轮式移动装置种类繁多,可分为手动、电动、混合动力和踏板车类型。在下面和附件的表格以及在线幻灯片中有描述到这些移动装置的主要特征、适应证、使用禁忌证和可用技术。

手动轮椅(eSlide 14.2)

日常使用的手动轮椅通常按其设计特点和价格进行分类。标准轮椅是为患者在医院或有关机构短期使用而设计的,不建议作为主要的移动方式。单侧推动轮椅可以降低座位到地板的高度,从而使人们可以通过自己的脚来驱动轮椅前进。轻型轮椅用于每天坐在轮椅上不到几个小时的人长期使用。儿童轮椅一般有可调节的框架或套件,以适应儿童的成长。日常活动活跃且上肢功能与耐力良好的长期轮椅使用者应使用超轻型轮椅。混合式轮椅适用于上肢功能或耐力受损的人或需要经常通过坡道或丘陵地形的人。

轮椅基本部件和解剖学尺寸(eSlide 14.3)

准确的解剖学测量直接影响轮椅和座椅支撑系统的整体评估和处方。在使用轮椅和座椅系统时,个人活动性最大化的实现取决于个人解剖学特征与轮椅尺寸的准确匹配。轮椅的座位高度应合适,以便脚踏板下留有足够的空间以避开障碍物,并应具有足够的膝部间隙,以适应在桌子、柜台和水槽旁使用,同时还应该有方向盘或手控装置以便于驾驶操控。需要足够的座椅深度和宽度来支撑大腿和臀部最宽的部分,以防止坐位下压力过大而引起膝盖、小腿和骨盆骨性突起部位产生压疮。靠背高度应低至能提供足够的姿势支持,但仍允许上肢能够很好地接触到推进杆,以有效地推动轮椅。理想情况下,靠背应允许连接不同类型的靠背支撑。合适的扶手高度对于上肢和肩部的良好支持以及提供良好的推动力非常重要。

调整和定制

与其他轮椅类型相比,使用超轻型轮椅的主要优势在于其高度的可调节性和定制性,从而优化了轮椅的舒适性和生物力学设计,便于向前推动轮椅。

座椅和靠背角度调整

单独或同时调整座椅和靠背角度,可以优化个人的姿势支撑和舒适度。调整座椅使其后部向下倾斜(座椅倾斜),以稳定骨盆和脊柱,利于躯干控制受限患者更容易推动轮椅,这种方法能降低伸肌张力和减少姿势变化。然而,过度的座椅倾斜会增加骶骨压力,增加皮肤破损的风险,也增加了坐入轮椅和离开轮椅的难度。当髋关节屈曲不良或需要重力来帮助平衡躯干时,可能需要增加靠背角度或倾斜靠背。

后轮外倾角(eSlide 14.4)

外倾角是车轮与垂直轴的夹角。大多数轮椅的外倾角度一般不超过 8°。

后轮轴的位置

后轮相对于个人上肢的位置直接影响推动轮椅的力学效果,可能导致上肢疼痛和损伤的发生。

水平和垂直轴的位置(eSlide 14.5)

轮轴位置越靠前肌肉力量消耗越少,因为当更多的重量分布在较大的后轮上时,滚动阻力会比分布在较小的前轮上时减小。这个位置也有助于使用大轮平衡通过障碍物和上下坡。由于对稳定性的影响,轮轴应随着轮椅使用者的力量输入逐步向前移动。增加座椅的重量也会影响轮椅的稳定性和可操作性。因此,包裹或背包最好放于轮椅座椅的下方。较低的座椅位置可以通过增加手与手推圈的接触来改善推动的生物力学,从而降低推动频率,提高轮椅的机械效率和稳定性。但是,如果座椅高度太低,患者必须在肩部外展的情况下用力,这会增加肩部受撞击的风险。

截肢患者的车轴调整

与没有截肢的人相比,下肢截肢的人可能需要将轮椅的车轴调整到更靠后的位置,以增加轮椅的稳定性,这是因为他们缺少下肢重力平衡。然而,后轴位置可能会对肩部生物力学产生严重的负面影响。

电动轮椅(eSlides 14.6 和 14.7)

当手动轮椅或电动辅助轮椅不能满足个体特定需求时,电动轮椅可作为一类更加灵活的选择(表 14.1),电动轮椅可根据其特点和预期用途分为四大类。动力驱动轮的位置必须与用户的生活方式和环境相匹配。要实现最佳的个体移动能力,应将个人的需求与各配置的特点结合考量。

操控设备与程序(eSlide 14.8)

最常见的操控设备是内置操控程序以保持活动平稳的操纵杆。如果无法使用操纵杆,可用机械开关、气动开关、光纤传感器和接近传感器作为替代的控制装置,这些装置可以安装在头部、下巴或脚上。

轮椅性能(eSlide 14. 9)

避免轮椅故障对使用者的安全很重要。据报道,部件故障和工程因素在造成电动轮椅使用者受伤原因中占比达 $40\%\sim60\%$。

表 14. 1 电动轮椅的类型

	特 点	适 应 证	缺 点
基础型电动轮椅	简易电子产品 标准比例紧凑型操纵杆室内使用:轮椅轮迹小(即连接四个轮子的区域),以便在有限空间中获得更大的可操控性	室内的轻型使用 适用于躯干控制良好的残疾人士短期的室内使用,不需要专门的座椅	有限的座椅选择 质量差
折叠式可转运电动轮椅	可拆卸以便于转运	通常用于躯干和上半身控制良好的个体	在户外可能没有足够的稳定性或力量通过障碍物
组合式室内－室外电动轮椅	支持简单到先进的控制器、广泛的操控设备(例如,比例控制和非比例控制)和电动座椅选项(例如,倾斜、斜躺、腿托) 可结合驱动轮挡板以减少道路振动 可配备康复座椅,允许安装模块化座椅硬件(例如靠背、坐垫、侧垫、臀部导板和头枕)	针对长期残疾人士 用于社区的室内和室外完整路面(如人行道和车道)	笨重
全地形电动轮椅	有更强大的电机、驱动轮挡板、大直径驱动轮(带有重踏面轮胎)或四轮驱动轮(用于爬升障碍物和穿越崎岖地形) 能够在更陡的斜面上提供更快的速度和更大的稳定性	供居住在没有完整路面的社区的人使用	笨重 不适于室内使用

动力驱动轮位置

后轮驱动	大驱动轮在后面,小的旋转脚轮在前面 后轮可预测地驱动电动轮椅的方向盘和把手并自然地操纵直线行驶 最适合于高速活动要求	一般来说,使用特殊操控设备(如下颌操纵杆和头部线圈)驾驶轮椅的人或精细运动协调性受损的人更喜欢这一驱动类型	小的前脚轮会限制通过障碍物 转弯半径大

续　表

	特　点	适 应 证	缺　点
中轮驱动	驱动轮位于电动轮椅中心附近 室内可操作性较好 对于熟练的使用者而言,是通过障碍物最有效的驱动类型 更紧凑的轮印和更小的转弯半径	适用于日常生活较活跃的轮椅使用者在室内和室外的不平坦地面使用	驱动轮可能卡在前脚轮或后脚轮上,从而悬在半空中而接触不到地面
前轮驱动	大驱动轮在前面,小旋转脚轮在后面 在不平的地形和丘陵上非常稳定 最适宜向前跨越小障碍物 总的来说,这种驱动的转弯半径比后轮驱动的转弯半径小,但比中轮驱动的要大	适用于需要在不平坦地形上进行户外活动的较活跃轮椅使用者	早期的型号有椅背左右摇摆的倾向("鱼尾摆"),特别是当速度增加的时候

● 座椅相关原则

　　骨盆和躯干的正确位置为上肢提供了一个稳定的基础,以防止上肢过度使用和损伤。如果没有适合的骨盆摆位,头部和颈部就不能很好地与脊柱对线。骨盆应该稳定在提供姿势支撑和最佳压力分布的座垫上,缓冲垫应安装在能固定其位置的坚硬表面上,座椅系统需要调整骨盆和躯干在合适的位置,而不是正中的位置。头颈部的正确摆位和支撑有助于呼吸和吞咽的顺畅,并可防止头颈部肌肉过度紧张。倾斜和斜躺式系统应始终配备头枕,以在调整座椅方向和靠背角度时支撑头部。对于感觉丧失、瘫痪或麻痹、挛缩、痉挛和肌张力高的患者,轮椅的座位还需有其他方面的特别考量。

轮椅座椅和坐垫(eSlide 14.10)

　　轮椅配有一个坚固的坐垫盘或座椅带。坚固的坐盘有利于坐垫的长期性能。轮椅坐垫可由各种材料制成,如泡沫、气体、凝胶和复合材料。它们分为五类:①通用坐垫;②皮肤保护坐垫;③摆位坐垫;④皮肤保护和摆位坐垫;⑤定制模塑型坐垫。在选择坐垫时,舒适性、稳定性和减压性能是重要因素。组织压迫和循环障碍,瘫痪,疼痛和压力感觉丧失,以及无法缓解压力等,都可能是压疮形成的原因。轮椅或坐垫上可增加内收肌和外展肌垫、髋关节挡板、定位带和转移手柄等部件,以用于增加体位支撑。

靠背支撑(eSlide 14.11)

手动轮椅一般配备有背带,大多数动力轮椅都是配有和靠背相连的座椅扶手。轮椅靠背有四种类别:①通用靠背;②摆位靠背;③皮肤保护和摆位靠背;④定制模压靠背。靠背通常是平坦的、有轮廓的或定制的,并且有不同的材料种类,比如泡沫靠背、泡沫加凝胶组合靠背或泡沫加充气式混合型靠背等。

座椅功能(eSlide 14.12)

倾斜和斜躺功能可利于压力分布管理,座椅升降可促进自主拿东西的能力,提高独立性,增强社交互动。

其他轮椅要素(eSlide 14.13)

其他用于提供支撑使用者姿势和舒适性、易用性、安全性以及稳定性的轮椅要素包括扶手、头枕托、侧挡板和安全带、前索具、车轮和轮胎、脚轮、车轮锁、推把、杠杆装置和防倾杆(表14.2)。有效推动轮椅的因素包括个人身体能力、轮椅的重量和质量、轮椅的配置以及推动技巧。在确定患者轮椅的基本组件配置以及其他可选的和附加的组件处方时,应与患者讨论商议以使患者知情并根据患者的实际需求作出决定。

表 14.2　轮椅要素

	功　能	类　型	特　征
扶手	支撑上肢 有利于使用者保持稳定	全长 ● 允许前臂有更大接触面 ● 为从坐位到站起提供更多辅助 桌用扶手长度 ● 比全长扶手要短 ● 方便靠近桌子	可以是标准皮革、透气材料或凝胶垫 连接点: 单柱 ● 可拆卸扶手 双柱 ● 摆动扶手 悬臂扶手 ● 固定在椅背上,可以在轮椅后面摆动
侧方挡板	和靠背连接,增加稳定性	挡板可以从轮椅上拆除或移开 ● 这样让使用者在转移过程中干扰最少	有各种形状、大小和轮廓

功　　能	类　　型	特　　征
肩部安全带	用于帮助肩部回缩和良好的头部控制,并纠正肩部旋转		上端固定到靠近锁骨平面的轮椅高度,下端固定到胸腔下方/后部的靠背上
胸部安全带	与肩部安全带相比,可提供更多的支撑 增加躯干支撑 通常用于稳定驾驶,但不能代替肩部安全带	可与肩带结合,提供充分的支撑,或在胸部平面固定,以保持稳定性	单胸带可覆盖到胸部侧面
头枕托	既可在个人倾斜轮椅时提供最小的头部控制,也可在各种情况下提供最大的头部控制	可拆卸或移位 可拆卸头枕托对于转移很重要,如果一直不需要头枕托,那么转移就很方便	有各种形状和尺寸 确保头枕托只是提供支撑,而不是完全托住头部
前索具:脚凳,腿托,脚踏板	为腿部和足部提供支撑	脚踏板有可拆卸式、翻转式、移动式和固定式	脚凳和脚踏板支撑脚,而腿托支撑小腿
车轮和轮胎	室内使用: ● 光滑或小花纹胎面的薄胎 室外使用: ● 有中等花纹胎面的较宽轮胎,在较粗糙的路面上能提供更大的附着摩擦力	磁力轮 ● 比轮辐车轮更重 ● 更耐用,较少维修 ● 新型号可以更轻,但更贵 轮辐车轮 ● 有偏离正轨的倾向 气胎 ● 室内或室外行驶更平稳 ● 较小的滚动阻力 ● 需要较多的维护 实心轮胎 ● 塑料或泡沫 ● 需要较少的维护 ● 较重	选择最合适的车轮和轮胎配置时要考虑的因素: ● 室内和室外地形类型 ● 活动程度、维修、重量和价格 最常见的后轮直径:22、24 和 26 in(1 in=2.54 cm) 轮胎或嵌件的内部可以是充气的(充气式)也可为实心的
脚轮	小脚轮可以提供更大的脚间隙和灵活性 大脚轮可为用户提供更高的安全性,因为它们更容易在表面高度变化的情况下滚动	脚轮可以是充气或实心的(通常由聚氨酯制成) ● 实心脚轮舒适性较低	有各种尺寸和配置 小脚轮 ● 在高性能、超轻和运动型轮椅上常见 ● 容易卡在裂缝和颠簸处,导致向前摔倒
车轮锁(刹车)	车轮锁对安全至关重要	有各种样式,但基本上都是由两个铰链连接在一起的杠杆组成	有时杠杆让人很难触及或操控 ● 可以添加车轮锁延长结构来延长杠杆臂

功　能	类　型	特　征
推把	用于推动轮椅 适用于抓握功能受限的人(例如：低节段颈椎损伤)	较大直径的推把或表面有较大摩擦力的推把 • 推把类型有垂直式、水平式或成角式	有不同的尺寸、形状和表面光洁度
杠杆传动装置	用杠杆和推把推动已被证明更具机械效率		非常适合经常在户外长距离行驶的人
防倾杆	防止使用者轮椅向后翻倒		安装在轮椅车架的后面，通常小轮子的末端有长度可调的软管

● 特殊情况

运动和娱乐用轮椅(eSlide 14.4)

用于运动和娱乐的轮椅是专门为参加运动、健身和娱乐活动而设计的，例如赛车、自行车、橄榄球、网球和篮球。这些轮椅是由轻质材料制成，通常有非常好的车轴位置和弧度。轮椅配有曲柄臂装置(手循环)可以帮助增进心血管健康，与传统的轮椅推动方式相比，手臂摇动更有效，对上肢的身体压力也更小。

站立式轮椅(eSlide 14.4)

站立式轮椅能够促进健康、心理和功能方面的改善，因此应予以考虑。但是在使用这种轮椅之前，必须先对上身力量、关节柔韧性、骨密度、耐力和心血管健康进行全面评估。

踏板车(eSlide 14.7)

踏板车设计的目的是为那些有良好的手臂功能和躯干平衡能力以及能够独立转移的人提供间歇性和替代性的移动支持。

● 轮椅运输

轮椅运输包括进入和离开车辆(通常通过坡道和升降系统完成)，使用螺柱和卡箍锁定系统或四点系统固定轮椅，使用三点系统固定乘客，这些系统共同结合以确保行程中的安全。

● 特定人群的注意事项(eSlide 14.14)

正确认识特定患者有自己的特殊需要和轮椅适应证,这一点很重要,尤其要特别强调基于用户、照护者或家庭成员的团队评估。

临床精要

1. 综合评估必须包括病史以及身体、功能和环境的评估。

2. 评估工具必须包括可量化的结果。

3. 通过精确匹配轮椅使用者的解剖尺寸,可以最大限度地提高轮椅使用者的移动性(最大限度地提高轮椅使用者的移动能力取决于使用者解剖尺寸与轮椅的精确匹配)。

4. 个性化的轮椅体位对实现骨盆中立位置和正确对线至关重要,这不仅是为了优化功能,也是为了防止并发症、损伤和长期的结构问题。

5. 充分了解各种轮式移动设备的功能特性及其适应证非常重要。

第15章

治疗性运动
Therapeutic Exercise

Rochelle Coleen Tan Dy

王于领 译

保持心血管健康状态和规律的体力活动是健康生活方式的重要组成部分,对健康非常有益。其中,正确的运动处方至关重要,需要了解运动生理、能量代谢系统、肌肉骨骼和心肺生理等方面,对特殊人群还需要特殊考虑。

● 能量系统(eSlide 15.1)

生物代谢过程所需的能量来自三磷酸腺苷(adenosine triphosphate,ATP)的分解。在骨骼肌中 ATP 的储存是有限的,仅可以供应 5~10 秒的高强度运动。有三种代谢途径可以生成 ATP:ATP-磷酸肌酸系统、快速糖酵解和有氧氧化系统。

ATP-磷酸肌酸系统

ATP-磷酸肌酸系统将磷酸肌酸这种高能磷酸转变为二磷酸腺苷(adenosine diphosphate,ADP),所释放的能量用于再生 ATP。这种无氧代谢系统可为短跑和举重等运动提供约 30 秒的 ATP 供能。

快速糖酵解(乳酸系统)

以肌糖原为主的碳水化合物是糖酵解的能量来源。在缺氧的情况下,无氧代谢发生,同时产生乳酸。在高强度爆发性运动如中距离短跑(400、600 和 800 m 跑)或举重时,无氧糖酵解发挥主要作用,可持续 1.5~2 分钟以提供能量。乳酸的积累会导致疲劳和运动表现下降,进而限制运动。然而,在有氧条件下,乳酸作为代谢中间产物,会转化为丙酮酸,进而转化为能量(ATP),或者通过乳酸循环产生葡萄糖(肝糖异生)。

有氧氧化系统

生成 ATP 的最后一个代谢途径与三羧酸循环（krebs cycle）和电子传递链（electron transport chain）相关。线粒体有氧氧化系统利用碳水化合物、脂肪和少量蛋白质，通过氧化磷酸化产生 ATP，在活动 2～3 分钟后提供能量，直到可用的能量和氧气耗尽。短时间高强度的活动依赖于无氧代谢，而长时间低强度的活动则依赖有氧代谢。在运动开始时主要由碳水化合物供能，长时间运动时（持续 30 分钟以上）会逐渐转变为脂肪代谢。

● 心血管训练

心肺系统生理学

心肺系统向细胞输送氧气和营养物质，并清除代谢废物。正常静息心率（heart rate，HR）为 60～80 次/分。心率与相对工作负荷呈线性比例增加，并受年龄、体位、健康状况、活动类型、心脏疾病、药物、血容量与某些环境因素（如温度和湿度）影响。最大心率（maximal HR，HR_{max}）随着年龄的增长而降低，可用以下公式进行估算：最大心率＝220－年龄。每搏输出量（stroke volume，SV）是指在一次心跳时从左心室排出的血液量，等于左心室舒张末期容积和左心室收缩末期容积之差。静息时，每搏输出量为 60～100 ml/次，男性通常高于女性。在运动过程中，每搏输出量与工作心率呈曲线关系增加，但在到达到氧运动能力的 50% 时由于舒张期左心室充盈时间减少而趋于平稳。心输出量（Q）是心脏每分钟泵出的血液量。年龄、体位、体型、心脏疾病和身体状况都会影响心输出量。在运动时，每搏输出量和心率同时增加会使心输出量增加，然而在 40%～50% 最大耗氧量（maximal oxygen consumption，VO_{2max}）时，心率增加则成为心输出量增加的主要原因。血压是血液流动的原动力。随着运动负荷增加，收缩压（systolic blood pressure，SBP）呈线性增长，而舒张压（diastolic blood pressure，DBP）则保持不变或略微升高，且与体位无关。收缩压随运动负荷的增加而不再增加甚至降低或舒张压显著升高均为异常反应。与腿部锻炼相比，手臂募集了相对更多的肌肉参与活动，因此手臂锻炼导致心率、收缩压和舒张压的升高更为明显。

肺通气量（$\dot{V}e$）是每分钟换气量。肺通气的增加通常与耗氧量（$\dot{V}O_2$）和二氧化碳生成量（$\dot{V}CO_2$）成正比，直到到达无氧阈——这标志着机体开始发生代谢性酸中毒。最大摄氧量广泛应用于对心肺功能的测定,是指在最大体力消耗下能达到的最大氧气运输或使用(即消耗)率。代谢当量用于量化能量消耗水平,是体力活动能力的最佳指标。心血管活动的生理效应和规律运动训练的其他益处总结见 eSlides 15.2 和15.3。

这些变化在停训4~8周后就会消失。过度训练可能会导致疲劳综合征,其特征是易疲劳、情绪心理改变、缺乏动力、感染和劳损。

● 运动处方

运动处方的内容包括运动类型、强度、频率、持续时间和运动进阶(负荷)。制订处方时应仔细考虑个人的健康状况、药物、危险因素、行为特点、个人目标和运动喜好。美国运动医学会(American College of Sports Medicine,ACSM)对心肺耐力训练的建议做出总结,见 eSlide 15.4。

● 医疗筛查和运动前评估

运动训练可能并不适合所有人,在急性心脏病或运动可能导致疾病加重的其他情况均为禁忌。是否进行运动前筛查以及是否需要医师评估取决于个人风险状况和运动训练强度。应对以下人群进行运动负荷测试:患有或疑似患有冠心病、瓣膜性心脏病、心律失常、多种心脏危险因素或肺功能受限的患者;处于高风险职业中的健康个体,例如飞行员、消防员、执法人员和交通运输者;长期久坐并计划开始进行高强度运动的40岁以上男性与50岁以上女性人群。

● 肌肉生理学(eSlide 15.5)

每一块骨骼肌都由许多肌纤维构成,每根肌纤维中含有成百上千的肌原纤维。这些肌原纤维存在于肌浆基质中,而肌浆基质中含有钾、镁、磷酸盐、酶、线粒体和肌浆网,这些对于肌肉的收缩至关重要。

肌肉收缩的生理机制

肌丝滑动机制(eSlide 15.6)
肌肉收缩的肌丝滑动机制如图所示(eSlide 15.6)。在分子水平上,肌浆网释放钙离子，与肌钙蛋白 C 结合，暴露肌钙蛋白-肌球蛋白复合物所隐藏的活性肌动蛋白位点，同时肌球蛋白头部释放 ATP，产生肌肉收缩。

肌纤维类型(eSlide 15.7)

肌纤维根据其收缩的速度分为Ⅰ型和Ⅱ型。Ⅰ型(慢缩型、慢速氧化型)纤维适合于有氧代谢的耐力活动。Ⅱ型(快缩型)纤维在需要力量和速度的活动时最活跃。Ⅱ型肌纤维又可细分为ⅡA型(快速氧化-糖酵解型)和ⅡB型(快速糖酵解型)。

肌纤维方向

肌肉纤维的排列与肌肉的长轴平行。相较于同样大小羽状排列的肌肉，平行排列的肌肉可以产生更大的运动范围(range of movement，ROM)。

肌肉收缩类型和影响肌肉力量表现的因素(eSlide 15.7)

等长收缩不会引起肌肉长度的变化，也不会引起关节或肢体的运动。等张收缩引起肌肉长度变化，产生肢体运动。向心收缩导致肌肉缩短，而离心收缩使得肌肉拉长。一般来说，离心收缩可比向心收缩募集更多的快肌纤维。等速收缩以恒定的速度进行。

长度-张力关系

当肌肉处于正常休息位长度时，可以产生最大收缩力量。这相当于处在关节活动范围中点或稍过中点的位置，对应张力是刚开始超过零的肌肉长度。如果肌肉在收缩前已经被牵拉超过了休息位长度，则会产生静息张力，造成主动张力(在肌肉收缩时增加的张力)下降。在最大肌肉收缩速率30%左右时，肌肉工作效率最高。

力矩-速度关系

在快速离心(肌纤维变长)收缩过程中，肌肉力量最大，其次是等长收缩和缓慢向心收缩。在快速向心(肌纤维变短)收缩过程中肌肉力量最小。

抗阻训练的效应(eSlide 15.8)

特定需求的专门性适应(specific adaptations to imposed demands，SAID)原则指出，肌肉会对所施加的负荷产生特定的适应，从而使其能够承受更大的负荷。在负重训练的前几周内所观察到的力量增加主要是由于神经肌肉适应性反应。肌肉肥大是指肌肉总量和横截面积的增大，发生在抗阻训练6～7周后，且在快速收缩肌纤维中比慢速收缩肌纤维中更为明显。

运动处方

训练计划的进阶包括增加负重量（渐进性抗阻训练）、增加重复次数或运动速率。单次最大重复举重量（repetition maximum，RM）是一次可以举起的最大重量，通常用来衡量一个人当前的力量标准，也是制订训练计划和目标的基础。锻炼至疲劳极点对于增加肌肉力量至关重要。使用更大的负荷能够更有效达到疲劳极点。但有时低负荷多重复的训练方式更合适，尤其是在受伤后进行训练时。

渐进性抗阻训练方案

渐进性抗阻训练方案的示例如下。

（1）DeLorme（渐进性抗阻）法：三组，每组 10 次。第一组每次负荷为 10 - RM（10 次重复举重量）的 50%，第二组为 10 - RM 的 75%，第三组为 10 - RM 的 100%。

（2）Oxford（递减性抗阻）技术：第一组以 10 - RM 的 100% 重复 10 次，第二组以 10 - RM 的 75% 重复 10 次，第三组以 10 - RM 的 50% 重复 10 次。

（3）每日调整式渐进性抗阻运动（daily adjusted progressive resistance exercise，DAPRE）方法：每组肌群进行 4 组运动。第一组以个人 6 - RM 的 50% 重复 10 次，第二组在 6 - RM 的 75% 重复 6 次，第三组以 6 - RM 负荷重复尽可能多的次数，最后根据第三组重复的次数决定第四组训练的负荷。

增强式运动

增强式运动是一种短暂的爆发性运动方式，包括肌肉离心收缩和紧随其后的向心收缩。这种牵伸-回缩循环类似于弹簧的压缩和释放，通过更多的神经反馈影响肌肉长度和张力，主要用于专业运动员训练。

本体感觉

本体感受器官包括肌肉（特别是梭内纤维）、皮肤、韧带和关节囊，它们所传入的信息对高效、安全地执行运动任务至关重要。本体感觉受损会增加受伤的风险，并可能影响骨关节炎、风湿性关节炎、Charcot 病相关的关节退化病程。踝关节韧带损伤后，通常使用斜板或平衡板作为本体感觉训练的一部分。

● 神经促进技术

神经促进技术可用于中枢神经系统（central nervous system，CNS）功能异常的患者,以下是相关的常用技术。

本体感觉神经肌肉促进技术

本体感觉神经肌肉促进技术(proprioceptive neuromuscular facilitation,PNF)使用螺旋或对角线运动模式来间接促进运动,治疗师对较强的运动成分施加最大的阻力,从而促进较弱的运动成分。PNF 技术适用于脊髓源性张力减退的患者,不推荐用于痉挛患者(会增加患者张力)。

Brunnstrom 技术

该技术利用阻力和原始姿势反应促进粗大协同运动模式,在中枢神经系统损伤早期恢复阶段,Brunnstrom 技术可促进肌肉张力恢复,适用于弛缓性偏瘫患者。

Bobath 技术

Bobath 技术是利用反射抑制运动模式来降低肌张力的神经发育技术。这些抑制模式通常与无阻力下的原始协同模式相反。神经发育技术还结合了高级的姿势反应以刺激恢复。

● 柔韧性(eSlide 15.9)

柔韧性通常是指一个关节或一组关节能够进行正常和完整功能运动的活动范围。尽管它根据性别(女性比男性有更大的柔韧性)和种族而有所不同,但可以通过牵伸训练改善。婴儿和儿童的柔韧性是最好的,随着年龄增大柔韧性逐渐减弱。柔韧性是治疗性运动的重要成分,可以防止受伤、减少肌肉酸痛、提高运动技能表现并放松肌肉。过度的柔韧性会导致不稳定性,从而损害运动表现。一般来说,牵伸能改善僵硬的组织结构,而活动性过大结构更需要稳定性而非额外的活动性。

柔韧性的决定因素

肌肉具有最大的伸展能力,因此肌肉肌腱单元是柔韧性训练的主要目标。影响柔韧性的动态因素包括神经肌肉变量,如肌张力反馈控制系统。该系统由梭状纤维(肌梭)和高尔基腱器官(肌腱单位)组成,通过脊髓的节段性输入起作用。还涉及外部因素,如与损伤相关的疼痛。柔韧性通常通过关节活动度来评估,可使用量角器或类似设备。Schober 试验和指尖到地板测试都可用来评估躯干的柔韧性。

牵伸方法

冲击式牵伸

冲击式牵伸使用晃动或震摇的方式重复快速施力。由于过度牵伸会导致保护性肌紧张而增加受伤的风险，因此不建议使用这种方法。

被动牵伸

被动拉伸是指由一个搭档或治疗师对放松的关节或肢体进行牵伸，需要在良好的沟通中轻柔和缓慢地施加力量。

静态牵伸

静态牵伸是需要施加 15～60 秒的稳定力量，它是最简单和最安全的牵伸类型，对任何形式的治疗性或娱乐性运动及体育竞技都有益处，也可以减轻运动后的肌肉酸痛。

神经肌肉易化

保持-放松和收缩-放松技术最为常用，在被动或静态拉伸后进行等长或向心收缩。预牵伸收缩有助于肌肉放松和增加灵活性，具体原理可参考本章前部分所述的肌肉长度-张力自动调控的关系。

ACSM 的力量训练和肌肉骨骼柔韧性运动处方指南(eSlide 15. 10)

推荐性指南请参阅 eSlide 15. 10。

● 特殊人群的运动

体力活动减少和肥胖

缺乏运动会导致脂肪增加和内脏脂肪组织的堆积，从而增加患糖尿病、心脏病和卒中的风险。中年女性和男性的体重指数(body mass index，BMI)分别大于 $23 \, kg/m^2$ 和 $25 \, kg/m^2$ 会增加冠心病的患病风险。肥胖症的治疗应根据其严重程度和并发症进行调整。

减脂运动(eSlide 15. 15)

成功减重需要饮食和运动相结合。在限制热量的同时应进行 30～60 分钟/天的中等强度陆上活动,每周至少两次。在运动中,靶心率应达到最大心率的 $60\%\sim$ 85%,并激活所有主要肌肉群(胸部、腹部、背部和四肢)。对于 BMI 大于 $30\ kg/m^2$ 或患有肥胖相关疾病的患者,可以将药物作为辅助治疗手段。

妊娠(eSlide 15.11)

怀孕期间对运动的急性生理反应通常会增加。

孕妇可以进行中等强度的有氧运动(每周至少三次,每次 30 分钟),并进行包括所有主要肌肉群的力量训练,允许重复多次。但是,孕妇应避免在妊娠早期进行仰卧位运动(因为该姿势导致心输出量降低)、等长运动和瓦氏动作(Valsalva maneuvers)、长时间静止站立,以及容易跌倒或腹部创伤的娱乐活动。运动期间应确保充足的水分和营养(例如,额外补充 300 kcal/d 的热量),运动维持轻度至中度疲劳。禁止在阴道出血、劳力性呼吸困难、头晕、头痛、胸痛、肌肉无力、小腿疼痛或肿胀、早产、胎动减少和羊水漏的情况下进行运动。如果出现小腿疼痛和肿胀,应排除血栓性静脉炎的可能。产后 $4\sim6$ 周可恢复运动。

儿童(eSlide 15.12)

应鼓励健康儿童定期参加体育活动,特别是考虑到儿童肥胖率和相关并发症的增加。但是,鉴于儿童不成熟的解剖结构和生理功能,任何运动训练都应考虑过度使用性损伤的风险、骨骺生长板损坏的可能性以及其体温过低或过高的趋势(由于温度调节效率较低)。

老年人的活动(eSlide 15.13)

衰老和体育活动减少都会导致力量和耐力丧失。肌肉废用、生长因子降低和运动功能单位的减少会导致肌肉量减少(如肌少症)。从 $25\sim30$ 岁开始,每十年 VO_{2max} 减少 $5\%\sim15\%$,HR_{max} 减少 $6\sim10$ 次/分钟。运动的益处包括降低心血管疾病的风险和改善躯体功能和认知。改良的运动或活动对医学上的并发症和局限性很重要。水疗对周围关节和脊柱小关节病患者特别有效。身心结合的方法,如瑜伽、太极拳和普拉提是安全和有效的。

糖尿病(eSlide 15.14)

Ⅰ型糖尿病患者对运动的反应取决于多种因素,如外源性胰岛素对血糖控制的充分性。血糖浓度在 $200\sim400$ mg/dl 之间时,运动需要医疗监护,空腹血糖值

>400 mg/dl 者禁止运动。运动性低血糖是运动中最常见的问题，也会在运动后 4～6 小时发生。Ⅰ型糖尿病患者的有氧和抗阻训练指南与一般人群相似。额外的预防措施包括：经常监测血糖、在运动前减少胰岛素剂量（如在医师规定剂量的基础上减少 1～2 U）或增加碳水化合物摄入量（如每 30 分钟运动补充 10～15 g 碳水化合物）、在胰岛素水平达到峰值时避免运动、在长时间运动之前或期间吃碳水化合物零食、识别低血糖和高血糖的迹象和症状、与搭档一起运动、使用合适的鞋、避免在过热环境中运动、避免不适宜运动情况下去活动（如有晚期视网膜病变），并了解某些药物（如 β 受体阻滞剂）可能掩盖低血糖或心绞痛症状。

高血压(eSlide 15.15)

对于轻度至中度原发性高血压患者，有氧或耐力运动训练伴随生活方式的改变是非药物治疗基本策略的一部分。高血压患者的推荐运动方式、频率、持续时间和强度通常与健康人相似，但强度较低（例如，40%～70% 的 VO_{2max}）。高血压患者可以进行阻力训练，但不推荐作为主要运动形式。静息收缩压>200 mmHg 和（或）舒张压>110 mmHg 时，应避免运动。运动时，收缩压应保持在 220 mmHg 以下，舒张压应保持在 105 mmHg 以下。

外周血管疾病(eSlide 15.15)

外周血管疾病(peripheral vascular disease，PVD)患者在进行体育锻炼时会出现缺血性腿痛（跛行），这是由于活动时肌肉供氧与需求之间不平衡所致。症状通常被描述为小腿的灼烧、灼热、酸痛、紧绷或抽筋感，疼痛可能源于臀部并向下放射到小腿。休息后疼痛会消失，但在严重的情况下可能会持续。严重 PVD 治疗包括血液稀释剂、血管成形术或旁路移植术。疼痛可以忍受时可选择负重运动，但若疼痛限制了强度，可选择不负重运动。

肌筋膜疼痛综合征和纤维肌痛(eSlide 15.15)

低强度有氧运动结合伸展运动对肌筋膜疼痛综合征或纤维肌痛的患者有益。在维持生理反应和功能水平的基础上，可增加运动强度。

器官移植(eSlide 15.15)

器官移植患者术后状况不佳和术后虚弱的部分原因是免疫抑制药物的作用。心脏移植后出现窦房结失神经支配，会导致测量运动强度指标（心率）不可靠，此时首选 Borg 自觉疲劳程度量表。实体器官移植后的康复非常有益,有助于心理和身体康复,从而改善生活质量。

临床精要

1. 在大多数运动中,所有的能量代谢途径都是活跃的。然而,不同类型的运动对不同的能量代谢途径有更高的需求。

2. 无氧阈意味着代谢性酸中毒的开始和工作心率或耗氧量达到极点,此时能量需求超过维持有氧代谢的循环能力。

3. 根据运动的生理反应和训练的特殊性原则,应用适当的运动处方,确保适当的训练反应,以最大程度降低受伤风险。

4. 尽管普遍认为牵伸可以预防运动损伤,但几乎没有确凿的流行病学证据支持这一观点。

第16章

手法、牵引和按摩

Manipulation, Traction,
and Massage

Reynaldo R. Rey-Matias
陈 意 高 强 译

在康复医学实践中，了解手法、牵引和按摩的基本原理、应用及潜在并发症非常重要。

● 手法

国际手法医学联合会将手法定义为"在患者的管理过程中，运用手通过指令和操作来维持骨骼肌肉系统在姿势平衡中最大范围的无痛运动"。这些目标基于循证的最佳关节活动度、身体对称性和组织结构，通过恢复关节的机械功能和使异常的反射模式正常化的治疗措施来实现。手法医学包含脊柱和周围关节以及肌筋膜组织的手法操作。操作的生理目标包括减少伤害性感受输入、减少肌梭的 γ 增益、增强淋巴回流和改善组织循环。

各种类型的手法医学概述

手法医学技术运用的核心是障碍理念（barrier concept）。该理念认为不对称运动会使正常关节的运动受限。一个方向上的运动相对自由，会相应地限制另一个方向上的运动。运动受限发生在关节的正常运动范围内（eSlide 16.1）。障碍理念表明某些原因限制了关节的全范围运动。最初使用病理障碍（pathologic barrier）一词描述正常运动受限的点。现在多使用限制性障碍（restrictive barrier）一词来描述，即在显微镜下看不到任何器质性病变，它们属于功能性的限制。如新的中立位常移动到运动受限较少的方向，从而导致了姿势的不对称。而手法的目的是恢复正常的运动。

手法医学技术有多种分类方式。它们可分为软组织、关节或特定的关节松动术。直接和间接也用于对技术进行分类，每种技术都包含多种类型。直接技术指操作者向限制性障碍的方向移动身体部位。间接技术指操作者向限制性障碍的反方向移动身体部位。

直接技术包括：

（1）推拿（脉冲、高速、低振幅），操作者发的力起最终作用。

（2）关节治疗：低速、高振幅。

（3）肌肉能量（直接等长类型）：最终的激活力是患者的自主收缩。

（4）直接肌筋膜松解：组织的载荷（牵伸），保持-放松。

间接技术包括：

（1）摆位放松技术。

（2）间接平衡。

（3）复合命名（功能性、平衡性韧带张力）。

（4）间接肌筋膜松解。

（5）颅骶疗法。

正常和异常耦合的脊柱运动

屈曲（前屈）和伸展（后伸）是不耦合的矢状面的运动，而旋转和侧屈是耦合的。脊柱关节单纯的旋转或侧屈的范围是有限的，并且根据脊柱内的位置发生变化。正常脊柱关节内旋转和侧屈是同时发生的。Fryette 指出在没有明显的屈曲或伸展（即中立位）的情况下进行侧屈时，一组椎体旋转形成凸面，顶点处的旋转最大。与最初的起始位置相比，旋转和侧屈发生在相反的两侧。这常被称为中位力学或 1 型功能障碍。非中位力学或 2 型功能障碍涉及一个屈曲或伸展的部分，旋转和侧屈发生在同侧。尽管可能涉及多个节段，但通常是单节段的运动。

躯体功能障碍

躯体功能障碍是一个诊断术语，指躯体（身体结构）系统相关成分（骨骼、关节、肌筋膜结构及相关的血管、淋巴和神经元）的功能受损或发生改变。可触诊的功能障碍包括组织结构的变化、触觉敏感性增加（痛觉过敏）、运动的容易程度或范围的改变以及解剖学上的不对称或位置变化。《骨科术语汇编》描述了以下三种命名躯体功能障碍的方式：类型 1：在哪儿或在什么位置（如右旋）？ 类型 2：会做什么或自由运动的方向是什么（如右侧牵拉）？ 类型 3：不能做什么或者受限的方向是什么（如左旋受限）？ 功能障碍应在三个运动平面上进行命名，上节段的描述与下节段相关。

手法治疗的生理学基础

增加肌梭的 γ 活性导致骨骼肌的梭外肌纤维的 α 运动神经元活性增加，从而引起收缩。而减少 γ 活性是引起肌肉放松的机制之一。牵伸肌梭,则 γ 系统活性增加,刺激肌肉活动。

检查

肌肉骨骼检查的助记符是 TART:压痛或敏感性(T, tenderness or sensitivity);不对称(视)(A, asymmetry);运动限制(动)(R, restriction of motion)以及组织结构异常(触)(T, tissue texture abnormality)。躯体功能障碍的诊断基于 TART 评估中的触诊检查。描述"触感"的术语可以是松弛和紧绷或自由度和抵抗(eSlide 16.2)。节段性运动也可以通过用手施加压力来检测,无需依靠患者的运动进行诊断(eSlide 16.3)。

筋膜的评估

筋膜是三维的,可以形成用于分隔的套管,如同电缆那样,或形成隔膜。筋膜的评估从手放置的位置开始,去感知组织中组合的矢量力。肢体的评估始于将手放在该区域的近端和远端。筋膜和肌筋膜结构的检查可能包括寻找特殊的"点"或"触发点",如压痛点、Simon 和 Travell 肌筋膜触发点,以及针灸穴位。

手法医学技术的类型

手法医学技术可以通过不同的方式进行分类,包括软组织技术、关节技术或特定的关节松动术。这些技术是直接或间接应用的。组合技术从间接技术开始,一旦开始放松后,操作者就可以将其转换为直接技术。

直接技术

(1)软组织技术(soft tissue techniques):用于放松肌肉和筋膜。它们通常包括应用一个侧向力来拉伸肌肉、直接纵向拉伸或小心揉捏,与按摩类似,但有着不同的治疗目的。其重点是移动组织,而不是放松肌肉。

(2)关节治疗(articulatory treatment):反复地前后移动一个关节来增加关节活动度。它可以归为低速、高振幅的类型。当处理深层肌肉的唯一方法是移动起点和止点时,关节治疗就成为了软组织治疗的一种形式(eSlide 16.2)。关节治疗对于僵硬的关节和老年患者非常有用。

(3)特定的关节松动术(specific joint mobilization):可以通过以下几种方式来实现。

a. 脉冲式关节松动术(mobilization with impulse)(推、高速、低振幅):通常被

认为是手法治疗的同义词,用于关节活动受限。应用该技术可能会发出可闻及的爆裂声。整复手法必须为低振幅,即在很短的距离内且具有高速度(eSlides 16.4～16.6)。

b. 肌肉能量技术(muscle energy):直接等长类型需要患者根据操作者的明确指示主动移动身体。这种指定的患者的动作是从精确控制的位置开始,对抗操作者施加的阻力。肌肉能量技术的初始分类是基于力是否等于(等长)、大于(等张)还是小于(等张离心)患者的力量。这些技术已被治疗师广泛使用,通常被称为收缩-放松技术。肌肉能量技术需要一个特定的诊断,包含所有三个运动平面(视频 16.1)。大多数直接等长肌肉能量技术都需要患者主动收缩短缩的肌肉(有时称为"病态"肌肉)。在肌肉能量技术中,最终的激活力是患者的肌肉收缩(eSlide 16.7)。

c. 直接肌筋膜松解术(direct myofascial release):可用于鉴别组织是否受限并治疗该受限。直接的肌筋膜技术包括加载肌筋膜组织(牵伸),将组织维持在该位置,并等待放松。术语"蠕变"适用于此现象。当放松发生时,所施加的力不会增加而组织会进一步伸长(eSlide 16.8)。直接肌筋膜松解是一种负荷维持技术,其本质上是一种零速度技术。

间接技术

(1) 摆位放松术(strain-counterstrain):是一种使用体位自发放松和使用痛点监测来达到合适的位置的手法治疗技术。其神经生理机制是通过缩短肌肉来使肌肉安静和减少不恰当的张力反射。使用松弛术需要一个结构性的痛点评估。痛点是对触诊敏感的组织区域。它们有时被描述为"豌豆状"的紧张区域。松弛术是一个非常温和的技术,受伤风险极低。然而,经过松弛术治疗后,患者会非常酸痛。应提醒患者可能会发生酸痛的情况。

(2) 间接平衡技术(indirect balancing):将功能障碍定位在自由运动的方向,远离限制性障碍。该定位需要在功能障碍的各个方面达到张力的平衡。间接平衡技术是间接的,操作者将患者的身体部位从限制性障碍处移开直到关节各侧的张力相等。到达合适的治疗位置可能是一个挑战。临床医师能够明显感觉到放松发生,因为放松时,引起功能障碍的整体张力下降。

禁忌证和副作用

颈椎手法治疗最严重的并发症可能是与椎基底动脉剥离相关的脑卒中。大多数并发症与高速整复的技术有关。eSlide 16.9 列举了一系列整复技术的禁忌证。

● 牵引

牵引是一种利用拉力拉伸软组织和分离关节表面或骨块的技术。施加的力必须在合适的方向上有足够的大小和持续时间，同时用大小相等、方向相反的力抵抗身体的运动。

牵引的种类

牵引力可以通过几种不同的方式传递，包括手动、机械、自动、液压或反向（抗重力）的方式。无论采用何种方式，都必须克服表面阻力，阻力大约等于身体部分重量的一半。力可以是连续的、持续的或间歇的。连续性牵引是指在长时间内（如 30～40 小时）使用较小的力；通常不易耐受，也不常用。持续性牵引需要更大的力，但持续时间较短（通常为 30～60 分钟）。尽管持续性牵引较难以忍受，但其通常用于腰椎分离牵引或自动牵引台。间歇性牵引是指在较短时间内使用较大的力。牵引力可在每个治疗周期内增加或减少，且牵引时间可调整。一次治疗周期通常在 15～25 分钟，牵引期为 5～60 秒，休息期为 5～15 秒。牵引期间，拉力的大小、持续时间和方向可以改变。

颈椎牵引通常采用手动、机械或自动的方式（头部或下巴悬吊）或仰卧后牵引装置。最佳的牵引角度在 20°～30° 之间，同时需要 25 lb（1 lb ≈ 0.45 kg）的力来改变正常的颈椎前凸，并使椎体最先受到牵拉。颈椎机械牵引可采用仰卧位，以减轻头部重量，增加摩擦阻力。仰卧位可以让患者更好地控制头部，而且通常更舒适（eSlide 16.10）。

坐位牵引可以在正确的牵引角度下得到更精确的定位，但坐位下头部不易控制，并且不太舒适。

腰椎牵引比颈椎牵引需要更大的力来牵拉椎体节段。常见的牵引系统包括带有骨盆绑带的胸椎或胸部绑带（eSlide 16.11）、反向抗重力及分体式牵引台或自动牵引台。分体式牵引台包括移动和固定两部分组件。自动牵引台患者可以自主控制牵引台的两个部分移动，采用最无痛的姿势，通过拉动顶杆进行主动牵引，用脚操纵另一杆以交替增加或减少牵引力。

生理效应

牵引的生理效应已被广泛研究和报道。牵引可以产生如下作用：拉伸肌肉和韧带；拉紧后纵韧带对纤维环产生向心力；扩大椎间隙、椎间孔；分离关节突。

适应证、治疗目标和疗效

牵引的明确指征尚未达成共识,但最支持其使用的情况是神经根型颈椎病。牵引在治疗神经根型腰椎病、颈痛和下背痛方面比较有争议,文献中存在矛盾。在没有禁忌证的情况下,任何理论上牵引生理效果有益的情况都可用牵引治疗。

禁忌证

牵引的绝对禁忌证包括恶性肿瘤、感染(如骨髓炎或椎间盘炎)、骨质疏松症、急性关节炎、骨折、妊娠、脊髓压迫、未控制的高血压或心血管疾病、颈动脉或椎动脉疾病。治疗老年人中央型椎间盘突出症和有腹部问题的腰椎区域时,牵引应谨慎。扭转牵引具有更大的风险,可导致血压升高和心率降低,导致头痛和眶周瘀点。

● 按摩

按摩是用来描述针对身体软组织的某些手法操作的术语,被进一步定义为一组通常用手进行操作的程序,包括摩擦、揉捏、滚动和敲击身体的外部组织。

适应证和治疗目标

按摩对身体有多种影响,包括机械性、反射性、神经性和心理性影响。治疗性按摩的目的是放松、缓解肌肉紧张、减轻疼痛、增加软组织的活动性和改善循环。

机械和生理效应

按摩通过静水压梯度产生机械压力,将流体从相对静止(低压)区域移动到较高压力区域。一旦液体离开细胞或组织间液,便可进入淋巴或血管系统。淋巴和静脉系统内的瓣膜防止液体回流到组织中。按摩对皮肤的血液流动有直接影响,一些浅层技术会引起充血。深层按摩对深层筋膜和深层结缔组织有作用。深层组织的损伤会导致限制、粘连和瘢痕,筋膜收缩可导致血管内液体运动受限以及肌肉活动减少,深层按摩有助于解除这些限制、粘连和微瘢痕区。

疼痛、制动和虚弱会导致肌肉运动不足,无法有效推动液体流动。低流动性会导致液体停滞,产生一个自我维持的正反馈回路,导致代谢副产物的积累。代谢副产物会对液体流动产生渗透性影响,刺激痛觉纤维。按摩可促进代谢副产物流动和聚积的液体分散。

躯体传入神经纤维将信息从躯体系统传送到脊髓。躯体结构内的功能障碍可导致传入神经输入增加，这种输入增加改变了在相同脊髓水平上经由中间神经元的传出活动，从而导致肌肉的过度紧张和收缩。

按摩的种类

多种技术已被用于进行治疗性按摩。按来源的地理区域分类，可分为经典的西方(欧洲)和东方(亚洲)按摩形式，最常见的西方(欧洲)技术是由瑞典体系概述的技术。正如法国人最初描述的那样，四个基本的按摩手法是轻抚、揉捏、摩擦和轻拍。一些治疗方案将按摩与其他技术相结合，例如结构再整合、功能恢复和运动疗法。轻抚是以不同程度的压力将手掌、指尖和(或)拇指置于皮肤上进行有节律地画圈，此手法需要保持与皮肤的持续接触，并从四肢、躯干或脊柱的远端位置移动到近端位置(eSlide 16.12)。该技术常被用作更激进的按摩技术或手法的铺垫。揉捏也被称为"揉捏按摩"，它是用双手压迫拇指和手指之间的皮肤，从下面的骨骼结构中抓取组织、提起并进行按摩，两只手有节奏地交替滚动。揉捏(eSlide 16.13)也被视为一种压迫按摩，存在变化，包括揉捏、拾取、拧动、滚动或摇动组织。轻拍或叩击按摩(eSlide 16.14)是以不同压力在手与躯体软组织间进行有节律地交替接触。可以使用各种技术来产生这种类型的按摩，包括劈、拍、敲打、击打和振动。摩擦按摩是用手指、拇指或小鱼际在小范围内施加圆形、纵向或横向的压力。交叉摩擦按摩是垂直于纤维的，置于皮肤表面的指尖几乎没有活动，通过增加从浅表组织到深部组织的压力来按摩组织。摩擦按摩的目的是消除瘢痕组织中的粘连、放松韧带并禁用于扳机点，它通常不舒服，甚至会造成一些瘀伤(eSlide 16.15)。其他按摩技术有Tager 心理整合、Alexander 和 Feldenkrais 技术、"Rolfing"肌筋膜释放和淋巴引流手法。"Shiatsu"(指压)是一种基于针灸的日式身体治疗方法，是在类似于针灸的经络上施加压力。

按摩的循证

至少有一项大型的随机对照试验支持使用按摩治疗焦虑和压力、关节痛和各种关节炎、纤维肌痛、淋巴水肿、肌肉骨骼疾病(如挥鞭伤、腰痛和与运动有关的损伤)和睡眠障碍。

禁忌证

在恶性肿瘤、蜂窝组炎或淋巴管炎区域不宜进行按摩，按摩这些区域可能导致肿瘤细胞转移到血管淋巴供应中,或者可能导致感染扩散。创伤或新近出血的部位不宜使用深层组织按摩治疗,活化这些地区会增加再出血的可能性。服用抗凝剂的患者应采用较温和的技术治疗,并观察其有无瘀伤和瘀斑。在接受抗凝剂或有出血症状的人中,应进行深入的深层组织检查。

在已知的深静脉血栓或动脉粥样硬化斑块上不宜进行按摩,按摩可能会使血管血栓移位,导致栓塞性梗塞,从而影响肺、脑或外周系统。

● 总结

自古以来,手法、牵引和按摩已成为医疗保健不可或缺的一部分,尽管研究尚处于初期,但研究结果表明,一系列有益的生理和临床变化可能与这些方式有关。手法、牵引和按摩正逐渐被视为标准医疗保健的宝贵辅助手段。现在,许多医疗中心都设有专门从事这些领域的临床实践、教育和研究的部门。

临床精要

1. 手法或徒手治疗的目的是帮助维持最佳的身体机能并改善受限区域的运动,主要目标是增强平衡姿势下的最大的无痛运动并优化其功能。

2. 牵引的绝对禁忌证包括恶性肿瘤、感染(如骨髓炎或关节盘炎)、骨质疏松症、炎性关节炎、骨折、妊娠、脊髓压迫、未控制的高血压或心血管疾病以及颈动脉或椎动脉疾病。

3. 在恶性肿瘤、蜂窝织炎或淋巴管炎区域不宜进行按摩,创伤或新近出血的部位不宜使用深层组织按摩治疗,活动这些区域会增加再出血的可能性。服用抗凝剂的患者应采用较温和的技术治疗,并观察其瘀伤和瘀斑情况。在已知的深静脉血栓或动脉粥样硬化斑块上不宜使用按摩。对患有骨关节炎或严重骨质疏松症的患者应特别注意,避免运动或拉伸范围过大而改变其关节表面。血压低的患者在治疗后可能会出现体位性低血压,应仔细观察。

第17章

物理因子疗法

Physical Agent Modalities

Chueh-Hung Wu

陈 翰 刘宏亮 译

本章内容概述了各种物理因子包括冷、热、超声波、电磁波、电和机械力的生理效应、适应证、技术和注意事项。

● 冷疗(eSlides 17.1 和 17.2)

生理学

冷疗(通过降低局部组织温度的治疗)的主要生理作用包括降低疼痛纤维的神经传导速度、减少肌肉痉挛,引起血管收缩及随后的血管舒张。

适应证和禁忌证

冷疗的适应证包括急性损伤、急性肿胀、出血和水肿、急性挫伤、急性肌肉拉伤、急性韧带扭伤、滑囊炎、腱鞘炎、肌腱炎、肌肉痉挛或肌紧张、慢性疼痛和肌筋膜扳机点。冷疗的禁忌证包括循环障碍(例如:雷诺现象、周围血管疾病)、对寒冷过敏、皮肤感觉障碍/皮肤麻木、开放性伤口或皮肤病(可能需要冷水涡流浴和冷热水交替浴)以及局部感染。

冷疗的应用

冷疗法的类型包括冰袋、冰按摩、冷水涡流浴、化学冷喷雾和冷热水交替浴。冷喷雾的主要作用是刺激 Aβ 神经纤维,以减轻疼痛的反射弧和肌肉痉挛。它可用于减轻与急性运动损伤相关的疼痛和肌肉痉挛。冷喷雾在"喷雾和牵伸"技术中用于缓解肌筋膜痛综合征引起的肌肉痉挛。冷热交替浴用于治疗亚急性期肿胀。它们产生交替的血管收缩和舒张,从而减轻局部水肿。

● 表浅热疗(eSlides 17.3~17.5)

生理学

热疗用于提高组织温度,可分为表浅热疗和深部热疗(透热疗法)。表浅热疗因子升高皮肤和皮下脂肪的温度。深层组织加热受限于血管扩张和脂肪的隔热特性。由于穿透性差(<1 cm),体表热疗一般只影响皮肤的血液和皮肤神经感受器。应用热疗除了可以增加局部血流量外,皮肤温度升高也有镇痛的作用。热疗具有松弛骨骼肌的作用,热疗通过同时降低肌梭的刺激阈值和降低 γ 传出神经的激活率来放松肌肉。

适应证和禁忌证

热疗的适应证包括非急性(超过 6 周)炎症、非急性疼痛、亚急性(6~12 周)肌肉拉伤、亚急性挫伤、亚急性韧带扭伤、肌紧张或痉挛、关节活动度减小和肌筋膜扳机点疼痛。热疗的禁忌证包括急性肌肉骨骼疾病、循环障碍、周围血管疾病、皮肤麻木、开放性伤口和感染。

设备和技术类型

湿热敷袋

最常用的表浅热疗方式是湿热敷袋。

石蜡浴

石蜡浴(石蜡和矿物油混合物)是一种简单而有效的表面加热方法,特别适用于身体的小关节,如指间关节。它最常用于类风湿关节炎和骨性关节炎。石蜡和矿物油的组合具有较低的比热,可提升患者对石蜡的耐热能力(与相同温度下的水相比)(视频 17.1)。

红外线

红外线是一种表面干热方式,它往往比湿热更能提高表面温度,但穿透深度可能较浅。红外线灯与其他表面加热方式相比的优点是,它可以在不接触患者的情况下提高温度,因此成为唯一适合皮肤缺损患者的浅表加热方法。

水疗

水疗是通过水介质来治疗患者。水可以提供温热和寒冷、滋润软组织及支撑组织。除了热效应在缓解疼痛、减轻水肿和降低肌肉痉挛等方面的作用外,高速喷流或涡流疗法过程中产生的击打效应具有局部按摩作用,这可能会促进肌肉进一步放松,增加局部血液循环。使用按摩浴缸时,患者可以很容易地在按摩浴缸中移动治疗部位,从而获得额外的锻炼效应。热水涡流浴是治疗类风湿关节炎和骨性关节炎的极佳疗法,因为它增加了全身的血液流量,并在不对关节施加太大压力的情况下提高患处的活动能力。

● 脊柱牵引(eSlides 17.6 和 17.7)

生理学

脊柱牵引使脊柱整体移动,并在每个脊柱节段都产生位移。移动量随脊柱位置、牵引力量大小和时间的不同而不同。脊柱牵引的主要生理效应来自脊柱的牵拉,它可以拉伸韧带、肌肉和小关节;降低椎间盘压力;促进椎间盘恢复到原来的位置;降低椎间盘位置的中心压力,促进椎间盘核回到中心位置;分离关节面,释放关节间隙之间由半月板结构、滑膜边缘及骨软骨间碎片所造成的冲击;拉伸特定的椎旁肌群,使肌肉血液更好地流动;以及激活肌肉本体感受器。在关节间隙之间,松弛半月板结构、滑膜边缘和骨软骨碎片;拉伸特定的椎旁肌群,促进肌肉血液流动;以及激活肌肉本体感受器。

适应证和禁忌证

脊柱牵引的适应证包括因腰椎间盘突出、腰椎滑脱、椎间孔变窄、骨刺形成、小关节退变、关节活动能力减退、椎间盘源性疼痛、肌肉痉挛、脊柱韧带或结缔组织挛缩等造成神经嵌压的患者。脊柱牵引的禁忌证包括急性扭伤或拉伤、急性炎症、脊椎骨折或关节不稳、妊娠、肿瘤、骨病、严重骨质疏松症以及骨骼或关节感染。

技术

在考虑使用机械牵引时,需要设置几个重要参数,包括牵引设备、患者体位、使用力的大小、牵引模式(间歇牵引或持续牵引)以及牵引持续时间。间歇性或持续性牵引的疗效均有证实。一般来说,持续牵引有利于椎间盘突出症的治疗,因为它产生较长的椎间盘减压周期,使椎间盘核物质向心移动,减少椎间盘突出对附近神经结构的压力。然而,间歇牵引通常比相同力量的持续牵引更舒适,特别是在牵引力较大时。

● 深部热疗(透热疗法)

超声(eSlides 17.8～17.10)

生理学和作用机制

超声波的传热机制是转换,即将能量(如声音或电磁)转化为热。热是当声波能量被吸收时产生的,特别是在具有高衰减系数的结构(如骨骼)的表面或其附近。超声在骨性表面(如:软组织-骨界面处)的局部加热会产生充血,并增加韧带、肌腱和关节囊等组织的延展性。频率较高的超声波穿透组织较少。超声波的非热效应包括空化、介质运动(声流和微流)和驻波。

超声波导入

人们早就知道,将超声波应用到皮肤上会增加其通透性,并能够通过一种称为超声波渗透的过程将各种物质(最常见的是皮质类固醇)输送到皮肤并通过皮肤传递。与传统的口服或注射相比,经皮给药有几个重要的优点,包括最大限度地减少消化道刺激、降低首关效应和减小注射疼痛。

禁忌证和注意事项

使用超声波移动法可以使能量在被治疗的部位上分布得更加均匀。通常应避免使用固定法,因为可能会出现驻波和热点。一般情况下,在感觉受损的区域或认知障碍的患者中应避免热疗。热疗可加重急性炎症,因此在治疗急性肌腱炎、关节炎或韧带扭伤时应避免使用超声波。应避免在易受热损伤的结构附近使用超声波,如神经、脑、眼睛、生殖器官、生长骨(有开放的骨骺)和椎板切除部位。从理论上讲,热可能会增加肿瘤生长或血液扩散的速度,因此,在已知的恶性肿瘤区域应避免超声透热。在起搏器附近使用超声波通常是禁忌的,因为超声波可能会导致起搏器发生故障。应避免在含有塑料材料的植入物附近使用超声波,例如使用聚乙烯的人工髋关节或乳房植入物。不同于短波或微波透热疗法,超声被认为是唯一可以用于外科金属植入物区域的透热疗法。

● 短波(eSlides 17.11 和 17.12)

物理特性

短波透热(shortwave diathermy，SWD)是一种通过将电磁能转化为热能来产生热量的治疗方法。

适应证和循证基础

当深层组织和关节内需要统一升高温度时，连续短波透热是一种选择。亚急性期或慢性期疾病对连续短波透热反应良好，而急性期病变用脉冲短波透热治疗效果更好。如果使用得当，连续性短波透热能缓解疼痛和肌肉痉挛、消除炎症、减轻肿胀、促进血管扩张、增加软组织延展性和关节活动度。

禁忌证和注意事项

一般而言，短波透热疗法的一般禁忌和注意事项与其他热疗相仿。由于短波的骨穿透性好，对儿童长骨内的骺板进行加热可能会影响儿童的生长发育，从而导致长期的副作用，因此不应用于儿童。短波禁忌用于有金属植入物的区域和有起搏器或植入深部脑刺激器的患者。

电磁波可以选择性地加热水，因此，短波和微波治疗都应该避免积液过多的区域，如水肿的组织、湿润的皮肤、眼睛、充满液体的空腔、妊娠或经期子宫。通常需要将毛巾放在短波治疗装置和治疗区域之间，以吸收湿气并避免身体表面产生聚焦热点。在应用短波透热治疗和微波透热治疗(microwave diathermy，MWD)时，一般建议遵守"无水无金属"的原则。

微波

物理特性

微波的波长比短波短。它通过在较低小范围的磁场内产生高频电场振荡以诱导高极性分子的内部振动来产生热量。

适应证和禁忌证

微波在很大程度上会被水吸收，因此从理论上讲，它们能够选择性地加热肌肉。由于其穿透力有限，微波是加热浅表肌肉和浅部关节的首选。它通常用于慢性颈痛、背痛或关节炎患者。

微波透热疗法应避免在靠近骨骺、生殖器官、神经系统和充满液体的空腔的区域进行,且不可在安装心脏起搏器或导线电极的患者身上或其附近使用。

● 体外冲击波疗法(eSlide 17. 13)

物理特性

医学上用于体外冲击波治疗(extracorporeal shock wave therapy,ESWT)所使用的是重复频率相对较低的高强度脉冲机械波。与治疗性超声波不同,治疗中应用的冲击波强度不高,因此聚焦区域的温度升高可以忽略不计。

适应证和作用机制

ESWT 最常见的适应证是足底筋膜炎、肱骨外上髁炎和肩袖肌腱钙化病。其生物学机制包括破坏感觉神经纤维和促进血管新生。ESWT 可以刺激骨重建,因此,它可以作为骨折、骨不连和延迟愈合等手术治疗的替代方案,在这些情况下,它可能会产生更好的短期临床结果。

禁忌证和注意事项

ESWT 的禁忌证包括出血性疾病和妊娠。并发症可能包括软组织肿胀、瘀斑或血肿、皮肤发红或糜烂、一过性骨水肿、神经损伤和疼痛加重。

● 电疗法

生理学与作用机制

电疗设备在疼痛管理中的作用机制可大致概括为:①抑制部分传入大脑和脊髓背角的疼痛信号(Melzack 和 Wall 的门控制理论);②兴奋下行抑制通路和刺激内源性阿片类物质和其他神经递质的释放,如 5-羟色胺、γ-氨基丁酸、去甲肾上腺素和乙酰胆碱。

经皮神经电刺激

常用的经皮神经电刺激(transcutaneous electrical nerve stimulation,TENS)设备提供常规 TENS(产生麻刺感)或低频 TENS(产生灼热感、针刺感)。TENS 在糖尿病多发性周围神经病变产生的疼痛和肌筋膜扳机点疼痛的治疗中疗效长达 3个月。

干扰电(eSlide 17.14)

干扰电疗法(interferential current therapy，IFC)采用频率略有不同的交互中频电流信号，比 TENS 更容易穿透组织，不容易发生神经适应。IFC 疗法已经成功地用于各种肌肉骨骼和神经疾病，以及尿失禁治疗，疗效可长达 3 个月。

电离子导入疗法

电离子导入是在外加电场的作用下，利用离子和粒子的电荷驱动它们穿过组织和细胞膜的技术。它可用于局部或全身性药物传递，因为它避免了首次通过肝脏代谢及口服或静脉给药带来的缺点，如消化道刺激和血清浓度的变化。

注意事项及并发症

电疗设备不应在植入性刺激器或临时刺激器周围使用，因为有可能干扰这些设备的运行。当在交感神经节或颈动脉窦附近使用电疗时，可能会出现异常的血管反应。IFC 不应在开放切口或皮肤擦伤周围使用，因为这些部位电流可能会过于集中。不应在妊娠子宫周围使用电疗设备，因为它对胎儿发育有潜在的不良影响，或有可能刺激子宫收缩。如果电疗诱导刺激该区域的血管平滑肌，深静脉血栓可能移位并扩散(导致栓塞)。另外，应注意谨慎在皮肤麻木和患有认知障碍的患者中的使用。

● 低能量激光疗法(eSlide 17.15)

物理与生物效应

低强度激光治疗(low-level laser therapy，LLLT)所使用的是相对较低的光能(<100～200 mW)。LLLT 的潜在生理益处似乎是非热的，它可以对靶组织产生刺激作用。LLLT 可用于缓解疼痛、刺激胶原代谢和促进伤口愈合，促进骨折愈合。

适应证和循证基础

LLLT 可能在伤口处理中发挥作用，特别是对糖尿病足部溃疡。LLLT 治疗后，急性颈部疼痛的患者的疼痛可以立即减轻，慢性颈部疼痛的患者疗效持续 1～5 个月。LLLT 还可以减轻手腕、手指、膝盖和颞下颌关节的疼痛以及肱骨外上髁炎相关疼痛。

禁忌证和注意事项

应采取预防措施，以确保 LLLT 光束不会直接或从光滑表面反射入眼。LLLT

不应用于癌组织的区域。

● 总结

　　康复医师在日常临床实践中常用物理因子疗法以减轻患者的不适。未来的研究可能集中在确定医疗设备的最佳参数，如治疗剂量、持续时间和频率。探索其对组织的治疗作用机制也可以拓宽我们的知识，以帮助我们为各种病理情况选择最合适的治疗方式。

临床精要

　　1. 冷疗一般用于治疗急性损伤，而热疗主要用于亚急性和慢性病变。加热使神经传导速度稍加快，而降温使传导速度显著降低。

　　2. 渗透深度主观地被分为深层和表层。表浅热疗包括热敷、蜡疗、红外线治疗和水疗。深部热疗包括超声波透热、短波透热和微波透热。

　　3. 在 Hubbard 池内，当身体局部浸没时，可使用更高的温度。全身浸泡时，应使用中等温度（34～36℃或 93～97°F），以防止核心温度波动。

　　4. 应避免在神经、脑、眼、生殖器官和生长骨（有开放的骨骺）附近进行超声透热，但超声透热可能是唯一可用于外科金属植入区的透热疗法。

　　5. 在使用短波透热或微波透热时，推荐遵循"无水无金属"原则。

　　6. 在短波透热和微波透热中使用较低的频率具有增加穿透深度的优点，但缺点是射束色散较大，需要更大的敷贴器。

　　7. 低能量激光治疗的潜在生理效应可能是非热效应。

第18章

整合医学与康复

Integrative Medicine in Rehabilitation

Tian-Shin Yeh

卢 毅 刘斯佳 译

整合医学强调沟通和教育,是一种由患者驱动的方法,以改变生活方式和全面提升幸福感。涉及神经肌肉骨骼疾病的疼痛管理与康复,可通过整合方法提升疗效。

● 整合医学(eSlide 18.1)

补充和整合医学(complementary and integrative medicine,CIM)是基于整体的、跨学科的医疗技术,旨在将患者作为一个整体去治疗而不仅仅是治疗疾病。CIM将传统医疗及补充与替代医学(complementary and alternative medicine,CAM)中经证实安全有效的方法相结合。它包含了东方和西方的哲学,以及个人和家庭。目标是同时治疗患者的心理、身体和精神。

● 补充与替代医学(eSlide 18.2)

美国国家补充与替代医学中心(National Center for Complementary and Alternative Medicine,NCCAM)使用特定术语"健康补充疗法",并定义了CAM的两个具体亚群:自然产品(包括草药及其补充品,如维生素)和身心疗法(包括针灸、按摩、冥想、正念、运动疗法、放松技术、整脊、瑜伽,以及太极和气功等传统中医学)。补充医学涉及非主流治疗的医学技术,通常与常规医学相结合使用。与此相反,替代医学使用CAM代替常规医学。根据2007年美国国家健康调查显示,背痛(17.1%)、颈痛(5.9%)和关节痛(5.2%)是应用CAM的最常见疾病。

补充和替代医学实践(eSlide 18.3)

完整医疗系统

传统中医使用特殊诊断评估,如脉象和舌象评估,治疗方法包括中草药和针灸治疗。

印度的阿育吠陀(Ayurveda)是基于三 Dohas 理论(tridoshas,指生命力或能量元素的三种元素),这些元素必须处于平衡状态才能保持身体健康。瑜伽和草药也是阿育吠陀医学的组成部分。

顺势疗法立足于两大理论:"以毒攻毒"(即,通过在健康人身上产生类似症状的物质来治疗或治愈疾病)和"最低量定律"(如稀释原理:以药物的最小计量发挥最大疗效)。

身心医学

研究已经证实了大脑和免疫系统之间的相互作用,表明了身心联系的存在。瑜伽、太极、气功、正念(mindfulness-based,MB)认知疗法和 MB 减压是几种常见的 MB 干预。这些方法被用于心理治疗和疼痛管理。

手法和身体为基础的疗法

整骨疗法:包括对脊柱的手法治疗,在处理各种类型的疼痛中发挥作用,如腰痛。

按摩疗法:按摩是一个通用术语,表示通过按压、摩擦及推拿皮肤、肌肉、肌腱和韧带,以帮助放松和恢复损伤。

运动疗法:常见的运动疗法有太极、气功和瑜伽。

针灸疗法(eSlide 18.4):针灸疗法是能量医学的一种形式。中医的解释是,生命的能量(气)通过经络流经身体和皮肤并滋养组织。认为疼痛和疾病是由于气的流动受阻或不平衡而产生。针灸,通过在经脉上的穴位针刺可以疏通这些阻碍、重建气的流动,从而使体内平衡得以恢复。现代科学的解释是,针灸刺激神经系统释放肌、脊髓和大脑中的化学物质。这些化学物质要么会改变疼痛的感觉,要么会触发其他化学物质和激素的释放,从而影响身体内部的调节系统。针灸已被临床证明对腰痛、肱骨外上髁炎、头痛、恶心和呕吐有效。

补充品(eSlide 18.5):S-腺苷甲硫氨酸(SAM-E)在肝脏中产生并为肝脏所用,已被证明在治疗膝骨关节炎(osteoarthritis,OA)方面与萘丁美酮和塞来昔布一样有效。氨基葡萄糖和硫酸软骨素治疗关节炎的疗效一直存在争议。其他补充品包括维生素 D、N-乙酰半胱氨酸(NAC)、甲基磺酰甲烷(MSM)、α-硫辛酸(ALA)、镁、锶和鱼油。

气功(eSlide 18.6)

气功是一种精神意念的"活动",通过与呼吸相协调的、缓慢优雅的动作,来促进人体中"气"的循环,有利于促进整体的健康,放松身心,并保持精神集中。一项文献综述表明,太极或气功对健康有益的证据在于强健骨骼健康、促进心肺功能、改善平衡以及预防跌倒、提高生活质量和自我效能。气功还可以减轻疼痛,改善纤维肌痛或癌症患者的睡眠和情绪状态。

太极(eSlide 18.7)

太极表现为一系列缓慢而流畅的动作,通常被认为是"运动中的冥想"。它可以增强心血管能力、肌肉力量、平衡、身体功能,生活质量和日常生活活动的表现,并减少压力、焦虑和抑郁。可以将太极安全地推荐给患有骨关节炎、类风湿关节炎、肌肉痛和帕金森病的患者。

瑜伽(eSlide 18.8):瑜伽有许多不同的种类。瑜伽已经被证明可以显著提高站位平衡,提高坐立测试和 4 m 步行测试的成绩,同时减少交感神经活动和(或)增强迷走神经调节。研究证明瑜伽可作为脑卒中或脑外伤患者的可行干预措施。

冥想/正念(eSlide 18.9):冥想有很多类型,比如引导想象、正念冥想和祈祷。通过集中注意力,冥想早已被用于放松和减压。研究还表明,它可以帮助减少疼痛和改善情绪。

● 补充和整合医学的经济学效益(eSlide 18.10)

相关研究证实 CIM 是一项高性价比的选择。CIM 疗法包括整脊、针灸、按摩、足底按摩、音乐疗法、放松、减压以及意象引导可以减少疼痛、减少药物使用、降低医疗费用。

● 总结

整合医疗包括所有促进个体身心健康的方法与实践。未来的研究可能会继续探索这些方法的机制以及它们在不同情况下的应用效果(eSlide 18.11)。

临床精要

1. 整脊治疗，通常由整脊师提供，适用于腰痛。其禁忌证包括严重的骨质疏松症、脊髓硬膜外感染和脊柱转移瘤。最常见的副作用是局部不适。颈椎手法治疗失败后的死亡或永久性神经后遗症风险为 1/1 000 000（eSlide 18. 12）。

2. 灵气（Reiki）疗法指使用特殊的手势来操纵能量域。它可以在远处进行，不需要患者集中注意力。

3. 1994 年的《膳食补充剂健康与教育法》免除了制造商必须证明其草药产品的安全性或有效性的责任。

4. 研究表明，整合康复医学中补充和替代医疗的适应证如下。

（1）疼痛管理：整骨、针灸（针刺休克一般发生在第一次治疗期间）、按摩、气功、太极、瑜伽、冥想、足底经络按摩（基于微系统原理）、维生素 D、NAC 和鱼油。

（2）关节炎：针灸、太极、SMA－E、氨基葡萄糖和软骨素（完整的效果需要 2～4 个月）、MSM、雷奈酸锶、鱼油、猫爪草、南非钩麻。

（3）增强心肺功能、改善平衡、预防跌倒：运动疗法。

（4）放松和减压：按摩、冥想、气功、太极、瑜伽。

第19章

计算机辅助设备和环境控制

Computer Assistive Devices and Environmental Controls

Shih-Ching Chen
陈聚兹 译

辅助技术(assistive technology，AT)使残疾人能够参与日常生活活动。AT 评估小组应确定目标并对适当的 AT 设备和服务提出建议，以促进患者及其照护者 AT 的使用。本章概述了临床评估和医师职责。

● 辅助技术的定义(eSlide 19.1)

辅助技术一词涵盖了用于使残疾人能够步行、进餐、增强视力和以其他方式参与日常活动的工具。法律将 AT 定义为"无论是购买成品、改造或定制的，用于增强或改善残疾人功能的任何物品、设备或产品系统。"另还有一定义，将 AT 服务指为"通过选择、获取或使用辅助技术直接协助残障人士的任何服务"。

● 辅助技术概述(eSlides 19.2 和 19.3)

AT 旨在提高功能并满足人类的需求。因此需考虑个人与技术的交互，以深入了解人机接口(human-technology interface，HTI)概念中涉及的问题。交互通常通过拨盘、开关、键盘、车把、操纵杆或手柄实现。具有直接选择功能的典型接口(例如计算机键盘或电视遥控器)，应由有能力准确选择预期项目的人员使用，因为所有可能的选项都将同时示出来，并由个人直接选择。扫描开关有多种样式(例如，舌头触碰、撇嘴、吹气、眨眼)，眼动开关和头控鼠标，这些都是严重残障人士与环境互动时使用的间接选择方式。HTI 也适用于完成从设备到用户的反馈环。良好的技能评估以及关注患者及其目标和需求对于 HTI 的成功应用和防止 AT 设备的弃用至关重要。

● 沟通障碍辅助技术(eSlides 19.4 和 19.5)

满足多种言语和语言障碍人士需求的 AT 设备通常称为增强和替代性沟通(augmentative and alternative communication，AAC)设备。应鼓励使用 AAC 设备以及所有其他可用的交流方式，例如手势、发声、手语和视线。非电子 AAC 系统可以用数码照片、书籍或目录中的图片，或者用记号笔来画字母、单词、短语或图片。数字语音输出设备可用于记录和存储简单的短语。当用户想要讲话时，只需按下一个按钮，设备便会说出预先录制的消息。但这些设备不适用于需要或想要传达复杂思想或感觉的个案。

合成语音是由软件创建的，该软件根据语音规则和发音规则，通过语音合成器硬件将字母数字文本转换为语音输出。由于当前有大量的 AAC 应用程序，此触摸脑(如 iPad)变得非常流行。这些系统的优点是它们允许用户在任何主题上发言并使用他们想要的任何单词。针对完全性闭锁综合征(locked in syndrome)的用户，最新的发展的是语音生成设备，可以通过简单的眨眼或目视屏幕中的所需区域来激活。语音增强器可以协助构音障碍患者对语音的处理，从而提高他人对语音的识别能力。用户佩戴带有麦克风的头戴式耳机，与便携式设备相连，经过处理后，清晰的声音会通过扬声器播放出来。

● 运动障碍辅助技术(eSlides 19.6 和 19.7)

运动障碍极大地影响了个人与环境互动的能力。早期干预和支持性护理人员以及家庭成员，通过改造并将 AT 装置整合到日常活动中，可以帮助患者代偿受损的运动功能。因为许多任务可以通过计算机来完成，可提高个人的日常生活参与能力。计算机可以执行与教育和工作有关的任务，并且可以监视和控制家庭、工作和学校中无限数量的设备和家用电器。已有许多 AT 设备帮助上身行动不便的人使用计算机。替代性的计算机键盘可有多种形状、大小和布局；屏幕键盘在计算机显示器可见。对于许多运动障碍人士来说，语音识别(voice recognition，VR)软件已成为访问计算机必不可少的工具。AT 解决方案可以包括拐杖、移动助行器、电动滑板车，或用于行动不便者的手动或电动轮椅。对于提高这类人群的参与能力，简单的环境改造或适应环境是必不可少的部分，也可能是全部。

● 人体工效学辅助技术和二次伤害预防（eSlides 19.8 和 19.9）

AT 研发者关注度快速增长的一个领域是重复性应变损伤（repetitive strain injuries，RSIs）的发展。过去的几年中，AT 整个行业得以发展，可以有效应对重复性运动损伤。日常生活电子设备（electronic aids to daily living，EADL）可对环境中电器设备提供替代控制，并可提高用户日常生活活动能力的独立性。该技术也称为环境控制单元（environmental control units，ECUs）。EADL 可以通过手指或手指按下按钮或通过语音命令直接控制，也可以通过扫描和开关激活间接控制。EADL 主要在家庭中使用，但也可以在工作场所或学校中使用。

● 听力障碍的辅助技术（eSlide 19.10）

听力障碍和耳聋会影响人与环境互动中的反馈回路。诸如助听器和 FM（frequency modulation，调频）或无线电波系统之类的 AT 设备可用于促进听觉输入和语音输出。其他类型的 AT 设备可提供视觉提示，例如听觉信号的闪光灯。当听力系统在中耳或耳蜗的水平受损时，可通过外科手术植入耳蜗植入物，也就是将电极阵列放置在耳蜗内或周围。该系统需要将电池组戴在身体上或耳朵后面。还需要经验丰富的听觉病学家来指导听力障碍人士如何用人工耳蜗植入物产生的声音提示来替代自然听力。针对严重听力障碍人士的另一种最新适应方法是计算机辅助实时翻译。此 AT 解决方案涉及经过专门培训的打字员或速记员，他们将在计算机上说出的内容记录下来，然后将文本投影到显示器上，从而实现接近"实时"的翻译。对于佩戴助听器的人士，环境适应措施经常为聋哑或重听人士提供支持。唇语和手势也会有所帮助。

● 视力障碍的辅助技术（eSlide 19.11）

视力障碍从技术上讲涵盖了所有类型的永久性视力丧失或弱视。AT 解决方案通常涉及使用简单的手持式放大镜，大字体的阅读材料或移动设备（例如，盲杖）以实现安全有效的出行。高对比度的胶带或标记也可用于指示环境中的危险。盲文仍然是许多人阅读的首选。装有语音合成器和专用软件的计算机可以浏览台式机、操作系统、应用程序、文档和整个互联网。使用此软件，视力障碍者可大声听到任何数据文本。对于具有一定视觉能力的个人，屏幕放大软件使用户可以选择放大倍数

(2～20 倍)和放大类型,以实现最佳的计算机使用效果。许多放大应用程序将放大与语音合成或文本到语音结合在一起。视力障碍的人通常保持其家庭和工作环境的设置不变,因为这有助于查找物品。也有人使用电子出行辅助工具,协助探测盲杖探测不到的障碍物,作为对低技术含量辅具的补充。这项技术使用超声或环境嵌入式信息,特别适合视力不佳的用户。

● 认知和学习障碍的辅助技术(eSlide 19.12)

AT 系统正用于协助认知障碍者学习新的工作/任务和(或)提示人们完成给定任务的各个步骤。另一个系统使开发人员可在多种环境和技术中使用情境感知传感器,通过无电池微功率传感器来促进认知障碍者的安全性、潜力和幸福感。有多种低技术和高技术的解决方案可用于协助读写能力发展,如有声读物或文本语音转换软件,可在计算机上提供预期或多感觉反馈。语音识别技术有时对学习障碍者有帮助。一些 AT 软件系统为认知障碍者提供听觉或视觉提示。这些系统可以设置成分步指示,协助个人按步骤完成整个任务。

● 选择适当的辅助技术(eSlide 19.13)

弃用

根据技术类型的不同,不使用或弃用的比例可以低至 8% 或高至 75%。平均有1/3 以上的辅具会被弃用,大部分在前 3 个月内被丢弃。为防止弃用,AT 团队应在评估过程中将残障人士的意见和喜好考虑在内。

● 临床评估的原则

AT 评估的目的是确定 AT 设备和服务是否有潜力帮助个人实现其在家庭、学校、工作或娱乐中的活动或参与目标。其他目标包括:①提供安全和支持性的环境;②确定对 AT 服务的需求;③根据需要修改或定制 AT;④开发潜在的推荐设备列表。应根据残障人士已确定的需求,选择来自各个学科的专业人员作为 AT 评估团队的成员。召集 AT 供应商进行 AT 评估是不合适的,但是在团队要求时,卖方可以演示其产品并协助设置评估设备。但其他团队成员,包括最终用户及其家人,应进行评估并提出最终建议。

第一阶段辅助技术评估

当收到转介后,评估过程的第一阶段开始。收集标准的患者基本信息与损伤有关的信息以及临床评估。团队负责人有责任确保邀请患者本人、家人和其他重要个人参加评估。团队确认其生活角色,从事的具体活动以及个人在履行这些生活角色时遇到的任何问题。该团队确定解决参与障碍的顺序的优先级,并制订具体的行动计划。随着时间的推移,应该进行进一步的评估并记录需求。评估团队的主要成员应包括患者本人及其照护者。

第二阶段辅助技术评估

一旦团队就特定的行动计划达成一致,且"必须"发生,评估过程的第二阶段便开始了。对 AT 设备进行各种改造和放置的测试,以确保辅助技术与个体相适应。由于许多设备需要大量的培训和跟进,因此必须提供有关培训和学习时间的具体信息,并在当地社区中找到适当的资源,这一点至关重要。除极少数例外,明智的做法是在做出最终购买决定之前借用或租用 AT 设备。应告知消费者及其家人,以便他们可以就何时何地交付设备做出最终决定。AT 专业人员还应与医师协商,预期未来的需求,最终的决定应考虑设备的预期性能和耐用性。

撰写辅助技术评估报告

评估报告记录了 AT 评估过程,并且必须包括几个组成部分。首先,使用通俗的表达方法有助于案例管理人员,教育工作者和不熟悉 AT 的其他人员了解流程。该报告应侧重于购买该技术所需的资金。将 AT 设备的所有组件都包括在推荐设备列表中也非常重要,因为通常建议将设备购买为"系统"。除了购买 AT 设备外,为避免使用率低或弃用 AT 服务也很重要。最后,提供供应商的联系信息也很重要。

● 医师职责(eSlides 19. 14 和 19. 15)

辅具处方

在开具 AT 设备并证明医疗必要性时,应考虑以下事项。医师必须提供针对特定 AT 的个人医疗需求的证据,并且健康保险公司需要"适当的"处方,其中包括全面评估过程、个人的动机、提供的培训以及潜在的功能效果。

卫生保健记录中的文件

除了以各种形式开具处方和证明医疗必要性外，医师还必须维护跟踪设备性能并维护完整的患者保健记录的系统，其中应包括诸如诊断、患者状况、预后、功能限制、干预措施和结果等详细信息，以及所有辅助设备的列表。无论资金来源如何，这份全面的医疗记录都可以提供用于证实对 AT 设备和服务的需求所需的背景信息。

医疗必要性资助书

医师经常需要写"医疗必要性证明"以帮助确保满足患者的 AT 需求。这些证明应包括患者的诊断和功能限制。此外，应声明患者无法执行特定任务，例如日常活动、工作活动或功能性步行。

这类证明还应包括一个内容，说明为什么需要该设备以及选择该特定设备的理由。此外还需要描述特定的设备功能并列出所有必需的组件。

● 辅助技术的经费

AT 设备和服务的资金来源于私人或政府医疗或健康保险，承保范围依据现有法律和法规。

制订资助策略的 5 个步骤如下：①调查个人可用的资助资源；②为 AT 干预的各个步骤确定各种资助来源；③与患者及其家庭成员或倡导者一起制订资助计划；④将职责分配给特定个人，为 AT 干预的每个步骤提供资金；⑤为资金来源准备必要的书面文件，以便在需要进行申诉时有记录依据。

● 总结

随着文化包容性的提升，有关残疾和损伤的传统观念也正在改变。未来有关 AT 的研究应包括残疾人及其家庭的意见，并通过主流技术的应用为参与日常生活活动提供更多机会。

临床精要

1. 辅助技术(AT)装置旨在促进功能满足人类在不同生命阶段和角色中的需求。

2. 除了被选为 AT 评估小组成员的来自各个学科的专业人员之外,AT 小组还应包括失能人士及其家人。

3. 随着个人的成熟和承担不同的生活角色,AT 设备的使用和要求将随着时间而改变。

4. 医师应开具 AT 设备的处方,进行正确的医疗文书记录,编写 AT 评估报告,并协助患者寻找资金来源。

常见临床问题
COMMON CLINICAL PROBLEMS

第20章

膀胱功能障碍

Bladder Dysfunction

本章总结了尿路神经生理学、膀胱功能障碍类型及膀胱功能障碍的处理策略。

● 神经解剖学与生理学

逼尿肌和括约肌特征

逼尿肌收缩由细胞内钙离子增加引起,逼尿肌松弛与钾离子进入逼尿肌的平滑肌细胞有关。健康人的膀胱壁中有近 50% 由胶原蛋白组成。大多数远端括约肌是慢收缩横纹肌纤维,而盆底肌混合了快收缩和慢收缩横纹肌纤维两种成分。

下尿路药理学:受体和神经递质(eSlide 20.1)

胆碱能毒蕈碱(M_2 和 M_3)受体分布于膀胱体、膀胱三角区、膀胱颈和尿道。正常情况下,M_2 胆碱能毒蕈碱受体在结构上占主导地位,但 M_3 受体对膀胱收缩功能可能更重要。胆碱能烟碱受体主要位于横纹括约肌。肾上腺素能受体(主要是 α_1)集中在膀胱三角区、膀胱颈和尿道。含去甲肾上腺素的神经细胞分布于膀胱旁和膀胱壁内神经节,通过控制膀胱颈和尿道平滑肌收缩来控制小便。β_2-肾上腺素能受体和 β_3-肾上腺素能受体通过松弛膀胱颈触发排尿,通过松弛膀胱体来加强储尿。尿道收缩的主要效应递质是去甲肾上腺素(通过 α_1 受体),尿道松弛则是由盆神经节内乙酰胆碱介导的一氧化氮在尿道壁释放而诱发的。

下尿路神经支配(eSlides 20.2 和 20.3)

周围神经包括盆神经(副交感神经)、腹下神经(交感神经)和阴部神经(躯体神经)。膀胱充盈的感觉信息通过盆神经的 Aδ 传入纤维传递回中枢神经系统。在病理和炎症状态下,逼尿肌过度活跃,这是因为辣椒素敏感的香草酸受体和 C-传入纤维在起主要作用。

排尿反射

脑桥排尿中枢(pontine micturition center,PMC)协调排尿时膀胱和括约肌的活动。PMC 和支配膀胱的骶段神经之间通路的中断会导致逼尿肌-括约肌协同失调。传入轴突与 Onuf 核(位于 S_2、S_3 和 S_4 前角外侧边缘的阴部神经核)形成膀胱突触,可以抑制排尿时盆底的活动。盆底的自主控制是由传入到感觉皮层的上行纤维和来自运动皮层的下行纤维与阴部神经核之间形成的突触来实现的。

下尿路功能

新生儿和婴儿有非自主反射性排尿,但大约 90% 的儿童在 5 岁时具备自主排尿的能力。对于健康成年人,在膀胱充盈期,膀胱内压只有轻微的增加,而盆底和括约肌的自主活动却会明显增加。排尿是由盆底的主动放松开始的,紧接着在脑桥水平会释放冲动来抑制逼尿肌反射。尿频、尿急、尿失禁伴排空不全在老年人中很常见,可能的原因包括逼尿肌活动减弱、良性前列腺增生、括约肌活动受损、轻微卒中导致大脑抑制功能丧失、膀胱壁胶原沉积、夜间抗利尿激素分泌不足引起的继发性多尿、肾脏浓缩能力下降,以及睡眠时水肿下肢内的体液回流增多。

● 神经源性膀胱功能障碍的分类(eSlide 20.4)

神经源性膀胱功能障碍可分为解剖性(脊髓以上、骶以下、周围自主神经和肌肉病变)和功能性(储尿能力、逼尿肌和括约肌的活动和协调)。

神经源性膀胱功能障碍的评估

重要的基本评估包括:详细的病史询问和体格检查(如液体的摄入和排出量);尿路感染(urinary tract infections,UTIs)的频率;神经系统疾病的情况;盆底肌肉、直肠张力和反射的评估(球海绵体反射、提睾反射、肛门反射)。

神经源性膀胱功能障碍的诊断性检查(eSlides 20.5 和 20.6)

上尿路评估的适应证包括肾盂肾炎的症状、肾脏疾病史、脊髓病变和脊髓发育不良。对于卒中、帕金森病和多发性硬化症患者来说,一个简单的基线筛查检查(如超声检查)就足够了,因为这些患者很少累及上尿路。

上尿路检查

超声检查(US)足以显示慢性梗阻和扩张、瘢痕、肾肿块(囊性和实性)、肾结石、膀胱壁厚、膀胱不规则、是否有膀胱结石,并能测量排尿后残余尿量(PVR),但不能评估急性输尿管梗阻。肾脏、输尿管和膀胱 X 线片(KUB)经常与 US 结合,以明确是否存在输尿管或膀胱结石。计算机断层扫描(CT)或 CT 尿路造影可以发现留置导管和膀胱塌陷患者的膀胱小结石,并有助于评估结石引起的急性上尿路梗阻。同位素检查,如锝-99m 二巯基丁二酸(DMSA)扫描或锝-99m 巯替肽(MAG-3)肾图,可用于评估肾皮质的功能分区和尿路的排泄情况。碘酞酸盐用于排泄性尿路造影和测量肾小球滤过率。

下尿路检查

所有神经源性膀胱患者或新发下尿路症状的患者,以及进行侵入性操作之前的患者都应进行尿液分析、培养和药敏试验。与先前的记录相比较,PVR 结合膀胱压力、临床症状和膀胱壁的外观,更具临床价值。膀胱造影可检测输尿管反流和评估膀胱的轮廓和形状。

尿动力学和影像尿动力学检查(eSlides 20.7 和 20.8)可用于下尿路充盈期和排尿期的评价。影像尿动力学检查的适应证包括:不完全性脊髓损伤伴尿失禁但排空不全者;机械性梗阻伴神经病变者;逼尿肌收缩、膀胱颈梗阻和横纹括约肌协同失调(eSlide 20.9);括约肌切开术前;药物治疗失败者;膀胱扩大术、膀胱改道术、人工括约肌植入术或耻骨上造瘘术术前;上尿路功能减退和症状性菌尿频繁复发的评估。正常膀胱顺应性应 $>30\,mL/cmH_2O$,$<10\,mL/cmH_2O$ 为顺应性差。括约肌肌电图(EMG)可与膀胱压力图(CMG)或影像尿动力学检查相结合。正常括约肌肌电信号在膀胱充盈期逐渐增加,并在排尿前静止。若存在逼尿肌-括约肌协同失调,当逼尿肌反射性收缩时,括约肌肌电活动增加。膀胱镜检查的唯一常规适应证是长期留置导管(耻骨上或尿道)。膀胱镜检查也适用于 CT 尿路造影后的患者,这些患者有肉眼或镜下血尿,但又不能归因于 UTI、结石或外伤。

神经源性膀胱功能障碍的非药物治疗(eSlides 20.10 和 20.11)

定时排尿可以让逼尿肌过度活跃的患者在逼尿肌收缩前排尿。耻骨上叩击会引起膀胱壁机械性牵张反射,继而膀胱收缩,对截瘫患者可能有效。对于无反射和骶段以下病变的患者可以使用 Valsalva 或 Credé 手法来帮助排尿。对于截瘫和盆底痉挛的患者,可以在牵张肛门括约肌的基础上,运用 Valsalva 手法排空膀胱,从而实现有效排尿。

尿液收集装置包括外部导管、留置导管(尿道或耻骨上)、清洁间歇导尿和保护装置。清洁间歇导尿需要有足够容量(>300 mL)的低压膀胱以及足够的流出阻力以保证膀胱控制能力。C6 及以下节段脊髓损伤(SCI)患者通常可行自我导尿术。

神经源性膀胱功能障碍的手术治疗

为了增加膀胱容量(eSlide 20.12),可选择的方法包括膀胱扩大术(带或不带导管插入式造瘘口)和回肠流出道术。膀胱扩大术用于逼尿肌过度活跃、膀胱顺应性下降、功能储尿能力下降且对药物治疗无反应的患者。回肠流出道术作为一种尿液分流术,建议用于膀胱不能保留的情况下。为了增加膀胱收缩力,可以在膀胱壁、盆神经、骶神经根和脊髓圆锥上植入电极进行电刺激以诱发逼尿肌收缩。为了增加膀胱出口阻力,可选择膀胱颈和尿道注射治疗以增加膀胱颈下和周围组织的体积,也可进行筋膜悬吊或应用人工括约肌。为了降低膀胱出口阻力,括约肌切开术通常适用于不能或不愿意进行自我导尿的 SCI 患者,以及由于原发性过度活动导致膀胱颈梗阻或慢性横纹括约肌协同失调而导致膀胱壁肥大的患者,术后可能会因狭窄复发或协同失调而发生梗阻。尿道支架用于括约肌切开术失败后或替代括约肌切开术。

神经源性膀胱功能障碍的药物治疗(eSlide 20.13)

抗毒蕈碱药物(如溴丙胺太林、莨菪碱和奥昔布宁)和毒蕈碱受体拮抗剂(如达非那新、索利那新和曲司氯铵)用于抑制逼尿肌活动。胆碱能激动剂(氯贝胆碱)可用于增加逼尿肌活动。肾上腺素能拮抗剂(如特拉唑嗪、多沙唑嗪、坦索罗辛和西洛多辛)用于减轻良性前列腺肥大引起的症状并促进膀胱排空。坦索罗辛还可以减轻骶上 SCI 患者自主神经反射异常的症状。米拉贝隆(作用于 β_3-肾上腺素能受体)对膀胱过度活动症状有疗效。膀胱镜下注射 A 型肉毒毒素可用于神经源性逼尿肌过度活动药物治疗无效的患者。

神经源性膀胱功能障碍的鉴别诊断

卒中、痴呆、脑肿瘤或脑外伤患者通常会出现频繁的急迫性尿失禁,但可协调排尿且可完全排空。帕金森病患者通常有尿频、尿急和急迫性尿失禁,其中 50% 的患者诉有排尿困难。90% 的多发性硬化(脑和脊髓病变)患者可有膀胱过度活跃和排空不全。膀胱无反射见于以圆锥病变为主的多发性硬化症。

脊髓损伤患者的逼尿肌反射通常在 6 个月内恢复,当然是在脊髓休克恢复以后。由于较高中枢的抑制和协调控制丧失,可能出现不完全性持续性逼尿肌收缩和盆底自主控制障碍。不完全性损伤患者可能有尿急感,但膀胱排空充分,完全性损伤患者则可能会因为逼尿肌括约肌协同失调而出现反射性尿失禁和膀胱排空不全。高位完全性四肢瘫患者由于交感神经过度活动也可导致逼尿肌膀胱颈协同失调。

圆锥、马尾和周围神经病变均可导致膀胱无反射、无收缩、无感觉。继发于糖尿病或多系统萎缩的自主神经病变可能导致膀胱无收缩和无感觉功能。脊髓发育不良常导致混合型下尿路功能障碍,但最常见的类型是膀胱过度活跃或顺应性不良,伴有协同失调或括约肌不松弛。

神经源性排尿功能障碍的并发症(eSlides 20. 14 和 20. 15)

菌尿

UTIs 在神经源性膀胱患者中很常见。大肠埃希菌、变形杆菌、克雷伯菌、假单胞菌、沙雷菌、普罗维登斯菌、肠球菌和葡萄球菌是导尿管相关 UTIs 患者的常见致病菌。轻中度疾病患者可口服氟喹诺酮(环丙沙星、左氧氟沙星或加替沙星)或甲氧苄啶磺胺甲噁唑治疗,但甲氧苄啶磺胺甲噁唑对铜绿假单胞菌无效。对于重度患者和住院患者,哌拉西林加他唑巴坦、氨苄西林加庆大霉素或亚胺培南加西司他丁可以治疗大多数常见病原体。

自主神经反射异常

SCI 患者的自主神经反射异常症状(突发性高血压、出汗、竖毛、头痛和反射性心动过缓)可由伤害性刺激(如膀胱扩张)引起,尤其是当损伤平面在 T6 节段以上时。预防伤害性刺激是最佳策略。如果消除刺激后症状仍然持续,可以使用硝酸甘油软膏、哌唑嗪或卡托普利。酚苄明(一种肾上腺素能拮抗剂)可以用来预防自主神经反射异常。

高尿钙症和结石

SCI 患者会出现高尿钙症,因为活动减少会导致骨骼中的钙流失,并可能导致肾和膀胱结石的形成。膀胱镜和激光碎石是治疗膀胱结石的有效方法。小的结石和颗粒可用 30 mL 的溶肾石酸素溶液进行膀胱冲洗来溶解。生长性结石或肾盂结石应在输尿管梗阻发生前行体外冲击波碎石。对于较大的结石(直径＞3 cm),经皮取石是首选方法。

下尿路和上尿路改变

大多数 SCI 患者都有膀胱小梁形成。梗阻和膀胱内高压严重时会出现囊肿和憩室,这可能导致输尿管反流。输尿管反流或无反流的膀胱内高压可导致上尿路扩张。如果出现反流或输尿管扩张,可采用间歇性导尿、抗毒蕈碱药物或肉毒杆菌毒素注射来降低膀胱压力。如果膀胱内压力改善但反流持续存在,则应考虑手术治疗。如果膀胱内压力没有改善,则可以进行尿流改道术。

临床精要

1. 神经源性膀胱功能障碍的药物治疗失败往往是由于不可忍受的副作用(如口干、嗜睡、低血压)。在药物治疗过程中,仔细选择药物和密切监测副作用是很重要的。

2. 自主神经反射异常是脊髓损伤(SCI)患者的一种危险综合征,应立即治疗。所有 SCI 患者及其护理者都应该注意这个问题。

3. 膀胱管理的最终目标是防止上尿路损害,降低发病率和提高患者的生活质量。要想实现这些目标,就必须对每个患者进行详细的病史询问和体格检查、恰当的诊断性检查和在膀胱功能障碍分类的基础上,进行个体化的管理。

第 21 章

神经源性肠道：功能障碍与康复

Neurogenic Bowel: Dysfunction and Rehabilitation

Yu-Hui Huang

杨延砚　周谟圣　译

本章总结了神经源性肠道的流行病学、神经解剖学、生理学、病理生理学、评定及管理。

● 流行病学及其影响

神经源性肠道功能障碍是因为失去了自主神经和躯体神经支配，表现为大便失禁、便秘、排便困难（difficulty with evacuation，DWE）及上消化道症状。住院或住在养老机构的老年人群中，DWE 的患病率从 10%～50% 不等。肠道控制功能是卒中患者回归家庭最重要的预测因素之一。接受调查的脊髓损伤（spinal cord injury，SCI）患者中，1/3 以上的人认为肠道和膀胱功能障碍对他们的生活影响最大。近1/3 的 SCI 患者表示，其肠道功能在伤后 5 年内越来越差，其中 33% 患者进展为巨结肠。这些问题严重影响患者的营养和健康状态，造成不容小觑的心理、社会和情感创伤。如若恢复正常排便已无可能，康复目标即应调整为社交控便（排便可预测且充分，不伴失禁）。

● 胃肠道的神经解剖学及生理学

胃肠道的神经控制系统包括中枢神经系统（central nervous system，CNS；脑和脊髓）、自主神经系统（交感神经和副交感神经）和肠神经系统（enteric nervous system，ENS）（eSlides 21.1 和 21.2）。

肠神经系统（eSlide 21.3）

ENS 是一个独特的系统，其特有的神经元可调控感觉及运动功能。ENS 包括感觉神经元、中间神经元和运动神经元,根据所处部位分为两层:黏膜下神经丛 (meissner)和肠肌间神经丛(auerbach)。ENS 具有自动反馈控制功能,可通过反射 回路调整运动模式[移行性复合运动、消化活动和巨大移行性收缩(giant migratory contraction,GMC)]。ENS 是保持整个胃肠道功能正常以及各节段之间协调的关 键所在。

肠神经系统与脊髓及脑的关系

通过 ENS 迷走神经传入的感觉信息主要传递至两个区域:①节状神经节(迷走 神经的远端神经节),随之传递至脑干延髓区的孤束核和极后区,最后传递至大脑喙 侧的中枢系统(这条通路未到意识控制水平);②迷走神经背侧运动核(dorsal motor nucleus of the vagus,DVN)和疑核,与前脑和脑干共享信息,形成迷走神经背侧复 合体。大脑的命令(意识下和非意识下)被传递至迷走神经背侧复合体,此时 DVN 和疑核是反射通路中的传出弧。感觉冲动由脊髓传入神经(内脏支和骨盆支)传递 至背根神经节(或椎前交感神经节),随之传递至后索。这条通路在痛觉传导中的作 用比脊髓丘脑束或脊髓网状束更重要。体感皮层调节疼痛的感知和识别,旁边缘区 和边缘区则负责疼痛的认知和情感影响。

胃肠神经运动系统

肠壁由能够"自主兴奋"的平滑肌组成,可产生整体收缩活动。肠壁平滑肌可对 牵张产生自发反应,且独立于神经或内分泌系统发挥作用。Cajal 间质细胞起着起搏 器的作用,将电慢波传导至环形肌层,从而引起自发性肌肉收缩。抑制性远端运动神 经元的节段性失活可引起整个消化道的推进运动。交感神经系统兴奋时,肛门张力升 高、结肠收缩受抑制,肠道储存功能提高,而副交感神经兴奋时则可增加结肠活动。

胃肠道运动及其生理(eSlide 21.4)

胃底部起着贮存器的作用,能容纳食物,胃窦则是产生推进波的搅拌器。肠运 动有两种模式:①消化间期移行性复合运动模式,空腹时发生,受胃动素影响;②餐 后节段运动模式,由迷走传入神经诱发,逐渐发展成巨大移行性收缩(giant migrating contractions,GMC),收缩活动继续前行,并通过较长的小肠和大肠。结 肠的功能是储存食物残渣、再吸收液体和气体、为细菌生长提供环境,以及吸收某些 细菌的分解产物。"胃结肠反应"或"胃结肠反射"是指在餐后 30～60 分钟内出现的 结肠活动增强(GMC 和集团运动),受激素和神经(脊髓介导的膀胱反射)效应的双重调节,通常用作治疗手段来增强肠道排空功能。在排便之前,直肠通常没有大便。排便控制能力有赖于肛门括约肌,包括肛门内括约肌(internal anal sphincter, IAS)、肛门外括约肌(external anal sphincter, EAS)和耻骨直肠肌。静息肛管压力主要取决于耻骨直肠系带在肛肠连接处的成角及内括约肌张力;只有 20% 压力由 EAS(尽管它的体积比 IAS 大)产生。EAS(由 S2 - S4 神经根组成的阴部神经支配)和耻骨直肠肌(由 S1 - S5 神经根的直接分支支配)是仅有的正常静息状态下为紧张性收缩的横纹肌。

当粪便达到约 200 ml 时,直肠乙状结肠扩张并启动正常排便。直肠乙状结肠扩张可引起两种反射:直肠-直肠反射,即粪团近端肠道收缩,远端肠道松弛;直肠肛门抑制反射,即 IAS 反射性松弛,耻骨直肠肌紧张,这和排便冲动即"便意"相关。随后,人体可以主动收缩肛提肌,开放近端肛管,松弛 EAS 和耻骨直肠肌,进而排便,Valsalva 动作可有辅助作用。但是,人体也可以通过自主收缩耻骨直肠肌和 EAS 来延迟排便,随之,反射性 IAS 松弛约在 15 秒内消失。一般来说,轻度直肠扩张时,EAS 收缩可脊髓反射来实现。而直肠进一步扩张时,则导致 EAS 反射性松弛。这些脊髓反射集中在脊髓圆锥,并在高级皮层的影响下得以强化和调节。当皮层控制障碍时(SCI 患者),EAS 反射通常持续存在,可引起自发性排便。

● 胃肠功能障碍的病理生理

神经源性肠道功能障碍常见症状的病理生理学见 eSlide 21.5。

上运动神经源性肠道(eSlides 21.6~21.8)

圆锥以上的任何中枢神经系统损伤都可能导致上运动神经源性肠道(upper motor neurogenic bowel, UMNB)功能障碍。脊髓-皮层感觉通路受损可致排便感觉减退,部分 SCI 患者仍有感觉残余,可能是自主神经系统通路所介导。既往研究认为患者的结肠顺应性受损,但近期研究否定了这一说法。直肠括约肌协同失调(直肠被动性充盈导致括约肌张力增高)常导致 DWE,可能被误认为是结肠顺应性受损。据报道,圆锥以上 SCI 患者的结肠直肠通过时间明显延长,尤其是在急性期,胃肠道总通过时间可达 3.93 天(对照组为 1.76 天)。由于骶反射弧仍然存在,直肠乙状结肠段的通过时间较结肠短。UMNB 患者的肛门括约肌张力正常或增加,耻骨直肠肌系带可触及,肛门边界正常,骶反射完整,包括肛周反射(即肛门反射性收缩)、膀胱直肠反射(腹内压力增加时 EAS 压力增加)和球海绵体反射。

下运动神经源性肠道

多发性神经病、脊髓圆锥或马尾病变、盆腔手术、经阴道分娩,甚至排便时的慢性劳损都可能影响直肠乙状结肠和肛门的自主神经及躯体神经支配功能。下运动神经源性肠道(lower motor neurogenic bowel,LMNB)功能障碍可能导致大便失禁(阴部失神经支配)、远端结肠弛缓(副交感神经失神经支配)和转运时间延长。大便失禁同时伴有便秘和 DWE 将使困难更大,由于球阀效应,大块粪团嵌塞可以导致反常液体性失禁。体格检查显示肛门张力降低,耻骨直肠肌系带不可触及,指诊示肛管缩短(正常长度为 2.5~4.5 cm),视诊可见肛门至臀部的轮廓平坦呈"扇形",骶反射消失或减弱(肛周反射和球海绵体反射)。

诊断性检查

诊断性检查及其目的见 eSlide 21.9。

● 管理

恶心、呕吐、腹胀和早饱的管理

急性发作的处理包括肠道休息、营养补充、液体和电解质平衡维持,以及尽量减少影响肠道活动性的药物。对于慢性亚闭塞状态,策略包括肠内营养、肠造口术和全肠外营养。

腹泻的管理

大便嵌塞引起的腹泻和失禁可通过病史、体格检查和腹部 X 线检查来评估。对于反复使用抗生素引起的难辨梭菌性结肠炎腹泻,应使用甲硝唑(轻中度结肠炎)和口服万古霉素(重症或病情复杂)。

排便功能障碍的管理:便秘和大便失禁

肠道管理目标

肠道管理的目标包括:①每天或隔天规律排便一次;②在固定时间(早上或晚上)排便;③每次肠道护理需彻底排空直肠穹隆;④大便柔软、成形、大块;⑤半小时内(最多 1 小时)完成肠道护理。95% 个体的排便频率在每天 3 次至每周 3 次之间

（eSlide 21. 10）。

饮食注意事项

饮食选择的主要目的是实现大便质软、成形且大块。纤维可增加粪便的体积和可塑性。每日膳食纤维的推荐含量是男性至少 38 g，女性至少 25 g（从 15 g 开始，根据耐受情况逐渐增加）。

药物

针对便秘的现有及新药物见 eslides 21. 11～21. 13。

上运动神经元性排便功能障碍的管理

手指刺激、直肠兴奋性药物、灌肠或电刺激均可引起 IAS 和 EAS 的反射性松弛，肛门直肠结肠反射随之增加左半结肠的运动而诱导排便。大便移至直肠可能与 GMCs 及集团运动有关，且可成为习惯。直肠手指刺激应持续 20 秒，每 5～10 分钟重复一次，直至肠道护理完成。直肠兴奋栓剂和用比沙克罗或甘油进行的小灌肠在肠道护理前大约 30 分钟使用，之后再进行直肠手指刺激。当直肠手指刺激和直肠给药达不到肠道管理的目标时，通常还可口服结肠兴奋性药物、大便软化剂或两者合用。滥用口服泻药可导致 ENS 功能障碍。

下运动神经元性排便功能障碍的管理

在 LMNB 中，肠道的反射消失，彻底排空直肠的最有效方法是每天一到两次人手辅助排便或进行清洁灌肠（水、肥皂水、矿物油或牛奶和糖浆）。为了避免大便失禁，必须保持大便良好成形和体积并定期排空直肠穹窿。如果大便不能适时有效地抵达直肠，用上述口服药物应同样有效。生物反馈和行为训练对不完全性神经源性损伤和脊髓脊膜膨出患儿有效。

渐进性养成肠道习惯的方案

本方案可见 eSlides 21. 14 和 21. 15。

物理干预

灌肠

应用由泵和直肠球囊导管（Peristeen，Coloplast）组成的特殊灌肠系统经肛门灌洗，只用水灌肠也被证实有效。

腹部按摩

从盲肠到整个结肠,再到直肠进行 5 分钟的腹部按摩,可以很好地促进 SCI 患者排便。

功能性电刺激或功能性磁刺激

应用带电极的腹带对四肢瘫患者进行腹部肌肉电刺激,可以缩短结肠通过时间。

手术选择

胃部电刺激

胃轻瘫患者手术植入电起搏器能够改善胃排空,但目前该装置尚未在临床中应用。

胃造口术和肠造口术

胃造口术和肠造口术可提供营养,对胃轻瘫或小肠/结肠假性梗阻患者有益。

慢性小肠或结肠假性梗阻的外科手术

结肠次全切加回肠直肠吻合术是治疗慢性结肠假性梗阻最有效的术式。

盆底悬吊术

带神经支配的肌肉移位术可替代耻骨直肠肌的功能,恢复骶神经损伤患者的肛肠连接角。

电子假体

骶神经前根刺激器置入可助 SCI 患者控制神经源性膀胱,也有利于神经源性肠道的管理。

顺行性灌肠治疗

顺行性灌肠治疗需行阑尾盲肠吻合术并在造口置管。可在肠道护理时间长、反复出现粪便嵌塞、直肠用药效果欠佳或不稳定时应用。

结肠造口术

结肠造口术适用于 4 种情况:①保守治疗失败;②反复出现肠梗阻;③因经常脏污而不能有效治愈的压疮或其他皮肤病变;④存在肠道固有疾患。

● 并发症

胃轻瘫或假性肠梗阻患者最主要的并发症是慢性营养不良、脱水和电解质失衡。持续嵌塞会导致进行性肠扩张和盲肠缺血，引起穿孔甚至终致死亡。SCI 患者报告的其他胃肠道并发症包括胃食管反流、早发的憩室病、痔疮引起的直肠出血和自主神经反射异常。

● 治疗结果

通过栓剂、手指刺激或两者兼而有之的肠道习惯性训练，83% 依从性好的脊髓脊膜膨出患儿可达到大便失禁少于每月一次。尽管所有完全性 SCI 患者都有偶发性大便失禁，但这是一个慢性问题，且仅占 2%。DWE 似乎是一个进展性问题，可在 SCI 后 5 年或更长时间后发生。

● 总结

神经源性肠道功能障碍的处理应基于神经疾病的类型（上运动神经元或下运动神经元）以及细致的、全面的评估，包括既往史和体格检查等。管理是一个循序渐进的过程，每种干预手段需要 10～14 天的观察期。新的药物不断涌现，我们希望新的治疗措施（如肉毒杆菌毒素注射）或手术等能让这些患者受益。

临床精要

1. 胃肠道的神经控制包括中枢神经系统、自主神经系统和肠神经系统（ENS）。ENS 是具有能够协调感觉和运动功能的一套独立神经元的特殊神经系统。

2. "胃结肠反射"出现在饭后 30～60 分钟，通常用作治疗手段来增强肠道排空功能。

3. 静息肛管压力主要由耻骨直肠系带和内括约肌（IAS）张力决定；只有 20% 压力归因于外括约肌（EAS）。

4. 排便通过直肠-直肠反射、直肠肛门抑制反射、肛提肌收缩、外括约肌和耻骨直肠肌松弛来完成。

5. 上运动神经源性肠道（UMNB）患者的结肠直肠通过时间延长（直肠乙状结肠段相对好些），肛门括约肌张力正常或增加，耻骨直肠肌系带可触及，肛门边界外观正常，骶反射完整。

6. 下运动神经源性肠道（LMNB）患者的结肠直肠通过时间明显延长（尤其是在左半结肠），肛门张力降低，指诊检查发现耻骨直肠肌系带不可触及，肛管缩短，视诊可见肛门至臀部的轮廓扁平，骶反射消失或减弱。

7. 肠道管理的目标包括每天或隔天规律排便一次，在一天中的固定时间排便，在半小时内（最多在一小时内）完成肠道护理。

8. 对于 UMNB 患者，直肠手指刺激和直肠用药可诱导骶反射以辅助排便。

9. 对于 LMNB 患者，彻底排空直肠的最有效方法是人手辅助排便或清洁灌肠。

10. 肠道训练应循序渐进（eSlides 21.14 和 21.15），前一干预手段持续应用 10～14 天，无效后才可尝试新方法。

第22章

性功能障碍与失能

Sexual Dysfunction and Disability

Tunku Nor Taayah Tunku Zubir

方东翔 李放 译

性作为人类生活的一个复杂方面,具有生理和心理社会影响。失能没有改变人类本性中对性的欲望,但却常常对性功能造成巨大的负面影响。本章概述了性功能及性功能障碍,着重介绍失能人士性功能方面的挑战。

● 性反应和性行为

人类的性反应

根据 Masters 和 Johnson 对人类性反应经典模型的描述,男性和女性具有相似的性反应,即四个阶段:兴奋期、平台期、高潮期以及消退期。

然而,他们指出了性别之间存在的差异。例如:男性趋于更快地经历各个阶段,每周期有一次性高潮,而女性可以在同一周期内达到多次性高潮。他们也指出女性可能"停滞"在性平台期,并由此直接到达性消退期而没有性高潮。一个较新的性反应模型描述了三个阶段:性欲期、性兴奋期、性高潮期。性欲是"驱动个体发起或回应性刺激的特定感觉",性欲始终先于性唤起。一个女性性反应的新模型讨论了性别间的差异(eSlide 22.1),该模型强调女性的性反应比男性要复杂得多。

性行为与衰老

证据充分表明,性生活频率随年龄增长而下降。人一生的性生活频率是生活质量的重要因素。影响性生活频率下降的因素包括疾病引起性功能障碍、衰弱、药物副作用、外阴阴道萎缩、阴道干涩、睾酮下降,以及心理社会障碍(如伴侣可得性减少、认知功能减退等)。

● 性功能障碍类型

根据《精神障碍诊断与统计手册》第 5 版（*Diagnostic and Statistical Manual of Mental Disorders*，*5th edition*，DSM - 5）（eSlide 22.2），性功能障碍通常被定义为：至少持续在 6 个月的时间内，症状的出现率占到 75%～100%（药物诱发的性功能障碍除外），且引发患者"严重的痛苦"。eSlides 22.3 和 22.4 总结了男性及女性性功能障碍类型的具体信息。

● 失能和慢性疾病中的性功能障碍

在失能或慢性疾病的人士中，可以导致性功能障碍的因素包括原发躯体改变、继发躯体限制、心理社会因素、伴随疾病以及药物相关因素。

脊髓损伤

脊髓损伤男性及女性的性生活频率及满意度均下降。性功能障碍类型取决于脊髓损伤平面及损伤程度。因为副交感骶反射弧未受损，上运动神经元脊髓损伤男性能反射性勃起。但常不能心因性勃起，除非是不完全损伤。这类患者难以射精，因为射精由 T11 - L2 的交感神经介导。下运动神经元脊髓损伤患者胸腰段交感传出通路完好，理论上心因性勃起和射精可能未受损，但反射性勃起则相反。eSlides 22.5 及 22.6 总结了男性脊髓损伤患者勃起功能障碍及性高潮障碍的患病率。

在完全性上运动神经元脊髓损伤中，38%～50% 的男性保留了性高潮能力，在不完全性上运动神经元损伤中则为 78%～84%，而完全性下运动神经元损伤中保留性高潮能力的男性为 0%。脊髓损伤女性具有和男性相似的性反应，其性唤起和阴道润滑相当于男性的阴茎勃起。由于射精能力和精液质量下降，脊髓损伤男性的生育力受损；而一旦月经恢复，脊髓损伤女性的生育力得以保留。

脑卒中、颅脑损伤、多发性硬化及其他神经系统疾病

男性脑卒中者最常见的是勃起功能障碍和射精功能障碍（40%～50%），以及性欲减退。女性多见性欲减退、阴道润滑减少（约 50%）、性高潮减退（20%～30%）以及总体性满意度下降。据报道，颅脑损伤后性功能障碍的患病率为 4%～71%。性功能障碍的类型包括男女性欲减退及性生活频率下降，男性勃起功能障碍和射精功能障碍，女性性交疼痛、性快感障碍以及润滑减少。性欲亢进以及口欲亢进尤其可

见于边缘系统、前额区或者双侧颞极损伤的患者。颅脑损伤后抑郁是性功能障碍最敏感的指标。在多发性硬化患者中,40％～80％的女性以及 50％～90％的男性存在性功能障碍。帕金森病常与性欲减退(由于睾酮水平低)、勃起功能障碍,以及早泄或射精延迟相关。女性帕金森病患者性交时可能出现润滑减少和不自主排尿。

慢性疼痛及风湿性疾病

慢性疼痛患者性功能障碍往往与生理、药物以及心理因素有关。在风湿性疾病患者中,性功能主要受关节疼痛、僵硬和疲劳影响。髋关节受累最常导致性困难。

糖尿病及心血管疾病

糖尿病患者勃起功能障碍的患病率为 35％～75％,是无糖尿病者的 3 倍。其他类型性功能障碍包括早泄和性欲低下障碍。高血压、冠心病及充血性心力衰竭均与性功能障碍患病率升高相关。勃起功能障碍见于 40％～95％高血压男性患者,并与高血压病程长短相关。

● 与失能个体用药相关的性功能障碍

性功能障碍是失能患者常规使用的许多药物的常见副作用。表 22.1 概述了与几类常见药物相关的性功能障碍。

● 性功能障碍的评估

性生活史采集

全面问诊性功能障碍患者获取病史、性生活史和心理社会史信息。有多个有效性功能障碍评估工具,包括 ALLOW、PLISSIT 和 BETTER 模式 3 种(eSlide 22.7)。

简明性症状检查表是一种自测工具,可作为医师全面问诊性生活史的有用辅助工具(图 22.1)。

体格检查

完整全面的查体应包括神经系统查体,尤其应关注反射,如肛门反射和球海绵体反射。这些反射可评估阴部神经的完整性,男女均应进行检查。

表 **22. 1** 药物与性功能障碍[a]

药物大类	药物种类[b]	对性功能的影响[c]
心血管系统	利尿剂(**噻嗪类**、**螺内酯**、**袢利尿剂**、**氯噻酮**)	勃起功能障碍、性欲减退、射精功能障碍、逆向射精
	中枢性交感神经阻滞药(**可乐定**、**α-甲基多巴**)	勃起功能障碍、性欲减退
	β受体阻滞剂	勃起功能障碍、性欲减退(男女)
	α受体阻滞剂(**哌唑嗪**、**特拉唑嗪**)	勃起功能障碍、阴茎异常勃起(少见)、逆向射精
	血管扩张剂(肼苯哒嗪)	阴茎异常勃起(少见)
	抗心律失常(**地高辛**、**丙吡胺**)	勃起功能障碍、性欲减退
	降胆固醇(**他汀类**、**贝特类**、**烟酸**)	勃起功能障碍、性欲减退
精神类	**选择性5-羟色胺再摄取抑制剂**(**SSRI**)	射精功能障碍、性快感障碍(男女)、性欲减退(男女)、勃起功能障碍
	5-羟色胺和去甲肾上腺素再摄取抑制剂(**SNRI**)	勃起功能障碍、性欲减退
	三环类抗抑郁药(**TCA**)	性欲减退、勃起功能障碍
	曲唑酮	阴茎异常勃起
	抗精神病药	性欲减退(男女)、射精功能或性高潮障碍、勃起功能障碍、阴茎异常勃起
	苯二氮䓬	性高潮障碍(女性)、射精迟缓、性欲减退
	兴奋剂(哌甲酯、金刚烷胺)	性欲亢进
消化系统	**H₂受体阻断药**(特别是**西咪替丁**)	勃起功能障碍、性欲减退、勃起疼痛、男子乳房发育
	质子泵抑制剂	勃起功能障碍、男子乳房发育
	甲氧氯普胺	性欲减退、勃起功能障碍
其他	巴氯芬(特别是**鞘内巴氯芬**)	射精功能障碍、勃起功能障碍、性高潮能力下降(男女)
	加巴喷丁、普瑞巴林、其他抗惊厥药(**苯妥英**)	射精功能障碍、性快感障碍(男女)、性欲减退(男女)
	阿片类物质	性欲减退、性快感障碍、勃起功能障碍、性腺功能减退
	曲马多	射精迟缓
	非甾体抗炎药	勃起功能障碍
	皮质类固醇	性欲减退
	甲氨蝶呤	勃起功能障碍、性欲减退、男子乳房发育

注:a 来自参考文献 24,29,53,59,88,134,139,176,187,200,204,207,212。
　b 字体加粗者为最常导致性副作用的药物。
　c 最常见的影响最先列出。

简明性症状核验表：男性版

下列问题有关您过去 3 个月或更长时间的总体性功能，请回答。

1. 您对您的性功能满意吗？

☐是　☐否

如果选否，请继续。

2. 您对您的性功能不满意有多久了？

3a. 您的性功能出现的问题有：（勾选一个或以上）

☐1 对性兴趣很小或没有兴趣

☐2 勃起困难

☐3 在性行为时过早射精

☐4 过迟射精、无法射精或无法达到高潮

☐5 性交时疼痛

☐6 勃起时阴茎弯曲

☐7 其他

3b. 哪个问题最困扰你？（请圈出）1 2 3 4 5 6 7

4. 您想和医生谈谈这个问题吗？

☐是　☐否

简明性症状核验表：女性版

下列问题有关您过去 3 个月或更长时间的总体性功能，请回答。

1. 您对您的性功能满意吗？

☐是　☐否

如果选否，请继续。

2. 您对您的性功能不满意有多久了？

3a. 您的性功能出现的问题有：（勾选一个或以上）

☐1 对性兴趣很小或没有兴趣

☐2 生殖器感觉减退

☐3 阴道润滑减少（干燥）

☐4 无法达到高潮

☐5 性交时疼痛

☐6 其他

3b. 哪个问题最困扰你？（请圈出）1 2 3 4 5 6

4. 您想和医生谈谈这个问题吗？

☐是　☐否

图 22.1　简明性症状核验表的男性版及女性版

（引自 Hatzichristou D，Rosen RC，Broderick G，et al. Clinical evaluation and management strategy for sexual dysfunction in men and women，*J Sex Med* 1：49 - 57，2004.）

诊断性评估

对于所有患有性功能障碍的男性及女性，建议进行的实验室检查包括血常规、血生化、空腹血糖和空腹血脂。根据病史和体格检查结果,其他有必要进行的实验室检查包括甲状腺功能检查,以及血清游离睾酮、催乳素和前列腺特异性抗原水平。其他性激素的检测(如雌激素、卵泡刺激素、黄体生成素或总睾酮)在大多数人中的效用要低得多。

● 性功能障碍的治疗

男性性欲低下障碍

性欲低下的主要原因包括性腺功能减退和睾酮水平低。心理社会因素也是原因之一,如不同的性唤起模式(arousal patterns)或性取向冲突。继发性男性性欲低下障碍最常因其他类型的性功能障碍(如勃起功能障碍或早泄)而产生,或是药物治疗的结果。治疗原发性性功能障碍以及改变药物的种类或剂量,通常会改善患者的性欲。

勃起功能障碍

已知勃起功能障碍与高龄、心血管疾病、糖尿病、血脂异常、吸烟、肥胖和抑郁有关。勃起功能障碍的治疗随着首个 5-磷酸二酯酶(phosphodiesterase 5,PDE5)抑制剂——西地那非的批准上市而发生了革命性变化,现如今 PDE5 抑制剂已经无处不在。研究证明,在心血管疾病、高血压、糖尿病、脊髓损伤、多发性硬化和抑郁患者中,PDE5 抑制剂对勃起功能障碍有效。据报道,这类药物可显著改善勃起功能,证据是 79%～87%的患者成功进行了阴道插入。正在服用硝酸酯类药物治疗胸痛的患者严禁使用此类药物。

PDE5 抑制剂治疗无效时的二线治疗包括海绵体内注射疗法、前列地尔经尿道给药疗法[即含药尿道勃起系统]、外用前列地尔和真空负压缩窄装置。阴茎海绵体内注射已经应用了数十年,治疗满意率为 87%～93.5%,不良反应发生率相对较低,并且起效迅速(eSlide 22.8)。

治疗中断率很高,原因可能是阴茎疼痛和并发症,例如阴茎异常勃起和阴茎纤维性海绵体炎。对于无法服用 PDE5 抑制剂且不想尝试更多海绵体内注射疗法的患者,使用 MUSE 系统进行经尿道前列地尔给药可作为一种替代(eSlide 22.9)。真空负压缩窄装置(eSlide 22.10)的有效率高达 90%,但由于勃起外观不自然、阴茎疼痛和射精困难而导致满意率较低。患有严重出血性疾病、阴茎异常勃起或严重阴茎弯曲的患者禁用缩窄装置。

勃起功能障碍的三线治疗包括阴茎假体植入等手术(eSlide 22.11)。

早泄

早泄通常由器质性因素、心理因素和亲密关系相关因素共同造成。最近提出神经生物学变异和遗传变异是早泄的促成因素。直到最近,早泄的主要治疗手段还是认知行为疗法和心理咨询。选择性 5-羟色胺再摄取抑制剂是治疗早泄最常用的药物,其中帕罗西汀最有效,其次是氟西汀和舍曲林。达泊西汀(一种新型短效 SSRI)和曲马多已被证明是早泄极好的按需治疗药物。

男性射精迟缓、不射精症和性快感障碍

在患有脊髓损伤、多发性硬化和其他失能的男性中,已被证实对治疗不育有效的辅助射精方法包括阴茎振动刺激(penile vibratory stimulation,PVS)和直肠探针电射精(rectal probe electroejaculation,EEJ)(eSlides 22.12 和 22.13)。

PVS 是最常用的技术,因为它产生的精子质量优秀,对患者而言更舒适且更可取,并且可在家中使用。PVS 的射精成功率仅有 $60\%\sim80\%$,而 EEJ 的成功率为 $80\%\sim100\%$。化学辅助射精也是可能的方法,特别是米多君和 PVS 联合使用可提高射精成功率。尽管有些药物显示出一定的益处,但对于男性射精和性高潮障碍的有效药物仍未得到证实。

女性性兴趣/唤起障碍

尽管研究有限,但是心理治疗仍是治疗女性性兴趣/唤起障碍的主要手段。已证实性行为治疗技术、性疗法和伴侣咨询有助于减少焦虑及过分的性期望,因此是有益的。女性性欲低下的药物治疗包括睾酮、替勃龙、促黑素、氟班色林,以及睾酮加 PDE5 抑制剂或丁螺酮的组合。

女性性高潮障碍

有益的治疗方法包括认知行为疗法(着重于减轻焦虑并促进态度和性思想的改变),感觉专注疗法和直接自慰。这些行为疗法已被证实对 60% 的女性有效。

生殖器-盆腔痛/插入障碍

该障碍包括性交疼痛和阴道痉挛。据报道,阴道痉挛的患病率为 $1\%\sim6\%$。最近的研究对阴道痉挛的经典定义提出了质疑,因为肌肉痉挛并不总是存在,甚至疼

痛也并不总是存在。性交疼痛和阴道痉挛有多种器质性和心理性原因,合适的治疗取决于病因。

● 总结

深入了解失能情境下性功能障碍的诊断和治疗、愿意与患者公开地讨论性,将使医师能够对患者的生活质量产生重大影响,使医师能够为那些最需要的人提供安慰与希望(eSlide 22.14)。

临床精要

低流量型(或缺血性)阴茎异常勃起是急症,所有持续勃起超过 4 小时的患者均应就近就诊。而高流量型及间歇性阴茎异常勃起通常是良性的,具有自限性。

第 23 章

痉挛状态

Spasticity

Gerard E. Francisco

甄丽君 李 放 译

● 痉挛状态和上运动神经元综合征

　　痉挛状态是许多神经系统疾病的一种严重并发症。痉挛状态本身易引起其他并发症,如关节挛缩和关节畸形,当作为一种合并症时,痉挛状态可加重无力和其他运动障碍的影响,导致活动和参与受限。虽然人们常将任何情况引起的肌肉紧张状态都认为是"痉挛状态",但我们应知道,痉挛状态仅是上运动神经元(upper motor neuron,UMN)综合征引起的诸多表现之一(eSlide 23.1)。

● 流行病学

　　由于缺乏对痉挛状态的严格的定义和临床评估的标准化方法,因此,关于痉挛状态的发病率和患病率的结果不一。

● 病理生理学

　　目前关于痉挛状态的具体病理生理学机制虽然尚不明确,但人们已发现多种病理机制,可用于解释中枢神经系统损伤后痉挛状态的演变(eSlide 23.2)。

牵张反射的异常调控

　　脊髓牵张反射弧的兴奋性维持,有赖于抑制性背侧网状脊髓束、兴奋性内侧网状脊髓束和前庭脊髓束的下行调节,以及牵张反射的脊髓内处理。近来的研究提示,脊髓上通路的异常在痉挛状态的出现过程中起主导作用,而脊髓内机制可能反映了脊髓内网络因兴奋性和抑制性下行传入的不平衡,继发了可塑性重组。异常的脊髓内处理可源于：①脊髓运动神经元的传入增加；②中间神经元反射环路改变，使运动神经元兴奋性增强，包括Ⅰa类传入纤维、Ⅰb类易化（取代抑制）纤维、Ⅱ类易化纤维介导的突触前抑制减弱和交互抑制减弱；③脊髓运动神经元内在特性的改变。下行传入的破坏，可使脊髓运动神经元激活电压依赖的持续性内向电流。这些持续性内向电流可导致运动神经元平台电位的形成，及自发持续放电以应对瞬时传入。这些反射环路和脊髓运动神经元内在特性的改变可导致反射阈值下降，而反射阈值的降低被认为是痉挛状态患者主要的病理生理改变。

痉挛状态是不良适应的重塑结果吗

运动恢复几乎在中枢神经损伤发生后就立即发生了，同时，开始出现可逆性改变。例如，无论脑卒中的类型（出血性或非出血性）或病变部位（皮层或皮层下）如何，卒中后的恢复模式都是相对可预测的。Brunnstrom 根据经验提出运动恢复模式化分期，即从软瘫至运动功能完全恢复阶段，这总结在 eSlide 23.3 中。脑卒中幸存者在恢复正常运动功能的过程中，按顺序从一个恢复阶段过渡到下一个阶段，但也可能停滞在任一阶段。

有趣的是，随着脑卒中后运动功能的恢复，痉挛会缓解。但在其他病因引起的 UMN 综合征患者中，可能不会出现相同的运动恢复模式以及痉挛的出现和消退模式。损伤初期（创伤性或获得性）后常经历一个"休克期"，随后腱反射逐渐恢复，但不会突然反射亢进。这提示在损伤初期后，一定存在某种形式的神经元可塑性改变。这一过程可发生于任何时间，但通常见于损伤后 1～6 周。可塑性重组发生于脑和脊髓内，通过形成新的神经环路以恢复功能。可塑性重组过程常导致肌肉过度活动和腱反射亢进，从而产生痉挛。在运动完全恢复的过程中，痉挛状态的出现和消失，提示痉挛是一种异常重塑的现象。如果进一步的可塑性重组和恢复停止，痉挛可能持续存在。近期的研究显示，缓解痉挛的治疗可调控异常皮质重组，这进一步验证了痉挛是一种不良适应的重塑表现。

外周原因

痉挛指对肌肉牵张具有速度依赖性，据此可与其他机制引起的肌张力过高相鉴别。然而，痉挛不仅反射亢进，也受肌肉力学性能改变的影响。肌腱顺应性和肌纤维生理改变，可能使肌肉牵伸时机械阻力增加。这些肌肉特性改变，可能是瘫痪后继发的适应性改变。当瘫痪的肌肉维持在缩短状态时，会丢失部分肌节将以"适应"肌肉长度，使短缩的肌肉能产生最佳肌力。因此，痉挛肌的肌纤维硬度约为非痉挛肌的两倍。这些肌肉力学性质的改变是逐渐发生的,可引起挛缩和肌肉僵硬,但在常规的临床检查中难以发现。也有人认为,血流受限可影响Ⅰa 传入神经的兴奋性。动物研究表明,肌肉内代谢产物堆积引起Ⅲ类和Ⅳ类传入神经的肌梭运动神经激活,因此,血流减少可增加Ⅰa 类传入神经的信号传递。

● 临床表现、目标设定和评估

识别问题

获取全面且重点突出的病史,对于指导检查、制订医患双方认同的治疗目标和方案至关重要。当患者存在肌紧张和肢体畸形,并主诉无法完成某些任务时,人们常将所有问题归咎于痉挛。临床医师应该记住,痉挛只是 UMN 疾病引起的众多问题之一。肌无力通常是功能受限的主要原因,而非痉挛。因此,尽管存在痉挛,但痉挛不一定是某个问题的直接原因。相反,可能是由不同但相关的 UMN 病变引起了问题(eSlide 23.4)。

姿势异常

尽管人群中痉挛的临床表现有很大差异,但某些常见的姿势模式仍较为常见(eSlides 23.5~23.7)。这些姿势模式是原动肌和拮抗肌不平衡和肌张力过高的表现。因此,屈肘姿势不一定仅是屈肘肌群肌张力增高,也可能是屈肌张力过高和伸肌无力共同作用的结果。此外,也可能是屈肌和伸肌肌群肌张力均增加,但前者更占优势。

运动障碍

与异常姿势一样,运动障碍通常是痉挛、无力和 UMN 综合征其他表现相互作用的结果,如协调性和灵活性的缺失、肌张力障碍或持续肌肉收缩。

功能受限

功能受限问题则更加复杂。除了 UMN 疾病可进一步加重运动受损,基础疾病也可直接导致运动受损。触觉和本体觉缺失、视野缺损、偏侧忽略和认知障碍(如学习新任务和程序排序)可加重痉挛和无力造成的运动障碍。因此,康复治疗不仅要处理痉挛、肌力及协调障碍,同时还应解决相关的功能障碍,从而提高活动参与能力。

目标设定

在评估和制订决策的过程中,重要的一步是设定患者(或照护者)和临床医师均认可的治疗目标。根据经验预先设定目标,可为明确相关问题及其解决方案提供框架,并有助于资源管理使用。患者提出希望恢复正常外形和功能的目标并不罕见,但这样的目标并不总是能够达到的。因此,在开始治疗前就目标设定进行讨论,有助于实现对治疗结果的期望。目标设定也有助于在个人的康复和恢复过程中,制订某一特定时期的最佳治疗方案。

临床评定

痉挛的评定通常包括定量评估和定性评估。eSlide 23.8 列举了实用的临床检查流程。尽管定量评估因其固有的客观性和可靠性而受到欢迎,但其可能缺乏可行性,因此难以使临床医师用于痉挛的评估和管理。理想的评估方法包括生物力学和电生理检查,但一般的临床医师不能接触这么多设备,且完成这些检查所需的时间,会给忙碌的临床工作增加大量负担。因此,可行的方法是临床检查组合,其中一些测试与生物力学和电生理学检查相关。

● 生物力学评估:痉挛还是挛缩

被动牵伸的阻力由三部分组成:被动肌肉刚性(stiffness)、主动肌肉刚性和神经介导的反射刚性。在试验中,首先根据对可控的角度变化(eSlide 23.9)的反应,来测定总的关节刚性。

电生理学评估

如前所述,通过力矩-角度关系可定量测定反射性刚性。然而,解读这种反射性刚性时,需注意一些事项。肌肉的力学性能受牵张速度影响,如粘性随牵张速度改变。通过肌电图分析神经肌肉反应,为痉挛评定提供了电生理学信息。在痉挛肌肉中,正常的被动牵张可引起亢进的牵张反射反应。牵张反射阈值定义为当肢体被一种或多种速度牵伸时,首次出现 EMG 反应时的角度。阈值表示刚引起运动神经元募集的外部牵张刺激。

● 管理

非药物治疗

虽然痉挛状态是一种神经系统疾病的病理状态,但其显著的表现是物理变化,因此,与药物治疗相比,物理治疗可广泛使用且相对无害,故物理治疗是痉挛主要的一线治疗方法。在颅脑损伤患者中,已证实被动牵张可有效降低肌张力和增加活动范围。夹板和管型石膏通常用于急性期持续牵伸。在严重颅脑损伤早期就使用管型石膏,似乎能有效预防挛缩,减少痉挛。一篇系统性综述回顾了上肢管型石膏的使用情况,结果显示使用方案各异,这表明该技术尚未达成共识。临床中,个体化的牵伸治疗可有效减轻腕和手指痉挛,增加被动活动范围。

电刺激可能短暂地减轻痉挛。一项以自主呼吸触发电刺激的新技术可缓解痉挛。然而,近期的研究中,尚未证实电刺激对减轻痉挛有效。

药物治疗

痉挛的药物治疗方法有多种。eSlide 23.10 展示了一种治疗决策方法。既往采用阶梯式治疗模式,如果非侵入性治疗方法失败,则从最小的侵入性治疗开始,最后给予外科手术干预。近来,这种序贯性治疗方法已被摒弃,而同时使用"无创"和"有创"方法更被推崇,例如,注射治疗的同时予以治疗性训练,或鞘内药物治疗全身性痉挛时,联合局部注射治疗残存的局灶性痉挛。目前的治疗方法反映了对痉挛有了更好的理解:痉挛并非造成临床问题的唯一原因,UMN 综合征的其他表现也是重要的原因,不同的治疗方法可能会增加治疗的成功率。

口服抗痉挛药

目前治疗痉挛的药物有许多种,其作用机制各不相同。eSlide 23.11 总结了治疗痉挛的常用药物及其作用机制。

巴氯芬是 γ-氨基丁酸(GABA)的类似物,是最强效的抑制性神经递质。它与广泛存在于 I a 感觉传入神经元和 α 运动神经元内的 $GABA_B$ 受体结合。与其他口服抗痉挛药物一样,巴氯芬的不良反应包括嗜睡和无力。突然停用巴氯芬可能引起戒断综合征,表现为痉挛反弹、幻觉和癫痫发作。

替扎尼定通过抑制易化性的蓝斑脊髓束和脊髓中间神经元兴奋性氨基酸的释放,来发挥抗痉挛作用。除口服抗痉挛药的典型副作用外,替扎尼定还可能具有肝脏毒性。替扎尼定作为一种中枢 α_2 肾上腺素能受体激动剂,应慎用于低血压或正在服用其他 α 受体激动剂(如可乐定)的患者。同样,与氟喹诺酮类抗生素同时服用时,可能会增加替扎尼定的血药浓度,因此需谨慎。替扎尼定是一种特殊的抗痉挛药,其具有剂量-依赖性镇痛作用,推测这可能与减少 P 物质的释放,和降低脊髓水平兴奋性氨基酸的活性有关。

苯二氮䓬类药物的副作用(主要有嗜睡、镇静、注意力下降和记忆障碍)和潜在的生理依赖性,限制了其作为痉挛状态的一线治疗药物。当痉挛伴有其他适合苯二氮䓬类药物治疗的并发症时,如癫痫发作、焦虑、失眠、肌肉抽搐或其他运动障碍,才较多使用。与巴氯芬类似,苯二氮䓬类药物通过调节 GABA 能通路发挥作用,但不同的是,巴氯芬与 $GABA_B$ 受体结合,而苯二氮䓬类药物与 $GABA_A$ 受体结合。

另一种 GABA 能药物是加巴喷丁,它常用于治疗癫痫发作和神经性疼痛,但它也可通过选择性抑制含有 $\alpha2\delta-1$ 亚基的电压-门控钙通道,来降低过高的肌张力。

丹曲林与作用于中枢神经系统的巴氯芬和替扎尼定不同,它是一种直接作用于骨骼肌的解痉药。直接或间接性抑制 ryanodine 受体(骨骼肌肌浆网的主要钙释放通道),可能是丹曲林的分子作用基础,受体受抑制后会出现细胞内钙浓度降低。由于存在潜在的肝脏毒性,建议使用丹曲林治疗期间定期监测肝功能。

在其他 UMN 疾病中观察到一些药物也具有抗痉挛作用。其中一种药物是 α-肾上腺素能激动剂可乐定,它对 $\alpha-2$ 受体的亲和力高于 $\alpha-1$ 受体。钾离子通道阻滞剂 4-氨基吡啶通过促进轴突传导和突触末端神经递质的释放来增强神经传递,可减轻脊髓损伤患者的痉挛状态。5-羟色胺能拮抗剂赛庚啶同样可以缓解 SCIs 患者的痉挛状态。大麻及其活性成分 $\delta-9$-四氢大麻酚也可减轻痉挛状态,尤其适用于疼痛患者。然而,大麻素存在潜在的认知损害和增加精神错乱的风险,限制了其使用。

局部治疗:肉毒毒素

肉毒毒素化学去神经术已广泛应用于痉挛状态的治疗。它是治疗局灶性痉挛,或者针对某靶肌肉进行治疗的首选方法。肉毒毒素通过抑制神经肌肉接头处乙酰胆碱的释放而发挥作用。其临床效果需注射后数天显现,这主要与其牵涉的复杂过程有关。该过程包括三个主要步骤:①毒素的摄入,②连接毒素轻链和重链的二硫键的降解和转位,以及③抑制乙酰胆碱释放。

专家共识和文献综述均推荐使用肉毒毒素治疗儿童和成人痉挛状态。目前市面上有多种类型的肉毒毒素。在 eSlide 23.12 中对其性能进行了比较。

局部药物治疗：神经阻滞术（神经松解术）

在引入肉毒毒素之前,使用乙醇或苯酚进行神经阻滞是治疗局灶性痉挛的唯一选择。20 世纪 50 年代,医师采用化学去神经支配术治疗癌症相关性疼痛,随后该方法用于缓解痉挛状态。随着时间的推移,苯酚或乙醇经皮神经阻滞术被证实可有效控制脑瘫、创伤性颅脑损伤和脑卒中等不同疾病引起的局灶性痉挛。苯酚(5%～7%)和乙醇(35%～60%)使神经组织中的蛋白质变性,阻断神经信息的传递。此外,苯酚或可引起肌梭变性,并损害传入和传出神经纤维。这种化学去神经术曾被认为是不可逆的,即永久性控制痉挛状态。然而,临床上这种情况并不常见,痉挛常在经皮神经阻滞术数月后再度出现。这可能与部分神经再生和芽生有关。

经皮注射可通过电刺激或超声引导,在神经或运动分支水平进行。苯酚也是一种麻醉剂,当浓度低于 3% 时,因其麻醉作用,注射后可立即观察到肌肉的松弛。由于苯酚作用于神经组织需要时间,所以神经溶解作用可能在数小时后才出现。当注射神经包含明确的感觉神经成分时必须十分小心,因存在注射后感觉迟钝的风险。其他副作用包括局部肿胀和过度无力。意外的血管内注射或全身吸收,可能导致心血管效应如低血压,或中枢神经系统效应,包括震颤或抽搐。eSlide 23.13 列出了肉毒毒素和苯酚的临床治疗特点的比较。

鞘内治疗

早在 20 世纪 50 年代,鞘内注射苯酚就用于减轻疼痛和痉挛状态。由于鞘内注射苯酚存在许多潜在的并发症(如感觉、呼吸、膀胱、肠道和性功能障碍),随着不良反应较少的巴氯芬的出现,该治疗的应用逐渐减少。目前鞘内注射苯酚仅在特殊情况下使用,如现有措施无法治疗的重度痉挛状态。

鞘内注射巴氯芬(intrathecal baclofen,ITB)的生理效应包括降低单突触和多突触反射兴奋性,以及减弱被动牵张阻力。在细胞水平上,ITB 的作用机制与口服巴氯芬相似。然而,由于无需穿过血脑屏障,鞘内途径可使药物在脊髓水平与脊髓 $GABA_B$ 受体结合得更直接。因此,在低于口服制剂所需剂量时,鞘内给药便可产生较大的降张力效果和反射抑制作用,并降低了出现不良反应的风险。

通常在较小的侵入性治疗方案控制痉挛无效时,才考虑使用 ITB。然而,如果在发病后数月内下肢出现严重的痉挛状态,而等待其他微侵入性治疗起效可能会引起更多的并发症时,可考虑使用 ITB。极早期使用 ITB,对创伤性颅脑损伤后严重自主神经异常的患者有益。

ITB 最常见的药物相关性副作用是肌张力过低,其他副作用包括嗜睡、头痛、抽搐、头晕和尿潴留。药泵相关不良反应包括泵运转停止,但导管相关问题更常见,如移位、断裂和绞缠。最后,剂量和程序错误导致的剂量不足或过量等医源性并发症均可能发生。早期识别因泵或导管故障导致的撤药,对选择应急措施和避免潜在的严重结局(和罕见性致死)非常重要。eSlide 23.14 展示了出现疑似 ITB 戒断综合征时的一种评估流程。

手术干预

手术干预已广泛用于治疗痉挛所致的挛缩,其主要用于解决关节畸形,而非痉挛本身。eSlide 23.15 提供了许多关于特定手术选择的信息。

临床精要

1. 尽管痉挛是许多神经系统疾病的常见并发症,但它并不能完全解释功能障碍,这可能与上运动神经元综合征(UMNS)的其他特征有关。

2. 痉挛的病理机制一般被认为是由于兴奋传入和下行抑制传入的不平衡所导致的牵张反射异常。

3. 痉挛和 UMNS 的其他特征导致了姿势异常、运动障碍和功能受限。

4. 系统的临床检查始于对患者主动运动的观察,之后应进行肢体的被动牵伸及 Ashworth(或其改良版)和 Tardieu 等量表评定。情况允许时,还应进行功能评估。

5. 患者和临床医师必须共同商定治疗目标,治疗目标不仅要考虑痉挛的严重程度,还应考虑痉挛的影响(即功能影响)。

6. 非药物治疗与药物治疗同样重要,如持续性牵伸可缓解痉挛的外周成分。

7. 根据痉挛的解剖范围,和药物不良反应耐受性等多种因素,药物治疗可局部(如神经松解、化学去神经支配)、鞘内或全身(如口服抗痉挛药)给药。

第24章

慢性伤口

Chronic Wounds

Julia Patrick Engkasan
陈文华 段周瑛 译

本章概述了常见慢性伤口（包括压疮、神经性溃疡、缺血性溃疡和静脉性溃疡）的病理生理学、治疗和预防方法。

● 慢性伤口的定义

压疮

压疮是由于压力或压力联合剪切力、摩擦力而导致的皮肤和（或）皮下组织局部损伤（通常发生在骨隆突处）。肥胖、充血性心力衰竭、慢性阻塞性肺疾病、脑血管疾病、糖尿病、脊髓损伤及住院期间皮质类固醇的使用等都是压疮的重要危险因素。

糖尿病性、缺血性和神经性溃疡

神经病变、动脉硬化和微血管病变等危险因素的共存使糖尿病患者发生缺血性或神经性糖尿病足的风险增加。神经性溃疡常见于负重的骨隆突部位，可由感觉减退的远端肢体遭受反复损伤所致。缺血性溃疡见于四肢，由动脉硬化和微血管疾病引起的动脉血流阻塞所致。

慢性静脉性腿部溃疡

小腿的慢性静脉性或水肿性溃疡通常出现在小腿下 1/3 处，其发生与静脉正常回流受阻、穿支静脉功能不全或下肢筋膜损伤或缺失（如外伤所致）有关。慢性静脉性溃疡初始表现为周围静脉系统畸形（可表现为静脉曲张），最终出现散在的慢性溃疡。

● 慢性伤口的愈合和病理生理（eSlide 24.1）

正常愈合过程

外科手术导致的皮肤伤口可通过一期愈合，而组织缺失较大的伤口则需通过二期愈合。伤口愈合的主要阶段包括炎症反应、增生或临时基质形成、修复和重塑。伤口愈合炎症反应期以原有组织的重塑、细胞骨架的形成及细胞外碎片和病原体碎片的清除为主要特点。在增生阶段，细胞外基质成分黏附在"整合素（integrins）"上。

在此过程中，Ⅰ型胶原蛋白加固了上述结构，它以节段形式（前胶原）由细胞内分泌至细胞外，并在细胞外自行组装合成（self-assemble）。同时在此结构中，上皮细胞形成"天花板"牢固覆盖于伤口表面，伴有侧支新生血管形成以提供氧气和营养。伤口闭合后进入真皮基质重塑过程。在重塑过程中，沿应力线走向的胶原纤维被优先保留，形成功能性瘢痕。

表 24.1　与慢性伤口相关的临床疾病/因素

疾病/因素	影响伤口愈合的病理生理机制
脊髓损伤	血流动力学不稳定（＞T6 以上节段），感觉迟钝，失神经萎缩，痉挛状态，挛缩，膀胱肠道问题
老年人	皮肤弹性下降及微循环改变，合并症，在临床及动物模型中发现愈合率下降
糖尿病	感觉迟钝，微血管病变，炎症反应改变，足部畸形[内在肌无力（爪形趾）、Charcot 关节]，反应性充血延迟，在糖尿病模型中可见伤口断裂强度（incision-breaking strength）下降及伤口收缩
营养不良	负氮平衡，恶病质，免疫抑制
贫血	局部缺氧
动脉硬化	局部缺氧
终末期肾病	短暂性透析相关低灌注，动脉硬化，微血管病变
类固醇药物	动物模型中可见愈合率降低，免疫抑制
移植受体	免疫抑制
吸烟	缺氧，血管收缩，血液黏稠度增加
帕金森病	活动减少
骨质疏松	骨隆突处
上运动神经元病	活动减少，挛缩，膀胱/直肠问题
痴呆	活动减少，营养不良，挛缩，膀胱/直肠问题
急症（重症监护相关）	低血压，活动减少，膀胱/直肠问题，营养不良，代谢需求增加
依从性不佳、成瘾、虐待和忽视	多因素

慢性伤口的病理生理学(表 24.1)

病理力学

病理力学指对皮肤表面施加的伤害性压力和剪切力。外界压力持续超过 32 mmHg 这一正常组织毛细血管压力,则会导致溃疡。覆盖于骨隆突处的深部肌肉承受的压力通常要高于表层皮肤,因此肌肉组织更易出现局部缺血和梗死。剪切力可通过降低溃疡生成阈值,加剧压力性溃疡的恶化趋势。

慢性缺氧

慢性缺氧由血供受阻引起,这种受阻通常由缺氧皮肤近端的动脉硬化狭窄所致。慢性缺血会延缓肉芽组织生成、成纤维细胞增生和单核细胞浸润,并延迟上皮形成,降低伤口愈合率。

再灌注损伤

缺血性再灌注损伤与活性氧(reactive oxygen species)相关,当活性氧作用超过内源性抗氧化剂作用时,会出现一系列问题,包括肥大细胞脱颗粒、中性粒细胞募集至内皮壁、小动脉收缩使组织灌注减少及血管通透性增加导致炎症和水肿。

水肿、缺氧和营养交换(障碍)

水肿是慢性伤口发生和维持的主要因素之一。由于静脉充血和反压,静脉溃疡使纤维蛋白原和液体从毛细血管内皮渗出,从而产生过量富含蛋白质的组织间液。

生长因子异常

生长因子异常也影响伤口愈合。它们可能包括因子合成减少、蛋白质或基质螯合增加、因子分解增加或靶细胞不敏感。

慢性炎症

细菌定植和局部感染会阻碍愈合。当伤口中每克组织微生物含量超过 10^5 时,伤口往往无法愈合,并"卡在"炎症反应阶段。

● 临床伤口评估

伤口面积和体积评估(eSlide 24.2)

垂直伤口长度(从头到脚方向的最大长度)和宽度(从一侧到另一侧的最大宽

度)是记录线性伤口尺寸最直接的方法。伤口的手工记录指在一块透明的塑料上绘制伤口轮廓,是一种实用且廉价的技术。

灌注评估(eSlide 24.3)

踝臂指数(ankle-brachial index,ABI)指踝的收缩压与手臂(肱)的收缩压之比,正常值为 0.8~1.3,可使用便携式多普勒仪和血压袖带测量。通过一套绑在大腿、小腿和踝的袖带并持续监测该部位压力,可获得脉冲量记录。这些节段性血压需双侧对称测量并监测波形曲线。

经皮氧分压($TcPO_2$)是精确测量微循环的一个直接指标。正常 $TcPO_2$ > 50~60 mmHg。当 $TcPO_2$ < 40 mmHg 时,伤口愈合受影响,而静息疼痛和局部缺血性溃疡的 $TcPO_2$ 在 20 mmHg 左右。$TcPO_2$ 和分段压力测量相结合可完整描述下肢灌注情况。

● 一般治疗原则

创面准备

慢性伤口往往有大量细菌繁殖。随着伤口的愈合和细菌毒力的降低,伤口的外观从黑色变为黄色,然后变为暗红色,最后变为鲜红色。"诱导"慢性伤口肉芽形成的治疗过程被称为"伤口床准备"。一旦伤口床准备完成,需维持湿润的环境,使上皮生长并附着在下方组织上。

清创术

包括手术、锐器清创、机械清创、酶解清创和自溶清创。手术清创适用于贯穿组织平面,并具中至高度出血风险的脓肿或伤口。锐器清创通常为门诊的常规伤口护理措施,其失血量最小。

机械清创可通过漩涡疗法、强力冲洗或干湿敷料完成。酶解清创用于治疗灌注良好的部分坏死性压疮。此疗法需每天更换敷料,直到伤口没有腐肉或焦痂。酶解清创可能会增加疼痛和渗出,这时就需要调整敷料更换时间。自溶清创是利用伤口渗出液中的天然蛋白酶和胶原酶自行溶解坏死组织的过程。清创引起的疼痛可通过局部镇痛控制。可在清创术前 15 分钟使用局部麻醉剂,如 5% 的利多卡因或利多卡因丙胺卡因霜(也称为恩纳霜,是 2.5% 的利多卡因和 2.5% 的丙胺卡因混合物)。

口服速效非阿片类镇痛药、阿片类镇痛药或同时使用这两种药物也有帮助。

敷料(eSlide 24.4)

首层敷料与伤口表面贴近,次层敷料施加在首层敷料外部用于吸收、保护或固定。

高压氧疗法

高压氧疗法是使用至少高于环境空气 10 倍的氧分压进行治疗的方法。高压氧疗法可增强机体固有的免疫吞噬作用,减轻炎症和再灌注损伤,刺激骨髓中内皮祖细胞的释放,并增强细胞外基质中胶原蛋白的交联。

基因治疗和外源性生长因子的应用

基因治疗是指将所需特定基因插入受体细胞中。慢性伤口环境中通常缺乏生长因子,因此外源性生长因子的应用也可作为促进伤口愈合的手段。

干细胞疗法

成人干细胞可以"分化"为其他细胞,如成脂分化、成骨分化和神经源性分化。可使用骨髓干细胞、间充质干细胞和脂肪干细胞进行伤口治疗。

富血小板血浆(eSlide 24.5)

富血小板血浆(platelet-rich plasma,PRP)是悬浮在血浆中的自体血小板浓缩物,主要通过离心机将 PRP 从全血红细胞中分离出来。血小板可脱颗粒并释放与伤口愈合相关的多种生长因子,包括血小板衍生生长因子(PDGF)、血管内皮生长因子(VEGF)和转化生长因子(TGF)。

超声治疗

施加于伤口上的超声产生两种类型的治疗效果:热效应和非热效应。热效应包括血流增加和胶原蛋白延展性增加,表现为组织温度升高。非热效应主要来自声流和空化作用。

电刺激和电磁疗法

电刺激的应用可促进上皮细胞的迁移从而促进伤口愈合。

负压伤口治疗

局部负压治疗(topical negative pressure, TNP)是在伤口表面施加负压(-125 mmHg)以促进伤口愈合。局部负压治疗可增加局部血流量、减少水肿和伤口渗出、减少细菌定植、刺激细胞增殖、促进肉芽组织生长,并提供湿润的伤口环境。

● 特定类型溃疡的诊断和治疗

压疮(eSlides 24.6~24.9)

表现

美国压疮咨询委员会(National Pressure Ulcer Advisory Panel,NPUAP)根据临床观察的病灶损伤程度将压疮分为不同阶段(Ⅰ~Ⅳ期)。近期(2016 年版)分期系统中增添了皮肤完整但颜色改变的可疑深层组织损伤。

治疗

压疮治疗的主要手段是基于循证的医疗和护理措施,包括二便照料。应消除压疮区域的压力源,每周至少评估一次伤口面积、深度、窦道和外观情况,并调整相应治疗方案。定期的清创和引流管理对于愈合至关重要。

预防

教育、检查和改善持续性压力和剪切力影响是预防初发压疮或复发性压疮的关键。感觉受损的患者需要减少接触面的压力。但有些压疮是不可避免的,尤其在临终阶段。Norton 和 Braden 量表是可靠且有效的压疮危险因素评估工具。

单纯慢性静脉性溃疡(eSlide 24.10)

表现

患有慢性静脉性溃疡的患者通常既往有静脉溃疡、坠积性水肿、深静脉血栓形成、骨盆手术、静脉剥脱或与冠状动脉旁路移植术相关的静脉病史。外周血管搏动通常完好。

开始治疗前,需测踝臂指数。标准治疗(包括加压)对踝臂指数正常的大多数瘀滞性溃疡均有效。如怀疑动脉疾病,局部(血管)研究有助于确保压力治疗的安全性。当踝臂指数<0.8 时,考虑测量 $TcPO_2$。

治疗

压力治疗是治疗慢性静脉性溃疡的主要手段。主要有两种类型：弹性和非弹性压力治疗。根据加压材料的不同品牌，弹性压力治疗可持续提供 30～40 mmHg 的压力。非弹性、非拉伸性压力治疗（通常使用 Unna 贴靴）类似于"筋膜包裹"，穿戴行走时可增加小腿肌肉压力并重建静脉踝泵。

预防

必须终身维持加压 20～30 mmHg。然而由于潜在的静脉或筋膜解剖缺陷，患者仍有复发风险。

单纯神经性溃疡(eSlide 24.11)

表现

后天性或先天性感觉神经病变可导致神经性或"无感觉性"足溃疡。糖尿病足部感觉迟钝通常首先出现于前足底部。因此，脚趾底部、大脚趾或跖骨头常发生神经性溃疡。神经营养性骨关节病(Charcot 足)的足舟骨或足骰骨经常发生中段塌陷和跖面半脱位。单纯性足部溃疡检查通常显示周围血管搏动正常，但溃疡附近区域感觉减弱或消失。

治疗

重要的治疗策略之一为"减重"，即通过减少机械刺激、炎症和水肿促进溃疡愈合，可利用矫形器、辅助器具、减重鞋、物理治疗和限制负重实现。全接触式支具(total contact cast，TCC)被认为是治疗的"金标准"。它重量轻，以保护、固定和均衡压力为设计理念。但当 $TcPO_2 < 35$ mmHg 或患肢踝臂指数<0.45 时，不适宜使用全接触式支具。

其他简化的减重技术包括愈合鞋、前足减压鞋(即"半鞋")，可拆卸步行石膏和 DH 步行器。DH 步行器是有舒适衬垫、平膝高且内附特殊鞋垫的"靴子"，该鞋垫由可拆卸的多个六角块组成，它对于足趾或跖骨头的伤口有效。愈合鞋的鞋垫在足底溃疡附近或周围有隆起以减轻溃疡部位过大的压力，可有效治疗足底溃疡。半鞋可通过"悬空"前足以减轻前足溃疡部位的压力。

预防

5.07 Semmes-Weinstein 单丝测量是预测神经性溃疡性价比最高的方式。高风险者可使用 Oxford 骨科矫正鞋，这是一种带有高趾套、可拆卸 PPT 塑胶原料鞋垫、改良摇椅式鞋底的特制鞋。

缺血性溃疡(eSlide 24.12)

表现

缺血性溃疡的患者通常患有周围动脉疾病,如主动脉分叉至足底及足趾小动脉处任意部位的钙化、狭窄或动脉阻塞。除动脉硬化外,缺血性溃疡患者可能还存在微血管疾病或微循环异常,导致的局部慢性缺氧。腿和足局部缺血性溃疡有多种亚型,包括单纯性、术后性、静脉性、压力性和神经缺血性。

神经缺血性溃疡(存在神经病变)通常发生在创伤或反复受压的区域。足边缘较为常见,如足后跟外侧,第五跖骨头外侧和姆趾内侧。足边缘处也易发生压力相关性局部缺血性溃疡。术后缺血性溃疡可能与缺血区域内残肢切口开裂有关。静脉缺血性溃疡与水肿或静脉功能不全有关,可发生于腿或足部的任意区域。单纯性缺血性溃疡发生于急性近端动脉栓塞、末梢血管血栓形成及未分类的大血管病变或微血管病变等情况。对于感觉功能尚存的患者,缺血性溃疡往往非常疼痛,且在抬高腿部时加剧、将腿置于下垂位时缓解。除伤口疼痛外,也可出现患处皮肤无毛和皮肤脆弱。

诊断试验

尽管(缺血性溃疡患者的)踝臂指数往往<0.4 且预后较差,但脉冲量记录可能并不会显示出与之相应的低值(故脉冲量记录诊断价值不大)。伤口周围组织 $TcPO_2 < 20\,mmHg$ 是诊断缺血性溃疡的有效方法。

治疗

当确认伤口为缺血性,需转诊至血管外科以确定是否可通过血管成形术或旁路手术重建近端血流。必须优化保守、非手术、标准化伤口护理措施,如衬垫使用和减压策略。许多专家主张保持缺血性伤口干燥以避免"湿性坏疽"发生。使用基于病理机制的技术至关重要,包括步态生物力学优化、对缺血性伤口及其周围进行负重限制。过度激进的康复可能对患者有害。

预防

需经常进行皮肤检查并警惕损伤。静脉缺血性溃疡愈合后,应特别注意加压的压力以免发生坏死(如,使用 5~10 mmHg 抗栓塞袜或 10~20 mmHg 加压长筒袜而不是 20~30 mmHg 长袜)。吸烟会降低 $TcPO_2$,增加慢性溃疡愈合的难度,并增加复发率。

● 伤口感染(eSlide 24.13)

表现

局部感染的症状和体征包括疼痛加剧、肉芽组织变脆、伤口破裂(即新形成的上皮组织产生小裂开口,非再次创伤所致)和异味。门诊感染管理需使用抗革兰阳性菌、革兰阴性菌和厌氧菌的广谱口服抗生素治疗。全身感染的患者需住院、密切监测并静脉使用抗生素治疗。

骨髓炎

所有未治愈的溃疡中约有 25% 伴有骨感染。首次出现疑似症状时应考虑或排除骨髓炎。诊断骨髓炎的最简单方式是影像学检查,如在平片中显示反应性骨形成和骨膜增厚则考虑该诊断。普通平片是最便宜的成像检查,但敏感度和特异度有限。传统的三相骨扫描较平片对骨髓炎诊断的敏感度更高,但特异度有限。增加使用铟-白细胞扫描可提高诊断敏感度,并且与三相骨扫描结合时,铟-白细胞扫描的敏感度达 100%,特异度达 81%。磁共振成像可显示解剖细节,T2 加权成像对骨髓水肿非常敏感,且特异度很高。

感染的外科处理

明显的组织浸润、脓肿、流脓、瘘管或急性骨髓炎需在手术室内行清创术,因为仅靠抗生素不能解决这些感染问题。肌皮瓣有助于治疗骨髓炎,并可减少由剪切、摩擦或压力引起的进一步损害。中厚皮片移植物也可用于顽固性静脉性溃疡和神经性溃疡的修复。另外,可通过重建(整形)、截骨术或肌腱回缩从病理机制的来源层面去除相关风险因素。

血管重建是有截肢风险的患者的标准治疗(血管重建与保肢密切相关)。对于高风险伤口患者,尽管血管成形术的围手术期并发症更少,但其与旁路手术的治疗结局相似。肢体截肢只能作为不得已的手段。以下情况可考虑截肢:无法保肢、血管重建术风险过高、预期寿命很短或保肢不会产生任何功能性益处。

营养

营养不良的主要表现包括体重低于理想体重的 90%,血清白蛋白<3.5 g/ml 或血清前白蛋白<15 mg/ml。Ⅲ期或Ⅳ期压疮患者的营养治疗包括:每天摄入 30~

35 kcal/kg 总热量；每天摄入 1.2～1.5 g/kg 蛋白质，可通过口服、肠内或肠外途径；液体摄入量为 1 ml/kcal。

● 总结

慢性伤口的治疗包括局部伤口管理、肌肉骨骼功能优化、矫形器和物理因子治疗的应用以及基于步态生物力学的保护性负重。尽管新的治疗方法不断浮现，但慢性伤口管理的基础仍然是合适的敷料应用与积极的预防措施。

临床精要（eSlide 24.14）

1. 尽管本文介绍有诸多预防策略，但血管性下肢截肢的住院率并未降低。糖尿病患者的下肢截肢率是普通人群的 13 倍。

2. 踝臂指数低但经皮氧分压（$TcPO_2$）正常意味患处侧支循环形成，血液循环良好。

3. 伤口床准备的目的是减少细菌数量、清除坏死组织并减少渗出以促进上皮形成。

4. "减重"策略是治疗压力性、神经性和缺血性溃疡的基本方法，可通过使用矫形器、特制鞋和限制负重实现。

5. 应用压力疗法治疗淤滞性溃疡前，应测试踝臂指数及 $TcPO_2$（当踝臂指数<0.8 时）。

6. 长效阿片类药物（如羟考酮缓释片、硫酸吗啡缓释片和芬太尼透皮贴）可用于治疗顽固性伤口疼痛。短效阿片类药物（如可待因、羟考酮、硫酸吗啡和氢化吗啡酮）可同时用于治疗爆发性疼痛。

第 25 章

血管性疾病

Vascular Diseases

Blossen C. Eapen
滕文华 段周瑛·译

下肢血管性疾病鉴别诊断复杂多样。因此,应了解此类疾病的病理生理学、临床评估和诊断方法,以对疾病进行优化精准管理。

● 动脉疾病

外周动脉疾病(peripheral arterial disease,PAD)是一种老年疾病,通常表现为间歇性跛行或严重肢体缺血。症状通常发生在狭窄部远端。活动多的患者以间歇性跛行为典型主诉症状,活动少的患者则可能表现为静息痛、溃疡、下垂性皮肤发红或坏疽(eSlide 25.1)。急性动脉闭塞的临床表现被描述为"6 P":疼痛(pain)、苍白(pallor)、感觉异常(paresthesias)、麻痹(paralysis)、无脉(pulselessness)和冷感(polar)。这些症状可能全部或部分出现(eSlide 25.2)。间歇性跛行表明肌肉活动的动脉血供不足,步行时加重,休息时可缓解(不改变姿势),症状包括腿麻、无力、打软腿、酸痛、痉挛或疼痛。当跛行突然加剧,须考虑原位血栓形成或栓塞。

脉管炎综合征

结节性多动脉炎是一种急性坏死性血管炎,主要影响中小动脉。它是一种全身性疾病,可能累及肾脏、关节、皮肤、神经和其他各组织。

血栓闭塞性脉管炎(Buerger 病)是一种非动脉粥样硬化性节段性血管炎,影响四肢中小动脉和静脉,与吸烟密切相关。Buerger 病的最初表现可能是浅表静脉炎,如果戒烟,病程通常可终止。

● 动脉评估（eSlide 25.3）

无创动脉研究

踝臂指数（ankle-brachial index，ABI）提供了下肢动脉灌注的客观数据。踝臂指数指踝部与手臂的收缩压之比；正常踝臂指数为 1.0～1.4。高于 1.4 表示动脉没有受压。0.91～0.99 的踝臂指数被认为是"临界值"，0.80～0.90 为轻度降低，0.50～0.80 为中等降低，＜0.50 时为严重降低。

节段性压力由特定解剖位置的动脉关闭和打开压力测量而得，通常用于确定动脉狭窄位置。相邻部位之间达 10～15 mmHg 的压力梯度提示可能有重要的生理性阻塞。

连续波多普勒（视频 25.1）：从三相波变为单相波的变化可为下肢病变位置和范围提供合理、准确的信息。多普勒波形分析即使在钙化程度高、不适合压力测定的血管中也较可靠（eSlide 25.4）。

经皮氧分压（$TcPO_2$）是一种非常敏感的方法，可用于评估特定部位的皮肤灌注及愈合潜力。$TcPO_2$ 低于 20～30 mmHg 提示灌注不足，因此愈合可能受到影响（eSlide 25.5）。

成像技术

计算机断层扫描血管造影已成为标准的无创血管解剖学和病理学形态成像方法（eSlide 25.6）。磁共振血管造影可用于确定血管形态并评估血流速度。动脉造影是下肢动脉评估的"金标准"（eSlide 25.7）。

● 管理（eSlide 25.8）

危险因素管理

应严格评估外周动脉疾病的危险因素。可使用 3 -羟基- 3 -甲基戊二酰辅酶 A 还原酶抑制剂（他汀类药物）（以使动脉粥样硬化患者的低密度脂蛋白＜70 mg/dL）、血管紧张素转换酶抑制剂、抗血小板药和 β 受体阻滞剂（如有冠心病史）的药物组合对外周动脉疾病进行积极治疗。吸烟是血管疾病的独立危险因素，也是血管手术和干预失败的原因。

康复

患者应始终穿着防护鞋，并仔细监测肢体是否发红或出现皮肤破溃。辅助或监督下的步行等下肢运动对外周动脉疾病患者至关重要。步行有助于增加侧支循环，并可能避免或改善间歇性跛行。

血运重建

血运重建曾多被用于静息性疼痛、组织坏死、生活严重受限或药物治疗效果不佳的患者，但血管内介入辅以积极的药物治疗正在取代这种传统思路。

间歇性气压治疗

间歇性气压治疗可改善步行距离，改善程度与监护下训练相当。外部压力会短时升高组织压力，从而排空下方静脉并暂时降低静脉压力而不阻断动脉血流。

● 静脉疾病

慢性静脉疾病是一系列肢体的疾病，一部分表现为蜘蛛静脉和静脉曲张，另一部分表现为水肿、皮肤改变（例如淤滞性皮炎、色素沉着）和溃疡（eSlide 25.9）。

静脉血栓栓塞

深静脉血栓（deep vein thrombosis，DVT）的易患因素包括长期制动、使用雌激素、先前曾患深静脉血栓、血栓形成家族史和高凝状态。血栓可在任何地方形成，最常见的是腿部深静脉。一旦血栓形成，可能会发生以下情况：①血栓迁移；②血栓栓塞；③被纤溶活性物质消除；④血栓机化，包括血管再通和收缩。应对伴有危险因素的患者进行预防干预。股青肿（phlegmasia cerulea dolens）是深静脉血栓的罕见并发症。

慢性静脉功能不全

静脉功能不全可能是多因素导致的，包括遗传、局部创伤、血栓形成及静脉或瓣膜固有缺陷。

● 静脉评估(eSlide 25.10)

连续波多普勒可用作筛查工具以测试静脉系统完整性。它可识别静脉阻塞或功能不全、量化静脉疾病严重程度及对异常部位进行定位。

彩色多普勒超声已成为检测浅表静脉、深静脉和交通静脉系统的首选方法。

下肢静脉造影术在评估急性和慢性深静脉血栓方面仍是一种功能强大的工具，但使用较少(eSlide 25.11)。

D-二聚体水平对急性静脉血栓形成具有较高敏感度，但特异度较低(可能在其他临床情况中升高)。

● 管理(eSlide 25.12)

压力疗法

压力治疗法是治疗慢性静脉功能不全的主要方法。可使用及膝长度的分级压力袜(脚踝处压力为 30～40 mmHg)提供从远端到近端表面逐渐减小的压力，这已成为血栓预防和静脉、淋巴管疾病的护理标准。为预防血栓后综合征，应在近端深静脉血栓发生后常规使用弹力袜至少 1 年。

肢体抬高

将肢体抬高控制水肿时，肢体末端通常要求高于心脏水平。在任何有条件的情况下均应抬高腿部，并避免长时间站立或坐位下腿部下垂的体位。

间歇气压疗法

可使用间歇气压泵(40～50 mmHg)来稳定下肢压力。抽气间应使用加压带。充血性心力衰竭和静脉阻塞患者禁用间歇气压疗法。

运动

运动在控制慢性静脉功能不全方面的价值尚未最终证实。涉及腿部肌肉运动，例如步行、骑自行车、游泳，可增加小腿肌肉紧张度并增强静脉回流。

● 淋巴系统疾病（eSlide 25.13）

由于淋巴回流障碍引起的淋巴水肿是最常见的阻塞性淋巴系统疾病。淋巴水肿可表现为高淋巴输出障碍或低淋巴输出障碍。

淋巴水肿分类

继发性淋巴水肿比原发性淋巴水肿更常见，它由于感染、创伤、肿瘤、阻塞、手术或放疗导致的淋巴回流障碍所致。全世界范围内最常见的继发性淋巴水肿的原因是丝虫病，在美国最常见的原因是乳腺癌。

● 评估

新发单侧肢体淋巴水肿的鉴别诊断较为复杂。除导致水肿积聚的全身因素外，还应考虑急性深静脉血栓、静脉炎后综合征、慢性静脉功能不全、肿瘤阻塞、慢性感染和血脂异常。

成像技术

淋巴闪烁显像是通过重建淋巴回流图像对淋巴系统功能进行评估的标准工具。

● 淋巴水肿的治疗（eSlide 25.14）

淋巴水肿综合治疗方案（综合消肿疗法）包括以下内容：①皮肤护理和感染治疗；②促进淋巴回流的专业按摩技术；③淋巴水肿局部加压；④抬高肢体和运动，以减少肿胀并加强按摩作用。

压力治疗

可用绷带（弹性或低弹力）或压力衣对淋巴水肿区域进行加压。一旦达到减小、稳定的肢体体积，就必须使用分级压力衣防止液体再积。

肢体抬高

抬高肢体可降低从血管到组织的静水压，并减少液体和蛋白从毛细血管的流出。

运动

运动可改善活动能力和肌肉功能,从而加强对淋巴管的挤压。肌肉与外部压力绷带或穿戴之间的间歇性压力变化可刺激淋巴回流。抗阻运动可增加肌力、缓解淋巴水肿加剧并减轻淋巴水肿症状。

血管气压疗法(vasopneumatic compression therapy)

血管气压治疗泵可增加水肿肢体的组织总压力,促进组织液回流入毛细血管。40～50 mmHg 的组织总压力足以使液体回流,并可降低组织受损风险。

● 总结

动脉、静脉或淋巴功能障碍可能是康复患者的主要问题或合并症。康复评估应包含详细的血管病史询问、全面检查和选择性诊断检查。如果能及早发现并采取运动、适当加压、体位管理、保护和选择适宜鞋类等干预措施,可能会减少血管疾病患者对药物和手术治疗的进一步需求。

临床精要

1. 急性动脉闭塞的临床表现被描述为"6 P":疼痛(pain)、苍白(pallor)、感觉异常(paresthesia)、麻痹(paralysis)、无脉(pulselessness)和冷感(polar)。静息性疼痛、缺血性溃疡或坏疽在临床上提示严重肢体缺血。

2. 血栓闭塞性脉管炎(Buerger 病):以动脉造影中显示的节段性损伤为典型表现,患者截肢风险高。

3. 踝臂指数低于 0.5 提示严重的外周动脉疾病,且在功能状态、截肢、心肌梗死、卒中和死亡等方面预后较差。踝臂指数大于 1.3 表明血管壁疑似钙化。

4. 轻度外周动脉疾病的最佳初始治疗包括纠正危险因素、戒烟和定期运动。动脉造影是准备进行血管重建手术时的首选检查。

5. 静脉功能不全通常与既往静脉血栓形成史有关。当下肢静脉压力超过80 mmHg 时,静脉溃疡形成的风险最大。

6. 局灶性闭塞性疾病宜采用经皮腔内血管成形术,局灶性弥漫性疾病宜采用旁路手术。

7. 在自体静脉移植不可行的情况下可考虑采用人工血管移植。假体移植物具有较高感染风险。

8. 慢性严重淋巴水肿可导致淋巴管肉瘤,慢性皮肤改变恶化加剧的患者需考虑此诊断。当肢体大小明显限制功能时应考虑手术。

第26章

烧伤

Burns

Amaramalar Selvi Naicker
彭彦孟　刘宏亮　译

　　烧伤治疗的重大进步使烧伤患者的生存率显著提高,因此,烧伤后幸存者(多为年轻人)将遗留长期的后遗症,将在返学、返工、重返社区生活等方面产生深远的影响。因此,未来烧伤的处置将面临来自医疗费用、复杂的治疗以及老龄化方面的挑战。

● 烧伤流行病学(eSlide 26.1)

　　在北美,每年有高达100万烧伤患者需要治疗,而全球范围内每年烧伤患者的数目为北美的10倍。中、低收入国家烧伤患者的死亡率更高,烧伤后死亡的预测因素包括高龄、烧伤总体表面积(TBSA)更大以及吸入性损伤。

● 急性期烧伤患者的康复评估(eSlides 26.2~26.5)

　　在住院部,烧伤康复医师作为烧伤治疗大团队中的一员,需要对烧伤患者进行多项不同的医学处理。在门诊,康复医师需要有能力处理小面积、不需要手术治疗的烧伤,同时能识别需要通过住院、急诊手术以及创面和瘢痕手术重建而获益的患者。

　　烧伤面积、部位、深度是并发症和死亡率的重要预测因子。烧伤面积可以通过Lund and Browder表或者"烧伤面积九分法"(图26.1)来计算。根据烧伤深度,热烧伤分为浅层烧伤、部分皮层烧伤和全层烧伤。浅层烧伤(例如晒伤)表现为皮肤发红、疼痛,伴少量渗出,多在7天内愈合,瘢痕风险低。部分皮层烧伤进一步分为浅表部分皮层烧伤和深部部分皮层烧伤。浅表部分皮层烧伤表现为疼痛,有小到中量的渗出和水疱,大概在7~14天愈合,瘢痕风险低,但可能会有色素沉着。深部部分皮层烧伤水疱少,有中到大量的渗出,疼痛明显,通常在14~28天愈合,但持久的炎症期使瘢痕风险升高。全层烧伤累及表皮、真皮甚至更深的组织,烧伤皮肤的躯体感觉可能下降,但深层组织坏死、周围烧伤创面或临近组织损伤会产生疼痛。全层烧伤常表现为苍白伴少量渗出,全层烧伤创面或者皮肤移植术可产生明显瘢痕。需紧急干预,切除坏死组织及重建创面。

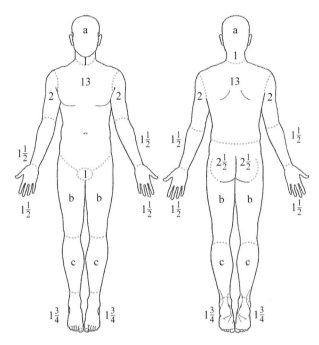

	年龄					
	0	1	5	10	15	成年人
a-头部$\frac{1}{2}$	$9\frac{1}{2}$	$8\frac{1}{2}$	$6\frac{1}{2}$	$5\frac{1}{2}$	$4\frac{1}{2}$	$3\frac{1}{2}$
b-大腿$\frac{1}{2}$	$2\frac{3}{4}$	$3\frac{1}{4}$	4	$4\frac{1}{4}$	$4\frac{1}{2}$	$4\frac{3}{4}$
c-小腿$\frac{1}{2}$	$2\frac{1}{2}$	$2\frac{1}{2}$	$2\frac{3}{4}$	3	$3\frac{1}{4}$	$3\frac{1}{2}$

图 26.1 Lund and Browder 表能可靠地计算出不同身体比例儿童的烧伤面积

(引自 Artz CP, Moncrief JA, Pruitt BA. *Burns: a team approach*, Philadelphia, 1979, Saunders, with permission.)

电击伤不同于热烧伤,高压电(>1 000 V)烧伤常与工作相关,而大多数低压电(<1 000 V)烧伤常发生在家庭里。软组织损伤的范围常常超出预期,电流影响最小电阻的组织,导致周围神经和中枢神经系统的损伤。同时,有可能会发生心肌坏死和心律失常,但电击伤 24 小时内未出现心律失常的患者,其后期发生心律失常的可

能性低。高压电击伤使大量患者截肢及神经病变。眼部的并发症,例如白内障或者黄斑穿孔,可能在电击伤后发生。

　　其他急性烧伤,例如冻伤,可能是环境或者工业暴露于寒冷条件下。另外,医疗电离辐射也可引起烧伤。此外,其他情况的治疗及康复较复杂,如 Stevens-Johnson 综合征、中毒性表皮坏死松解症(TEN)、坏死性筋膜炎以及 Fournier 坏疽(需切除并行中厚皮片移植)。

● 急性期创面处理(eSlide 26. 6)

　　急性期创面处理的主要目标为清除坏死组织、建立清洁湿润的创面环境。虽然市场上产品众多,磺胺嘧啶银仍然在烧伤治疗中占主要地位。其他的敷料包括生物合成型、银离子型、水凝胶型等。张力较大的水疱需要引流,分离的表皮便可作为临时的生物型敷料。目前浸润型水疗未再运用,因为水箱可降低核心体温或血钠水平,可能导致铜绿假单胞菌等革兰阴性细菌感染以及创面的交叉感染。更换敷料、移动、牵伸和手术相关操作的疼痛会增加急性烧伤的疼痛。阿片类药物仍然是止痛的主要选择,其他手段包括注意力分散、催眠、抗焦虑药等在儿童患者中可能尤其显著。

● 急性期烧伤的手术治疗(eSlide 26. 7)

　　烧伤后组织的水肿以及液体复苏可能会增加骨筋膜室综合征的风险,针对四肢和躯干的焦痂切开减张术可以释放组织压力。术后需抬高患肢并固定于中立位,24 小时后可进行关节被动活动。早期清除坏死组织和焦痂,并进行中厚自体皮移植可以极大地提高烧伤患者的生存率。使用取皮刀取皮后,将移植的皮片置于外科处理好的受皮区,再使用皮钉、缝线或真皮胶给予固定,同时在移植术区给予敷料加压包扎,供皮区一般会在 2 周内自行愈合。为了保护移植区域的皮片,通常在术后禁止术区移动。康复治疗在手术几天后进行,以改善患者的功能、缩短住院时间。

● 烧伤后的临床问题(eSlide 26. 8)

吸入性损伤

　　烧伤后合并吸入性损伤是评估死亡率的重要风险因子。低氧合和有毒烟雾使烧伤患者存在缺氧性脑损伤的风险。同时,吸入性损伤会增加肺炎、成人呼吸窘迫综合征及多器官衰竭的风险。

● 分解和合成代谢异常

烧伤面积大于 30% 的患者会发生明显的代谢障碍,导致骨密度降低、去脂体重降低以及胰岛素抵抗增加。持续去脂体重的降低与功能的下降、肺炎发生风险增加及创面愈合迟缓相关。另外,可以在高代谢阶段使用促合成代谢药物和 β 受体阻滞剂,同时,使用运动疗法(包括被动运动疗法改善呼吸功能)、支具和良肢位摆放来减少挛缩的风险。吸入的刺激物、置管的机械性并发症以及神经损伤会导致吞咽功能障碍,从而引起营养摄入不足。因此,对于能量及营养需求增加的烧伤患者,需早期进行肠内营养和营养补充。

● 周围神经病

大约有 10% 的烧伤患者会由于直接的热力损伤、电流、挤压或代谢紊乱导致周围神经病。烧伤越深、面积越大更容易导致轴突病变,单神经病和多发神经病变较常见,电诊断检查可以用于明确神经损伤程度。

● 异位骨化(eSlide 26.9)

烧伤会增加异位骨化的风险,最常见于肘关节。虽然目前异位骨化的治疗和预防仍存在争议,但是早期规律地活动肢体和良姿位仍然是重点。异位骨化成熟后,手术切除是唯一的治疗方式。双磷酸盐的疗效尚未明确。

● 肥厚性瘢痕(eSlide 26.10)

烧伤后肥厚性瘢痕是最常见的并发症,表现为凸起、发红、疼痛、瘙痒以及创面边缘瘢痕的收缩。受伤几个月后,瘢痕体积增加和颜色加深,但会在几个月后逐渐消退,而瘢痕疙瘩会侵犯周围的组织。患者越年轻、皮肤颜色越深、烧伤后炎症恢复期越长且开放创面大于 3 周,形成肥厚性瘢痕的风险越高。

最佳的治疗是通过充分治疗创面来预防瘢痕。汗腺和皮脂腺的缺失会导致瘙痒症。临床证实存在大面积瘢痕的烧伤患者口服二氢吗啡、多塞平、羟嗪和加巴喷丁可以部分缓解瘙痒症。同时,处理方法还包括规律地使用保湿霜、避免机械创伤、减少直接热接触和阳光暴露、压力衣的使用、硅胶贴的使用以及类固醇的局部注射。另外,目前也进行有少量证据支持的按摩、脉冲染料激光以及 α-干扰素。

● 挛缩(eSlide 26.11)

挛缩常见于肩关节、肘关节、膝关节,治疗方法包括支具使用、良姿位摆放和活动度训练。烧伤患者良姿位摆放能够有效减轻瘢痕挛缩的进展。有证据表明腋窝深度烧伤后,早期支具的使用治疗能够预防烧伤后挛缩的发生,使用支具时需注意将肩关节保持屈曲 90°、水平内收≤10°,以避免臂丛神经受牵拉损伤。

表 26.1	烧伤幸存者罹患抑郁症的危险因素分析

- 烧伤前的情感障碍(情绪失调)
- 应对方式(同时具有回避和应对处理策略的成年患者比那些只有单一处理策略的或者其他策略的患者拥有更多的抑郁症症状)
- 人口学特征,如性别为女性
- 烧伤的特点,如头部或颈部烧伤
- 处理的多样性,如较长的住院时间

● 心理调节(eSlides 26.12 和 26.13)

烧伤会导致患者出现抑郁、焦虑状态,从而影响患者的恢复,因此综合性、跨学科的康复治疗需要从躯体和心理的并发症同时着手。烧伤幸存者罹患抑郁症的危险因素已在表 26.1 中列出。创伤后应激障碍并非不常见。更差的自我形象的预测因子包括烧伤后的特征、社会交往和感情的可变因素以及个人的应对方式。同时,个人性能力的表达也与自我形象和自尊心密不可分。

● 重返社区(eSlide 26.14)

重返社区对于每一个烧伤患者的康复过程来说都是一个重要的环节,因为治疗的最终目标是使患者最大限度地重返受伤之前的正常生活,包括工作、学校、家庭、娱乐以及社区活动。需要早期识别那些存在延迟返工风险的患者,随后介绍他们去综合康复服务机构,包括工作技能强化、职业训练计划、工作场地的评估,而这些都是能够帮助烧伤患者快速、成功回归工作的重要措施。

临床精要(eSlide 26. 15)

1. 烧伤患者需要多学科联合诊治。

2. 专业的康复单元能够在急性期临床处理中发挥缩短患者住院时间和提高患者功能的作用。

3. 掌握常见的烧伤后遗症的临床知识,同时也包括如反射性交感神经营养不良(RSD)这一类罕见但却难治的综合征,这对预防和治疗烧伤并发症很重要。

4. 了解可能会导致烧伤的家用物品,包括烧烤台、高温熨斗、电热毯等,这对预防烧伤发生很重要。

第 27 章

急性疾病

Acute Medical Conditions

Norbuuuu Sussssss

刀楞糖 校

医疗康复范围涵盖患有心肺疾病、肾功能不全和身体虚弱的患者的治疗需求。除了其他原发的失能以外,这些状况可能是康复的主要或次要原因。虚弱是这些潜在疾病的共同特征。

● 心肺功能和运动能力的评估

心肺康复首先要全面地了解病史并进行全面的体格检查。重要的是要了解运动的基本术语以及心肺运动能力的生理反应。

● 运动的基本术语

有氧能力:是衡量个人工作能力的标尺,用最大摄氧量(VO_{2max})来表示。氧气消耗量(VO_2)随工作负荷呈线性增加,最高达到 VO_{2max}。最大的运动能力评估可以帮助评估失能程度并制订运动和恢复计划。

最大心率(HR):随着年龄的增长而降低,运动测试是确定最大心率最好的方法。也可以使用 Karvonen 公式或以下公式进行估算:[最大 HR=220-年龄(以年为单位)]。身体状态可以改变 HR 与 VO_2 之间关系的斜率,身体状态好,则可以降低 HR 的斜率,对于给定的 VO_2,HR 的增加较小。由于与 VO_2 呈线性关系,所以HR 是有用的运动指标,当使用某些能改变 HR 反应的药物治疗时除外。

每搏输出量(stroke volume, SV):是左心室收缩期射出的血液量。随着运动而增加最高 SV。运动初始阶段会出现 SV 最大程度地增加。SV 增加对姿势变化敏感,仰卧位时 SV 增加最小。SV 以曲线方式增加,在 VO_{2max} 的 40% 处 SV 达到最大值。

　　心输出量(cardiac output，CO)：是 HR 和 SV 的乘积。它与心脏做的功存在线性关系，是 VO_{2max} 的主要决定因素。当人体直立位时，CO 较高。

　　心肌耗氧量(myocardial oxygen consumption，Mvo_2)：是心肌的耗氧量。它与心肌的工作负荷成比例地增加。当 Mvo_2 超过最大冠状动脉供氧量时，可能会发生心肌缺血和心绞痛。心率血压乘积(RPP；[HR×收缩压(SBP)]/100)与 Mvo_2 直接相关。与直立运动相比，仰卧运动在低强度下具有较高的 Mvo_2，在高强度下具有较低的 Mvo_2。

● 有氧训练

　　有氧训练涉及增加心肺功能的体能锻炼(即 VO_{2max})。有氧训练的好处是减少心脏风险和改善心脏状况。有氧训练处方必须包括四个组成部分：强度、持续时间、频率和特异性。

有氧训练的成分

　　运动强度：定义为运动的难度。可以根据目标 HR，任务的代谢当量(MET)级别或以瓦特为单位的强度级别进行制订。心脏一级预防的目标强度通常是 HR 达到预测最大 HR 或运动耐力测试中峰值 HR 的 80%～85%，对于二级预防，运动要在安全水平进行，心率达到最大心率的 60% 或更高，以达到训练效果。

　　持续时间：心脏康复运动的持续时间通常需要 20～30 分钟，还需要 5～10 分钟的热身和放松时间。

　　频率：是在固定时间段内进行的运动次数。对于中等强度的运动，建议有氧训练频率为每周 5 次。

　　运动的特异性：是指进行活动的类型。训练效果与特定的活动类型有关。

有氧训练的效果

　　有氧能力：最大的有氧运动能力随着有氧训练而增加。在给定的工作负荷下，静息 VO_2 是稳定的。这些变化产生于受过训练的特定肌肉上。

　　心输出量：最大 CO 会增加，而静息 CO 保持稳定。静息 SV 增加，而相应的静息 HR 是减少的。

　　心率：有氧训练会降低静息心率，在给定的工作负荷下心率都会降低。最大心率保持不变。

每搏输出量：SV 在静止时增加,并保持较低的 HR,在给定的运动负荷水平下,RPP 较低。

心肌耗氧量：最大 Mvo_2 通常不变,但是在给定的工作负荷下,Mvo_2 随训练而降低。这减少了心绞痛发作。

周围血管阻力(PVR)：有氧训练可降低动脉和小动脉的张力,从而减少心脏的"后负荷"和 PVR。PVR 的降低导致在给定的工作负载和降低静息 RPP 和 Mvo_2。

● 心脏康复

心脏康复计划

心脏康复计划常包括一级和二级预防策略。一级预防是在发生心脏事件之前启动,着重于改变心脏危险因素。二级预防是在心脏疾病症状出现后应用,专注于降低随后发生心脏事件和相关并发症的风险。二级预防包括一级预防的所有功能。在心肌梗死、心绞痛、充血性心力衰竭、血运重建和心脏移植后可进行心脏康复。各种心脏疾病会导致特定的生理异常,并影响运动能力(eSlide 27.1)。

心肌梗死后的心脏康复

心脏康复的分期如下。

急性期(1 期)和住院康复期(1B 期)：从心脏事件发生时开始至出院结束。急性期康复的特征是早期的运动(eSlides 27.2～27.4)。

训练期(2 期)：出院患者康复训练期,符合二级预防策略,强化教育,有氧运动。

维持期(3 期)：维持1期2期康复效果的必要阶段,患者选择继续有氧运动或者维持生活方式的改变。

改变心脏危险因素需要覆盖心脏康复的各时期。诊断为心脏病的非住院患者,2 期和 3 期心脏康复是其目标。

特殊情况的心脏康复

心绞痛

心绞痛患者进行心脏康复的目的是降低心率。这将减少 RPP 和 Mvo_2,从而减少心绞痛发作。

血运重建手术后的心脏康复(冠状动脉搭桥术或经皮腔内冠状动脉成形术)

血运重建后的心脏康复计划是类似的,如冠状动脉搭桥术(CABG)或经皮腔内冠状动脉成形术(PTCA)。他们强调二级预防,以及改善心脏状况和整体健康状况。PTCA 之后,患者可以立即继续心脏康复。在接受 CABG 胸骨切开术的患者中,应限制手臂锻炼,直到胸骨愈合为止。

心脏移植后的心脏康复

移植后的心脏出现去神经化现象,失去直接的交感或中央迷走神经调节。心脏对运动的变时性反应是由循环儿茶酚胺介导的,心脏的失神经化导致 HR 对运动的反应滞后或迟钝。心脏移植后的患者与正常人相比,工作能力降低,CO 降低,峰值 HR 降低,摄氧量降低以及静息 HR 和 SBP 升高。心脏移植后患者的心肺康复计划的重点是调节和教育。有氧运动的目标强度通常为 60%～70%最大运动能力,运动持续 30～60 分钟,每周 3～5 次,目标强度"主观用力程度"在 Borg 量表上为 13～14 或 Borg 修改量表上的 5～6。

● 肺康复

肺功能评估

各种肺部疾病会引起特定的生理异常,并影响运动能力(eSlides 27.5 和 27.6)。

静态基础肺活量和对运动的动态反应有助于评估肺部疾病患者的运动能力。以下列出了与肺功能评估有关的重要值。

肺总容量:深吸气后肺内所含的全部气体量。

肺活量:肺最大吸气后最大呼出的气体量。

用力肺活量:深吸气后肺气体达到容量最大后呼出的最大气体量。

1 秒内用力呼气量:1 秒内呼出最大气体量。

最大通气量:在 15 秒内测量最大通气量。

残气量:完全呼气后肺中残留的气体量。

潮气量:静息时规则的呼吸量。

一氧化碳弥散能力:测量肺对一氧化碳(氧类似物)跨肺泡膜上的扩散能力。

肺康复计划(eSlides 27.7～27.11)

肺康复计划在一级预防和二级预防方面都类似于心脏康复计划。一级预防策略涉及预防和戒烟方法。二级预防策略涉及提高药物依从性,戒烟、氧疗、教育和环境触发因素管理的方法。运动是在急性期的早期开始的。肺部康复计划的总体目标是戒烟,加强医疗管理,用药培训,针对特定疾病的训练,提高肺部洁净,改善呼吸困难,充足的氧气管理和营养咨询。还教导患者缓解呼吸困难的方法,包括运动训练和生活方式改变。

具体疾病的肺复康计划

慢性阻塞性肺疾病

肺康复是慢性阻塞性肺疾病(COPD)患者的金标准管理。康复计划的目标是提高外周效率并减少呼吸困难。节约能量、减少焦虑和增强耐力的宣教都有助于改善功能和减少呼吸困难。气道清除和胸部物理疗法在大量分泌物患者的肺部康复中具有重要作用。外部拍打设备、振动设备和吸入盐水的组合,再加上咳嗽和吹气训练,可以帮助松动分泌物。

间质性肺疾病

间质性肺疾病患者的运动强度受到低氧血症的限制。在运动过程中可能需要补充氧气以保持氧饱和度。与 COPD 不同,间质性肺疾病患者的气道分泌通常没有问题。

通气障碍

夜间或间歇呼吸机支持患者的康复训练目的是提高呼吸效率,减轻患者脱离呼吸机后疲劳。

肢体残疾个体的心肺康复

肢体残疾的人往往久坐不动,活动水平较低。这增加了心脏和肺部疾病的风险,并为标准康复计划带来了障碍。此外,残疾个体的移动需要消耗更多的能量。因此,心肺疾病导致的工作能力受损可能会使残疾个体遭受的损害程度大于健全个体。身体残障人士的心肺运动处方必须同其残障情况相适应。

● 肾衰竭

肾衰竭的最常见原因是高血压未控制、糖尿病控制不佳和肾小球肾炎。当肾小球滤过率降至每分钟 60 mL 以下时会引起液体超负荷而导致高血压。糖尿病肾小球病变的最重要病理特征是细胞外基质过多。原发性肾小球肾炎可能是由感染、免疫疾病和血管炎引起,从而导致肾单位的瘢痕形成。可以根据受影响的肾脏解剖区域对肾脏疾病进行分类(eSlide 27.12)。

肾功能损害的后果

电解质失衡(高钾血症和低钠血症):肾小球滤过率达到正常率的10%左右依然可以维持正常钾水平的能力。随着肾衰竭的进展,钾排泄的速率下降且钠的保存能力受到损害,从而导致高钾血症和低钠血症。

尿毒症:在肾衰竭中,剩余的肾单位通过代偿性超滤和增加肾小球通透性而提高其功能,从而导致尿毒症。

骨骼问题:低钙血症可能是由于钙吸收减少和甲状旁腺激素释放受刺激而发生的。高磷酸盐血症是由肾脏磷酸盐排泄障碍而引起。

贫血:贫血可能是由于促红细胞生成素生成减少和铁缺乏而引起。

代谢问题:代谢性酸中毒是由于衰竭的肾脏排泄酸的能力降低而引起。碳酸氢盐是人体 pH 的主要缓冲剂,肾脏再吸收碳酸氢盐的能力下降进一步加剧了这种情况,贫血和代谢性酸中毒可能会导致生理异常并改变运动能力(eSlide 27.13)。

导致肾衰竭的疲劳和虚弱的因素

衰弱:慢性疾病的贫血导致促红细胞生成素生成减少和铁缺乏。这会导致疲劳和虚弱。

虚弱:肾小球滤过率低于每分钟 60 mL 与健康和整体功能下降相关。依赖透析的患者有多种可能的虚弱原因,且通常在透析后会出现严重的疲劳。

透析相关的"残余综合征":术语"残余综合征"是指尿毒症不完全治疗的患者表现的综合征。由于透析不能完全替代肾脏的所有功能,因此依赖透析的患者发生尿毒症的部分原因是电解质紊乱和酸碱平衡失调。

肌肉减少症:由于尿毒症的存在,可能导致尿毒症肌肉减少症。这会引起骨骼肌纤维的变化,包括线粒体耗竭和慢肌和快肌纤维的萎缩,从而导致整体疲劳感和虚弱感。

肾脏移植患者的康复

肾移植

尿毒症肌肉减少症、慢性疼痛和步态异常引起的慢性功能减退是康复干预的主要方面。接受血液透析的患者由于在血液透析过程中长期不动和透析后疲劳,导致久坐的风险增加。对于所有尿毒症患者,应在开始透析之前转诊至康复专业人员,建立家庭锻炼计划。

肾移植后

全面的康复计划将给肾脏移植后带来许多好处,即使新肾脏正常运作的情况下,由于行动不便,皮质类固醇激素使用和恢复期间久坐的生活方式也可以加速残疾。适合康复干预的患者肾移植后需要不间断康复,以峰值 $60\%\sim70\%$ 的强度运动 $30\sim60$ 分钟,每周至少进行 3 次。Borg 量表中所述的感知劳累率是一种有效的调节强度的方法。移植后门诊康复计划的继续进行必须重点控制条件,以及关于运动对维持运动能力和终生功能的重要性的宣教。

● 不活动和制动

长时间不动会产生许多负面影响(eSlide 27.14)。

久坐不动的生活方式会增加心血管疾病的风险、肥胖、代谢综合征、深静脉血栓形成、胰岛素水平升高和胰岛素抵抗改变。重症监护病房的行动不便会造成严重的生理和病理后果。

● 重症监护病房环境中的治疗注意事项

血流动力学不稳定或体位性低血压:大多数在重症监护病房住院的患者经历血流动力学不稳定。必须对生命体征进行持续监测并逐步进行早期活动。

呼吸机依赖:呼吸机灌注不匹配,分流和氧气交换改变可导致低氧血症的呼吸衰竭。高碳酸血症衰竭导致相对于生理需求的分钟通气减少。必须密切监测活动所对应的呼吸机状态和血氧饱和度的变化。

重症监护室获得性肌无力:重症监护病房住院后获得性肌无力很常见。机械通气时间延长,败血症或器官衰竭的患者中约有 50% 患有某种程度的神经肌肉功能障碍。早期积极的物理治疗干预对于重症监护室患者的肌肉力量恢复是必要的。

　　心理改变：创伤后应激障碍和谵妄可能发生。

● 衰弱综合征

　　衰弱综合征是应激适应能力下降的综合征，伴有生理储备和能量代谢减少。据报道，衰弱综合征的发生频率差异很大，这取决于所研究的人群，比例从 4%～60%。衰弱综合征与高龄有关，在老年人群中更为普遍。但是，衰弱综合征并不是正常衰老的变化。它被认为是一个单独的问题。衰弱综合征除功能、心理和肌肉骨骼方面的变化外，器官系统和体内稳态反应也发生了变化。这些包括由于能量代谢减少、肌肉减少症、激素活性改变和免疫功能降低而导致的维持体内平衡能力降低和应激能力下降。通过筛查工具对衰弱综合征的早期识别可以进行跨学科和多学科的干预，共同目标是尽可能长时间地保留这些患者的功能。

衰弱筛选工具（eSlide 27.15）

　　Linda Fried 表型性衰弱：是一种基于规则的工具，可基于五种表型标准中三种的正值来识别衰弱点。

　　标准如下。

　　(1) 非自愿性体重减轻[过去 1 年中超过 10 lb(1 lb≈0.45 kg)]。

　　(2) 疲劳（"我觉得我做任何事都很费力"和"我无法继续坚持"）。

　　(3) 步行速度慢[步行 15 in(1 in＝2.54 cm)所需的时间，以秒为单位]。

　　(4) 运动量少。

　　(5) 握力降低。

　　衰弱的阶段（一个或两个标准）确定了发展为衰弱的高风险人群。没有表型标准的个人被认为是"健壮"或不衰弱的。

　　加拿大健康与衰老研究（CSHA）衰弱指数（Rockwood 指数）：是一种基于障碍的详细的评分工具。临床障碍评分基于 70 项指标，包括自我报告的功能活动，情绪和运动症状以及病史和体格检查得出的体征和症状。

　　CSHA 临床衰弱量表：是一个描述性量表，共有 7 个类别从"非常健康"到"严重衰弱"。它是一个基于判断、耗时少，并且更适用于康复机构开展的评估量表。

临床精要

1. 评估心脏和肺部疾病运动能力的最佳方法是心肺运动测试(CPET)。CPET 可为心肺疾病患者提供诊断、预后和运动处方指导。

2. 有氧训练是一种习惯性的动态体力活动,足够的强度、持续时间和频率可以在运动后的心肺反应中产生生理调节作用。

3. 在肺康复中,脱离供氧不是目标,因为肺康复不能改善肺脏自身功能。

4. 透析的患者存在贫血、肌肉减少症、虚弱、骨骼疾病和电解质异常的问题。尽管进行了透析,但由于透析不能完全解决尿毒症,他们仍然有残余综合征。

5. 久坐行为不同于体力活动,已被证明本身就是一种健康风险。达到体力活动的标准并不能弥补久坐的生活方式。

6. 身体衰弱的后果包括体重减轻、疲劳、步行速度慢、身体活动少、力量下降和全身性炎症增加。衰弱综合征可以通过基于原则、基于障碍或基于判断的工具来识别。

第 28 章

慢性疾病：肺部疾病、器官移植和糖尿病

Chronic Medical Conditions: Pulmonary Disease, Organ Transplantation, and Diabetes

Chen-Liang Chou
李 晗 尚明成 译

随着人口的老龄化，慢性疾病（如肺部疾病、器官移植和糖尿病并发症）日益常见，因此，有必要将内科和康复治疗原则结合起来，优化临床诊治。

● 肺部疾病、器官移植和糖尿病

肺康复

肺部疾病的分类

肺部疾病可分为两类：阻塞性肺疾病和限制性肺疾病。阻塞性肺部疾病包括哮喘（asthma）、慢性支气管炎（chronic bronchitis）、慢性阻塞性肺疾病（chronic obstructive pulmonary disease，COPD）和肺气肿，其特征是气流减少和气流受限。限制性肺部疾病，如间质性肺疾病、神经肌肉疾病、结节病、胸膜疾病和胸壁异常，其特征是肺体积减小或肺顺应性下降，从而导致肺最大容量减少。

流行病学：COPD，常见于吸烟者人群，是全球死亡的第三大原因。

综合治疗

COPD 的药物治疗包括吸入性支气管舒张剂、吸入性糖皮质激素、磷酸二酯酶Ⅳ抑制剂和茶碱类药物，应当接种流感疫苗和肺炎球菌疫苗。α_1-抗胰蛋白酶增补疗法可有效治疗 α_1-抗胰蛋白酶缺乏症。有循证医学证据的延长寿命方法包括戒烟、无创机械通气、肺减容术（lung volume reduction surgery，LVRS）、联合使用长效 β 受体激动剂和吸入性糖皮质激素，以及氧疗。

氧疗

对于动脉氧分压低于 55 mmHg 或动脉血氧饱和度(SaO$_2$)低于 88% 的 COPD 患者,长期氧疗(long-term oxygen therapy,LTOT;持续时间≥15 小时/天)可以改善运动耐力、睡眠、认知功能、生存率和生活质量。对于肺动脉高压、充血性心力衰竭或红细胞增多症患者,如果 SaO$_2$ 低于 89%,同样建议采用长期氧疗。

胸部物理治疗(eSlide 28.1)

COPD 的呼吸训练包括缩唇呼吸、采用头朝下和弯腰向前姿势,缓慢深呼吸,局部扩张练习或节段性呼吸。这些策略在呼气时保持气道正压,并且减少了肺过度膨胀的可能性。尽管腹式呼吸训练应用广泛,但是它会增加呼吸做功及呼吸困难。呼吸肌耐力训练可以减少呼吸疲劳的发生。气道廓清策略可以降低呼吸做功,改善气体交换,并控制感染。气道廓清技术包括体位引流、拍背和振动疗法、气道振荡和使用诱导式肺量计等。对于伴有严重心脏疾病的患者,慎用头朝下体位进行排痰。患者在控制呼吸模式的同时,可以用手按压腹部来辅助咳嗽,如果需要也可以配合使用化痰的药物。无创间歇正压通气(noninvasive intermittent positive-pressure ventilation,NIPPV)或舌咽式呼吸(glossopharyngeal breathing,GPB)可以增加吸气的深度。当上运动神经元损伤发生在中胸段脊髓平面以上时,可给予腹肌功能性电刺激治疗。其他治疗策略包括给剧烈咳嗽患者戴上呼气正压面罩,自体引流,以及机械性吸-呼气技术咳痰机(但对于大疱性肺气肿或气胸患者是禁止使用的)。

肺康复的运动处方

心肺运动训练能够有效地改善劳力性呼吸困难,劳力性呼吸困难是 COPD 最常见的症状,该症状可导致身体残疾和功能障碍。肺康复训练包括心肺耐力训练,即通过步行、平板训练、下肢功率自行车以及上肢功率摇车等大肌群耐力训练方式进行。然而,许多患者难以耐受上肢功率摇车训练,因为它增加了呼吸的耗氧量,容易诱发并加重呼吸困难。抗阻训练和柔韧性训练可以提高患者的功能性负荷量。在运动初期,需要密切观察患者的劳累症状和程度来随时调整患者的运动处方。

慢性阻塞性肺疾病的运动治疗(eSlides 28.2~28.4)

COPD 的运动处方包括心肺耐力训练和抗阻训练。心肺耐力训练可以提高患者的最大摄氧量、增加计时步行距离和改善生活质量等。而抗阻训练可以改善体脂率,同时增加肌肉力量。在运动中适当地给予持续气道正压通气或 NIPPV 可能会减少患者呼吸困难的症状。

哮喘的运动治疗

有氧运动能改善哮喘患者的整体健康状态，减少肺部核转录因子 κB 的激活，从而减轻气道炎症。据报道，90％运动员中会出现运动诱发性支气管痉挛，运动诱发性支气管痉挛可以通过运动激发试验来鉴别，其严重程度可以通过气道血管通透性增高、嗜酸性炎症反应增加、气道反应性增高等来预测。

肺囊性纤维化的运动治疗

肺囊性纤维化的治疗包括胸部物理治疗和高频胸壁振荡治疗。在患者能耐受的情况下，进行每周 2 次，每次 30～45 分钟（每个动作训练 20～30 秒）的短疗程无氧运动可以改善患者的缺氧状态和生活质量。然而，这个改善作用并不能长期维持。规律的有氧运动可减缓肺功能的预期下降率。肺囊性纤维化患者尤其容易感染洋葱伯克霍尔德菌。

胸壁活动受限患者的运动治疗

胸壁活动会受到很多因素的限制，包括强直性脊柱炎、漏斗胸、肥胖、胸廓成形术或膈神经挤压伤的后遗症、神经肌肉疾病和帕金森病等。呼吸肌训练可以减少呼吸肌疲劳的发生。

心理社会支持

生物心理社会因素包括教育背景、职业背景和残疾评估。作业治疗师可以指导患者应用节约能量策略来进行日常的生活活动。COPD 患者通常会伴随抑郁和焦虑的症状，这和他们长期存在不同程度的呼吸困难以及活动明显受限有关。

● 机械通气（eSlides 28.5～28.8）

呼吸肌辅助训练包括舌咽式呼吸、最大程度的吸气、辅助咳嗽和无创通气。膈肌起搏技术常用于先天性中枢性低通气综合征和获得性中枢性低通气综合征患者，以及高位脊髓损伤者。对于老年患者而言，膈肌起搏器植入的位置多位于颈部，而年轻患者多植入胸部。此外，其他还包括神经移植和植入肌内横膈膜电极等。

● 肺减容术

肺减容术（lung volume reduction surgery，LVRS）可以减少肺气肿患者过度膨胀的无功能肺组织，同时能改善患者第一秒用力呼气量（the first second of a forced expiration，FEV_1）、用力肺活量（the forced vital capacity，FVC）、6 分钟的步行试验结果，以及患者的生活质量。LVRS 与有氧训练相结合会让患者获益更多。目前支气管镜下 LVRS 已经成为常规开胸手术的替代选择。

肺减容术的远期疗效

LVRS 对于病变在肺上叶，同时呼吸康复训练效果不佳的肺气肿患者治疗效果最佳。

● 肺移植

长期吸烟是肺移植的绝对禁忌证。相对禁忌证包括有癌症病史、精神疾病、肥胖、严重冠状动脉疾病，以及活动受限的患者，比如仅仅能够从床上转移到椅子的患者。在 6 分钟的步行测试中，能够步行 183 m（600 ft）是肺移植术最基本的要求。

肺移植患者的长期预后

据报道，肺移植患者术后 1 年存活率为 78%，5 年存活率为 50%，10 年存活率为 26%。最高的死亡率发生在术后一年内。最常见的死亡原因是败血症和闭塞性细支气管炎。

● 特别注意事项

肥胖相关肺功能障碍

在美国，35.5% 的成年人超重或肥胖。与肥胖相关的合并症包括阻塞性睡眠呼吸暂停、肥胖低通气综合征和哮喘。肥胖会增加代谢需要，同时降低机体运动耐力和最大摄氧量（maximal oxygen uptake，VO_{2max}），并随着体重增加而进一步降低。

脊髓损伤与肺功能障碍（eSlide 28.9）

脊髓损伤患者会出现心肺功能减退、下肢肌肉萎缩和骨量减少等情况。这些患者，可以通过学习头颈部控制呼吸训练或舌咽呼吸训练（GPB）来改善肺功能。

● 器官移植术后康复

改善预后的物理治疗

除了达成康复目标之外，康复团队还必须认识急慢性排斥反应的临床特征，以及与各种移植手术可能相关的其他临床并发症。高血压、高脂血症、类固醇药物引起的高血糖、移植后糖尿病、肾功能不全和感染等都是常见的临床并发症。同时需要了解移植物排斥反应和移植物抗宿主反应发生机制，以及在移植后不同时期可能引起感染的病原体。

免疫抑制(eSlide 28.10)

eSlide 28.10 总结了最常用的免疫抑制剂，在使用这些药物的时候，确定需要严密监测哪些指标来避免药物的副作用。

肾移植术后康复(eSlide 28.11)

除了上述与器官移植相关的并发症外，康复医师必须能够识别肾脏排斥反应的症状和体征，如发热、白细胞增多、厌食、乏力、高血压、肾脏血清标志物升高、肾脏体积增大伴局灶性腹膜后压痛、水肿、体重增加、尿量减少等。

肾移植术后的运动训练

疲劳感是超过 59％ 的肾移植术后患者的主诉。肾移植术后给予适量的耐力训练与力量训练等康复训练可提高患者的峰值摄氧值、心输出量、肌肉力量和生活质量。

● 心脏移植术后康复(eSlides 28.12 和 28.13)

心脏移植术后的常见并发症

心脏移植术后的主要并发症是排斥反应导致的移植失败、与免疫抑制相关的问题以及因自主神经失调导致的各种心律失常。心脏移植术后患者的主要死亡原因之一是感染，如纵隔炎、肺炎、尿路感染或静脉导管引起的败血症等。

心脏移植术的生理学

eSlide 28.14 总结了心脏移植对心血管各方面的影响。目前不建议对于此类患者依靠目标靶心率制订运动处方。更主张根据患者的血压储备、Borg 自我疲劳评定量表(the Borg scale of perceived exertion)、呼吸困难指数(the dyspnea index)来决定患者的运动强度。

心脏移植术后的运动治疗

循序渐进的有氧心功能训练和耐力训练可改善心脏移植受者的日常活动能力。规律的运动训练能有效地改善患者的运动能力。鼓励心脏移植术后患者早期在密切监护下进行积极的有氧训练。与未参加运动训练的患者相比,心脏移植术后早期在密切监护下开展中等强度的有氧训练能够改善患者的 VO_{2max}、最大功率输出和体脂比,但是,其整体运动耐力仍然低于同龄的未手术患者。

● 肺移植术后康复

肺移植术及预后

单肺移植最常见的适应证是 COPD 和特发性肺纤维化。双肺移植常适用于囊性肺纤维化与肺动脉高压。肺移植患者在术后早期可能发生更为严重的并发症,所以相较接受其他器官移植的患者,肺移植术后患者的预后更差。

移植前康复:评估、宣教和训练

个性化的肺康复计划可以有效改善患者的运动能力和功能预后。康复治疗的目的是提高运动耐力和减少运动不适感。利用能量节约技术进行训练,如有效通气、排痰训练、呼吸肌力量训练、低强度的有氧耐力训练等,可以帮助终末期肺病患者适应肺功能低下的状态。

肺移植术后的临床并发症

接受肺移植的患者需要进行规范化的免疫抑制治疗,因此受感染的风险极高。此外,由于移植后肺脏失神经支配,可能会引起一系列的并发症,如咳嗽反射的损害、呼吸道黏液廓清障碍、肺换气功能和肺循环障碍等。术后早期的首要目标是保持呼吸道通畅、预防肺不张、恢复正常肺通气换气功能。有效的咳嗽训练技术，如鼓励患者咳嗽时采用深吸气后屏气片刻，随后张口进行几次短促有力咳嗽的方法，保持患者头低脚高的体位等都是目前临床常用的训练手段。每日监测患者的 FEV_1 和 FVC，可以用来筛查肺移植术后患者是否存在亚临床的肺功能减退。当患者出现不明原因的肺水肿或急性呼吸窘迫综合征时要高度怀疑移植肺功能障碍或者出现排异反应的可能。

肺移植术后运动康复的注意事项

患者术后第一天应开始进行渐进性的活动。符合手术后出院标准之一为患者可以进行爬楼梯的运动。值得注意的是，肺移植后患者运动能力的提高不能直接等同于肺功能的改善。

● 肝移植术后康复

肝移植患者手术后一个月内最大的并发症风险是由于患者免疫系统功能低下所引起的机会性感染。这些患者亦会出现急性肾损害。其他潜在的并发症包括长期置管与高胆红素血症。认知障碍、虚弱或疲劳等神经功能障碍可能继发于肝移植术后代谢异常、慢性肝脏疾病后遗症或者多种移植后药物的副作用。而肝移植术后肝功能衰竭或肝血管内血栓形成则必须放在并发症鉴别诊断的首位。

● 肝移植术后的康复

抗阻训练、等长肌力训练和有氧耐力训练是肝移植术后康复的可行的训练方法。移植前患者的运动能力可以预测移植后的患者的病程和存活率。移植术后一旦患者病情稳定，应尽早启动物理治疗及作业治疗。

肝移植术后重返工作岗位

器官移植术后，患者重返工作岗位，甚至参加额外的职业培训，亦应该纳入长期的康复计划之中。

● 糖尿病患者的康复管理

预防指南

生活方式指导

目前预防 2 型糖尿病(type 2 diabetes mellitus，T2DM)的建议包括改变生活方式，如保持健康的体重、遵循合理健康的饮食、参加有氧运动和抗阻运动计划。预防指南建议 T2DM 高危人群进行每周 2.5 小时的中等强度的运动训练，即每周运动 5 天，每天运动 30 分钟。

治疗指南

身体活动评估

进行身体活动评估时，需要综合考虑患者的整体活动能力及疾病伴随的体能状况。

身体活动能量消耗的客观测量方法包括间接测热法、双标水法、直接观察法、心率监测法，临床医师也可根据患者的情况使用运动传感器进行评估(加速计和计步器)。

运动前评估

对于已经诊断的，或者有冠状动脉疾病、脑血管病、外周动脉疾病、自主神经病变或晚期肾病伴肾功能衰竭危险因素的人群，可使用心电图运动负荷试验进行运动前评估。

2 型糖尿病患者的运动处方

个体化的运动处方对于增加运动获益、提高运动依从性、降低受伤风险很有帮助。此外，必须评估患者是否存在任何与 2 型糖尿病相关的并发症，这可能会限制他们参与拟定运动计划的能力。对于正在执行运动计划的 2 型糖尿病患者，运动后延迟出现的低血糖(夜间低血糖)可能是致命的并发症，需要高度关注。

临床精要

1. 肺康复应注重全面的个体化康复方案，包括气道廓清技术、物理治疗、氧疗和运动治疗，从而改善患者的整体状况和生存质量。

2. 制订个体化的康复计划,包括移植前评估、全面了解移植后的生理改变以及制订个体化的运动处方,有助于器官移植术后患者达到理想的恢复效果。

3. 尽管个体化的运动计划可以提高获益,但是对于糖尿病患者,必须进行运动前评估,了解患者是否存在疾病相关并发症,需特别警惕是否合并迟发性低血糖。

第 *29* 章

癌症康复
Cancer Rehabilitation

Vishwa S. Raj
刘 鹏 戴广燕 译

　　癌症康复旨在解决癌症患者出现的身体损伤和进展性功能丧失。这些损伤大多与癌症本身或癌症的治疗直接相关。但是，很多损伤源于癌症的合并症，这种现象在老年癌症患者中越来越普遍。成功的癌症康复需要考虑癌症特殊性（预后不良、病灶反复、严重的症状困扰及治疗相关毒性），以制订人性化和切实可行的治疗方案。

● 疾病概述

癌症分期

　　在早期癌症治疗中，主要康复目标是减轻癌症治疗（手术、放疗和化疗）对机体功能的影响。癌症复发的患者在接受治疗时，极易出现持续性的功能损害。这是因为此时的癌症治疗经常作用于曾接受过治疗的组织，累积的毒副作用可能很严重。癌症复发无法治愈时，会为患者提供抗癌治疗，目的是减轻症状困扰、延缓癌症扩散和并发症的发展。患者通常要接受一系列的化疗，这可能会导致进行性的功能失调和残疾。当患者进入癌症的最终姑息治疗阶段，治疗重心变为最大程度地提高患者的舒适度、幸福感、行动的独立性以及日常生活活动能力。癌症 5 年生存率的相关数据可以为制订康复目标提供信息，明确治疗的重点是以症状控制为导向还是疾病缓解为导向，并且帮助康复医师评估患者的期望值是否合适。

　　在原发癌症治疗中，对器官保留的推动使得联合治疗得以广泛应用。使用联合治疗的趋势与康复有关，因为大多数癌症患者接受化疗、放疗或手术的联合治疗，取决于所患癌症的类型和阶段。这使得患者的正常组织容易受到与每种治疗方式相关的累积毒性的影响（eSlides 29.1～29.3）。

● 全身症状

疲劳

疲劳是癌症患者最常见的症状。引起疲劳的机制通常与许多因素有关,癌症相关的疲劳通常在没有贫血或正在进行的癌症治疗的情况下发生(eSlide 29.4)。

在已消除引起疲劳的可逆性因素的前提下,可以采用多种综合手段缓解疲劳,包括加强运动锻炼或体力活动、社会心理干预和其他治疗。

疼痛

疼痛的控制可能需要抗癌治疗、不同类别的镇痛药物、介入技术、局部外用药、手法治疗和多种治疗模式的综合运用。许多因素可引起癌性疼痛(eSlide 29.4),而多种非麻醉镇痛药物[例如非甾体抗炎药、辅助镇痛药、皮质类固醇激素和双膦酸盐(用于骨痛)]和介入技术可以缓解癌性疼痛。

阿片类药物是目前治疗中度至重度癌性疼痛的标准方法,然而许多癌症患者所需的阿片类药物剂量远远超过了康复医师所使用的常规剂量。最常用于治疗癌症疼痛的阿片类药物包括吗啡、氢吗啡酮、羟考酮、羟吗啡酮、芬太尼和美沙酮。鉴于大多数患者在遭受持续的基线疼痛时,会出现间歇性或突发性疼痛,因此推荐联合使用常释剂型和缓释剂型或持续释放剂型阿片类药物。为了快速评估初始剂量需求,应为患者提供获取常释剂型阿片类药物的便利途径。当该药物的使用处于稳定状态时,每日或每小时的平均用量就可以计算出来,并可以启用口服缓释剂或透皮缓释剂。正在进行的剂量滴定应根据患者额外使用的常释剂型药物的"解救"剂量来调整。一般而言,解救剂量通常为每日总剂量的 $10\%\sim15\%$。目前建议尽量对每种处方药进行剂量滴定,以使单种药物在疗效和副作用之间达到最佳平衡。当经过剂量滴定的某种药物不能有效控制疼痛或引起难治性的副作用时,应考虑改用其他阿片类药物。阿片类药物剂量的转换需要计算新药的等效镇痛剂量(eSlide 29.5),并减少 50%,以解决两种阿片类药物之间不完全交叉耐受性的问题。

肿瘤效应所致的损害

骨转移

骨骼是肿瘤最常见的转移扩散部位,因此骨转移非常普遍。康复医师最关注的是涉及脊柱和长骨的病灶,这些结构对躯体承重和活动至关重要,同时又最容易发生骨折。骨转移可以通过药物、放射性核素、矫形器、放射治疗或手术固定等方法来处理（eSlide 29.6）。这些干预措施的选择，取决于病灶的部位、相关疼痛的程度、是否存在骨折或骨折风险、对放射治疗的反应性以及是否存在相关的神经损害。除此之外，总体的临床情况（例如预后、合并症的严重程度以及手术风险）也需要纳入考虑。双膦酸盐是控制骨转移的主要药物，不仅可以减轻相关的疼痛，还可以减缓骨转移的扩散和进展。

疼痛性溶骨性病变是引起病理性骨折的主要原因。在所有癌症类型中，病理性骨折的发生率为 8%。60% 的长骨骨折发生在股骨，其中 80% 位于股骨近端。骨折风险的精准量化一直都是骨肿瘤学领域面临的挑战，但是现有的评价系统只能用来计算骨折风险（eSlide 29.7）。

骨转移的康复干预包括矫形器应用、辅助设备、治疗性运动和环境改造。这些方法本质上是使受累骨骼免于负荷或制动。矫形器可以将骨骼固定、保护，减少骨折部位或有骨折风险部位潜在的有害性应力。当身体重新分配负重和负荷状态时，有弥漫性骨转移的患者必须格外小心。指导患者使用辅助设备或者使用代偿策略可以减轻病变骨骼的负重。手杖、拐杖和助行器经常用于最大程度地降低骨折风险。指导患者尽量执行靠近躯干的动作以减少受力，从而减小长骨的力矩。

全面的运动计划应包括姿势训练、平衡训练和躯干肌力训练。简单的环境改造可以显著降低患者的骨折风险，例如去除地毯以及其他可能会增加跌倒风险的障碍物，以及在楼梯间和浴室适当加装护栏。这些改造措施应当根据患者的预后来确定。

脑肿瘤：原发肿瘤和转移瘤

脑转移瘤是最常见的颅内肿瘤。脑转移瘤的分布反映了脑血流量，其中 90% 位于幕上区域，10% 位于后颅窝。50%～75% 的病例为多发性脑转移瘤。患者被诊断为脑转移瘤时的症状表现各有不同（eSlide 29.8）。

皮质类固醇激素是控制脑水肿的一线治疗方案，其中地塞米松是首选药物。皮质类固醇激素可以减轻肿瘤周围的水肿，逆转局部脑区受压及其相关的神经功能缺损。脑转移瘤的治疗通常包括联合立体定向放射治疗或开颅病灶切除手术的全脑放射治疗。辅助化疗方案要根据患者身体状况、癌症类型和先前使用的抗肿瘤药物来制订。

脑转移瘤患者的康复需求，要在了解他们的基本功能状态和预后、转移瘤的部位和数量，以及抗肿瘤治疗计划之后再来确定。与近期活动能力明显丧失相关的脑转移瘤的特征包括：①位于小脑或脑干；②影像学提示有新发转移瘤或转移灶扩大；③接受全脑放射治疗。

硬膜外脊髓压迫

高达 5％的患者会出现恶性脊髓压迫症（spinal cord compression，SCC）。多数是由于肿瘤从硬膜外腔压迫脊髓或马尾神经，引起相应的症状。硬膜外病变通常由肿瘤椎体转移所致，很少破坏硬脊膜。

恶性 SCC 患者中，94％以疼痛为首发症状，97％～99％会出现疼痛症状。如果疼痛是恶性 SCC 唯一的症状，那么通过手术减压或放射治疗来维持功能就具有很高的成功率。74％～76％的患者出现虚弱，52％～57％的患者出现自主神经功能障碍，51％～53％的患者出现感觉丧失。发生硬膜外 SCC 最常见的部位是胸椎，其次是腰骶椎和颈椎，比例为 4∶2∶1。对有手术机会的患者，可以选择大剂量类固醇激素和手术减压治疗，不能手术的患者则可以选择放射治疗。

神经功能缺损快速进展的肿瘤患者，在减压治疗后，相应的功能预后也较差。一般来说，如果患者在接受最终治疗时仍能行走，那么在治疗后仍能保持步行能力。如果在诊断时已经出现了运动和协调障碍，那么这些功能就很难恢复。在初次压迫治疗成功后，转移性硬膜外 SCC 的复发率为 7％～14％。

神经丛病变

肿瘤常常压迫或侵犯臂丛和腰骶丛。臂丛病变最常见的来源是肺尖部肿瘤和乳腺癌的局部扩散。肿瘤通常往上生长，侵犯下臂丛，因此最常累及的是臂丛下干和内侧束。多种临床症状与臂丛病变有关（eSlide 29.9）。

如果腰骶丛病变不是由原发性的盆腔内肿瘤引起，则通常是由淋巴转移和骨转移侵犯所致。骶丛病变较腰丛病变更为常见，腰骶丛病变也可同时出现，临床表现各不相同（eSlide 29.9）。

钆剂增强扫描的磁共振成像（MRI）是诊断臂丛和腰骶丛病变的首选检查方法。肌电图可以通过测定失神经支配的范围来鉴别神经丛病变还是神经根病变。针电极肌电图检查中出现肌纤维颤搐电位是放射性神经丛病变的特征性表现。

急性期的治疗应包括使用皮质类固醇激素来保护神经功能。放射治疗能有效地缓解恶性神经丛病变所致的疼痛，但对恢复已丧失的功能作用不大。神经丛受累预示着癌症发生进展，此时通常会启动或改变化疗方案。难治性疼痛需要积极联合使用阿片类药物和辅助镇痛药，并可能需要进行高位颈髓切断术或神经根切断术。星状神经节阻滞可以减轻由交感神经介导的疼痛。

副肿瘤综合征

副肿瘤综合征也需要进行康复，因为它会导致难治性的神经功能缺损和严重残疾。副肿瘤性神经系统疾病(paraneoplastic neurologic disorders，PND)的发生率很低，在所有癌症患者中不到1％。PND具有几种典型的诊断(eSlide 29.10)。当机体对肿瘤表达的神经相关蛋白产生抗体时，便会出现副肿瘤综合征。大多数PND在癌症的早期出现，此时传统的成像技术可能无法检测到原发肿瘤和转移瘤。已确诊的癌症患者出现PND时，应排除是否有癌症复发或进展。PND的特征表现为症状可在数天到数周内出现并迅速进展，随后趋于稳定。

心肺转移瘤

恶性胸腔积液患者出现症状时，应当对积液进行清除。反复出现的恶性积液可以通过进行间歇的胸腔穿刺术、胸膜固定术或放置胸膜腔导管来处理。在使用硬化剂的情况下，化学性胸膜固定术对于恶性胸腔积液的治疗缓解率达到64％。

当患者因为呼吸困难出现功能受限时，应立即给予辅助供氧治疗。在患者可以耐受的情况下，渐进性的有氧训练可以改善外周的氧调节能力，减少活动时的最大摄氧量。与心肺康复相似，有氧训练对心肺生理机能的改善有限，耐力和自感疲劳程度的改善可归因于肌肉训练的效果。

● 康复治疗

临床概述

运动治疗

针对乳腺癌和其他癌症患者的研究表明，癌症治疗期间或治疗后，疲劳、失眠、恶心、情绪低落等症状均有改善。有氧运动本身可以减轻症状困扰，并减轻大剂量化疗给骨髓移植患者带来的生理影响。与对照组相比，以50％储备心率的强度进行运动能够减缓患者体能(例如步行距离和速度)和生理变量的下降，减小中性粒细胞和血小板下降的程度，并缓解精神压力。最近几项随机试验一致证实有氧运动可以显著改善疲劳、躯体功能和心理健康。在提高身体健康和生活质量方面，综合的运动训练方法似乎优于心理认知方法。

改善关节活动度(range of movement，ROM)的训练对于术后和放射后软组织挛缩的康复至关重要。可根据临床实践经验进行主动牵伸和被动牵伸。有观察性研究证据表明，牵伸可以预防、减少和逆转放射治疗导致的挛缩。应根据放疗区域和受辐射的肌肉来制订柔韧性训练的最佳方案。

淋巴水肿的治疗

淋巴水肿是一种目前无法治愈的慢性疾病,通常会使癌症治疗复杂化。在淋巴结和淋巴管被切除或放射照射后,由受累淋巴引流的身体任何部位都有可能出现淋巴瘀滞。如果瘀滞严重,富含蛋白质的液体积聚就会引起该部位肿胀。

综合消肿治疗是一个二阶段、多模式的系统治疗方法,包括徒手淋巴引流(manual lymphatic drainage,MLD)、短距拉伸压力绷带、皮肤护理、治疗性运动和弹性压力衣等。初始阶段(第一阶段)以减少淋巴水肿量为主要目标。在最大程度地减轻淋巴水肿后,患者逐渐过渡到长期维持阶段(第二阶段)。在此阶段,患者日间使用压力衣,夜间使用加压绷带。患者每天在加压绷带治疗的基础上进行治疗性运动训练,并根据需要接受 MLD(eSlide 29.11)。在专业人员的指导下循序渐进地进行力量训练,可以减少淋巴水肿的发生发展,因此,力量训练应纳入乳腺癌相关淋巴水肿的常规治疗中。

在进行淋巴水肿手法治疗时,需强调皮肤护理。皮肤护理的目的包括控制细菌和真菌在皮肤定植,阻止皮肤裂缝的加剧,补水保湿以消除皮肤细微裂痕。每天使用含矿物油的香皂清洁皮肤,可以在清除污垢和细菌的同时滋润皮肤。

具体癌症人群的康复

乳腺癌

乳腺癌患者在手术切除肿瘤和乳房重建术后会出现特有的功能障碍。多模式的物理治疗(如牵伸和被动运动)和主动运动,可以有效治疗乳腺癌术后的疼痛和 ROM 受限。乳腺癌术后的物理治疗具有许多显著的益处,包括缓解疼痛、改善肩关节活动度、减轻淋巴水肿及提高心理健康。

头颈部癌症

在癌症康复领域,头颈部癌症的治疗导致了一些最具挑战性的功能障碍。由于面部畸形、丧失自发或可理解的言语能力以及无法正常进食等原因,许多障碍直接影响患者的社交能力。常见的康复问题包括脊髓副神经麻痹、放射性口干症、颈部和前胸壁软组织挛缩、吞咽障碍、言语障碍和肌筋膜功能障碍等。这些障碍会随着头颈部癌症的治疗和恢复进程而演变,因此,康复干预措施也应作出相应调整(eSlide 29.12)。

脊髓副神经麻痹

目前认为,通过保守的手术切除方式可以达到同等治愈率,这就促使了治疗方式从根治性颈部淋巴清扫术向功能性颈部淋巴清扫术的转变。功能性颈部淋巴清扫术最大程度地保留颈部的完整结构,从而大大降低了术后肩关节活动障碍的发生率。

脊髓副神经麻痹康复的重要内容是通过以下训练来预防冻结肩:主动 ROM 训练和主动辅助 ROM 训练,交替进行肩胛骨上提和回缩的肌力训练,指导患者在进行需要保持肩关节外展和前屈的活动时使用代偿技术,以及姿势调整。

颈部挛缩

颈前区和颈外侧软组织的进行性纤维化可能会给头颈部癌症患者带来很大困扰(eSlide 29.13)。由于部分头颈部癌症患者接受了高剂量的放射治疗,因此在安全的前提下,应当尽早开展颈部在各个平面的主动 ROM 训练。如果患者没有明显皮肤破损,那么可以在整个放射治疗过程中持续进行颈部 ROM 训练。理想情况下,ROM 训练应在手术后、放疗前立即开始,应注重柔韧性训练和术后伤口愈合的微妙平衡。

当严重的软组织纤维化或皮肤与皮下组织粘连使 ROM 受限时,可以采用手法纤维松动技术进行干预(eSlide 29.14),教导患者进行自我按摩以增强 ROM 训练的效果。对严重纤维化部位进行按压会分解已形成的瘢痕组织并抑制其重塑。难治性的挛缩病例可以尝试通过注射肉毒毒素治疗。

● 癌症康复注意事项

康复干预形式

康复文献资料普遍提出了对癌症患者进行深部热疗和按摩治疗的警示。关于热疗的禁忌主要是基于以下考虑:热量会扩张局部血管并增强肿瘤细胞的代谢活动,从而加速肿瘤局部或全身的扩散。同样,按摩被认为可以通过促进血液和淋巴液流动,或者使肿瘤细胞移位而促进肿瘤转移。但是这种推理方式过于简单。考虑到与其他治疗干预相关的复杂变化,手法使肿瘤包块移位或者血流速度的短暂加快,也许并不会对肿瘤细胞造成影响。

血细胞减少

化疗后患者经常会发生白细胞减少和血小板减少。通过引入能促进骨髓恢复的集落刺激因子,血细胞减少的持续时间和严重程度已大为降低。

对于化疗引起的血细胞减少,指南对限制体力活动的意见并不一致。考虑到伴有颅内出血或跌倒后出血的相关风险,人们对白细胞减少的关注度低于血小板减少。然而,接受同种异体和自体骨髓移植的患者,通常会在血小板计数为 5 000～12 000 个/μL 的情况下度过 7～21 天。在此期间,大多数患者都能独立进行日常生活活动(activities of daily living,ADL)、行走、转移和反复举起超过 10 lb(约 4.5 kg)的重物,不会发生出血。而患者确实发生自发性出血的情况往往与体力活动无关。对这些人群不恰当地限制物理治疗和运动,会很快导致功能失调、骨质疏松和挛缩。

● 总结

作为一个充满挑战的多元化领域,癌症康复对公共卫生的重要性日益增加。越来越多的证据表明,传统的康复干预措施可以成功维持和恢复癌症患者的功能状态。但是假设驱动型的研究匮乏、经验丰富且有兴趣的临床医师短缺,这些仍在限制着该领域的发展。鉴于对癌症存活率稳定增长的预期,希望这些短板能够在未来得到补足。

临床精要

1. 从明确诊断到生命结束的整个癌症治疗过程,都可以提供持续康复服务。
2. 康复干预有助于改善由癌症引起的全身症状和功能障碍。
3. 治疗性运动可以改善症状困扰、身体机能和心理健康。
4. 淋巴水肿的治疗采用综合的消肿法以减少淋巴水肿量,并提供长期维持治疗以控制水肿量。
5. 注意事项必须纳入康复处方中;然而,不恰当的治疗限制可能会对患者的预后产生不利影响。

第30章

老年患者

The Geriatric Patient

Mooyeon Oh-Park
肖 登 译

照顾老年患者需要了解衰老的生物学、老年人的常见疾病,以及这些过程对功能的影响。康复医师非常适于老年康复照料的管理,因为他们在多学科团队合作、治疗复杂情况患者以及关注患者的目标和功能等方面具有丰富的经验。

● 身体随年龄增长而发生的变化

肌肉骨骼和神经学(eSlide 30.1)

骨骼肌减少症(肌少症)指的是随着年龄增长而出现的肌肉质量减少和肌力下降。总体重可能不会因为脂肪的增加而增加。肌力随肌肉每单位横截面积的丢失而下降,这是由于缺乏快速肌力及 2 型肌纤维(快收缩)不成比例地丢失。与女性相比,男性肘部屈肌的下降幅度更大。老年人在额叶灰质体积、情景记忆、学习新信息、处理速度、任务转移和执行功能方面也有下降。

心肺系统、泌尿生殖系统和内分泌系统(eSlide 30.2)

25 岁以后,人体最快心率每 10 年下降 6~10 次/分钟、最大摄氧量每 10 年下降 5%~15%。肺活量在 70 岁时减少 50%。随着年龄的增长,尿液浓缩能力下降,导致水分流失。尿失禁和勃起功能障碍最为常见,但是,它们不是衰老的正常结果,这仍需要进一步研究。合成激素水平和组织对激素的反应降低。对激素的反应下降是激素替代疗法不能直接治疗衰老的原因之一。

药物代谢(eSlide 30.3)

药物相关不良反应在老年人中更频繁、更严重。脂肪组织的增加导致脂溶性药物的分布增加,生物半衰期延长。在 20～80 岁人群中,其体内的总水分减少 15%,这降低了水溶性药物的分布体积,导致这些药物的血清浓度升高。药物的肝肾清除率可分别降低 30% 和 50%。

步态(eSlide 30.4)

老年人的步行受到多种因素的影响,其特征是速度下降、双腿支撑时间延长和步态变化(预测跌倒)。步行速度可以预测生存率,也是健康状态的一种生物标记。步行速度 1.0 m/s 是一个标志,代表着较好的功能。

● 老年患者的评估(eSlide 30.5)

病史、用药回顾、体格检查

在评估过程中,问题应该针对患者而不是照顾者。花足够的时间与患者在一起并表现出耐心将有助于发展医患关系和提高疗效。采集病史时,了解主诉症状的原因非常重要。例如,睡眠障碍有几种可能的原因,如夜尿症、疼痛或情绪障碍,如果夜尿症导致了睡眠障碍,那么这可能是由于尿频或外周水肿液在夜间流动所致。询问患者跌倒的情况,包括跌倒的频率、环境和相关损伤;日常生活活动;支持系统;预先指示(医疗授权);以及他们对治疗计划的目标和愿望。所有药物,包括非处方药,都应该进行审核和协调,并对可能的副作用进行全面的评估。老年人的高危药物包括抗抑郁药、苯二氮䓬类药物和具有抗胆碱能作用的药物。此外,安眠药、甲氧氯普胺、三环抗抑郁药和抗癫痫药可能导致认知障碍。老年评估还应包括认知筛查(例如,简易精神状态检查量表,MMSE)和功能检查(例如,踵趾站立、起立行走检查不稳定性,5 次起坐试验)。

● 老年人的状况和疾病

衰弱和制动(eSlide 30.6)

衰弱被定义为与年龄和疾病相关的适应能力丧失,例如轻微应激的事件导致严重的生物医学和社会后果。年老体弱的人有以下 3 种或 3 种以上情况:①在过去一年中非自愿性体重下降 10 lb(约 4.5 kg);②自觉疲劳;③肌肉无力(握力);④行走速度慢;⑤身体活动减少。卧床休息或其他制动会导致力量、骨骼和运动能力的丧失,以及肌肉胰岛素抵抗增加、直立性低血压和平衡障碍。

跌倒

老年人中 90％的上肢、髋部和骨盆骨折是由跌倒引起的。在老年人群中,跌倒的危险因素(eSlide 30.7)包括老龄化,生理障碍(例如步态或平衡障碍、无力、头晕、视力损害),认知障碍,痴呆,抑郁,既往跌倒史,药物治疗(例如精神性药物、药物总量),并发症(例如糖尿病、帕金森病),慢性疼痛和关节炎,较差的功能状态。预防跌倒和跌倒相关损伤的建议(eSlide 30.8)包括由有资质的保健专业人员或团队进行跌倒风险评估;平衡、力量和步态训练(如太极拳);家庭环境安全评估和改造;由家庭医生和患者参与的药物审核和减量方案;缓解足踝关节疼痛和功能障碍;治疗维生素 D 缺乏症(至少 800 IU/d);白内障手术;如若需要,进行双腔心脏起搏手术。

骨质减少、骨质疏松和髋部骨折(eSlide 30.9)

骨质疏松症的危险因素包括年龄增长、家族史、糖皮质激素治疗和吸烟。髋部骨折是由跌倒和骨质疏松症引起的。髋部骨折后,只有 50％的患者能恢复独立日常生活活动。

认知能力下降和(或)步态障碍(eSlides 30.10～30.13)

痴呆的潜在可逆原因包括硬膜下血肿(SDH)、正常压力脑积水(NPH)、抑郁症、激素紊乱、药物和酒精滥用以及维生素缺乏。导致认知能力下降的不可逆原因有阿尔茨海默病(65 岁以上人群最常见的病因)、帕金森病、亨廷顿病、反复的神经血管损伤和严重或重复的创伤性脑损伤。轻度认知障碍被认为是阿尔茨海默病的前兆,转化率为 12％。谵妄是一种预后不良的急性神经认知障碍。谵妄的诊断标准包括急性注意力和认知障碍,症状波动。对于谵妄患者(包括那些基线痴呆患者),需要进行包括药物审核在内的全面医疗检查。即使是轻微的跌倒也会导致 SDH 或脊髓损伤。SDH 可能与年龄相关的脑萎缩、硬膜下间隙内脆弱的桥静脉以及抗凝药物的使用有关。NPH 的特征是痴呆、尿失禁和共济失调或"磁性"步态。在某些情况下,分流可能会逆转一些症状。帕金森病以其特有的步态(拖曳步态、慌张步态和手臂摆动受限)会影响 2％的 60 岁及以上的老人,其中 20％的患者会进展为痴呆。

多重用药和药物管理(eSlides 30. 3 和 30. 14)

药物副作用(如头晕、失眠、精神错乱、镇静、恶心、排便习惯改变和平衡问题)可能被误解为疾病的一种新症状。在现有治疗的基础上,开具新的药物去治疗未知的药物不良反应导致的症状,称为"处方级联",从而导致跌倒和谵妄。康复医师应与患者及其护理人员、老年慢性病医师和药剂师合作,避免开具不恰当的处方。

● 对老年人的营养和身体活动的建议

体重减轻的因素包括抑郁、吞咽问题和喂养依赖。65 岁及以上的成年人每日蛋白质目标摄入量为 1.0～1.2 g/kg,但是,应根据具体身体状况,提供个体化适当的营养方案。

对老年人的活动建议(eSlide 30. 15)

推荐老年人每周参加 150 分钟的中等强度有氧运动。其强度应能明显地增加心率和呼吸。老年人也应该每周进行 2～3 天不连续的阻力训练(如健美操、力量训练),至少进行一组 10～15 次的针对关键肌群的训练。灵活性也很重要,推荐包括每周至少 2 天且每次至少 10 分钟的主要肌群牵伸练习。牵伸练习应该包括 10～30 秒的静态牵伸,每次重复 3～4 次。推荐每周进行 3 次平衡练习。

老年人的环境改造

用于提高安全性的环境改造包括防滑地毯,适当的照明,降低床的高度以防止跌倒,以及为使用步行器提供充足的空间。公共场所的环境改造包括可以控制交通信号的时间,以保证足够的时间过马路,必要时,提供合适的替代交通工具。

临床精要

1. 区分病理性变化(如步行中无手臂摆动)与衰老的生理变化。

2. 跌倒的危险因素包括跌倒史、认知障碍、步态和平衡异常、某些药物(如精神药物)、疼痛综合征和不安全的环境。

3. 预防跌倒包括对患者和护理人员进行教育、药物审查和调整、检查环境安全、锻炼计划、营养支持和改善足部功能障碍。

4. 康复医师的角色包括教育患者和他们的照顾者,为老年患者推荐合适的活动,并与当地资源合作,帮助个人在社区维持这些活动。

5. 老年康复所解决的问题不仅影响患者个人,而且影响整个社会。进一步的研究和努力应该将目前的知识(例如,推荐的运动)融入临床实践和社区活动。

第 31 章

风湿病康复

Rheumatologic Rehabilitation

Lin-Fen Hsieh

张志强　周风华　译

● 风湿病概述

　　风湿病是一种以关节或软组织的炎症、肿胀和疼痛为特征的疾病。风湿病会导致疼痛、肿胀、功能减退以及不同程度的暂时性或永久性残疾,因此风湿病患者是康复实践的重要组成部分(eSlide 31.1),康复医师可以成为大多数风湿病患者诊断和治疗的主要医师。

● 滑膜关节的结构和组成

　　滑膜关节的特征是其活动性,滑膜关节可以在多个平面上自由活动。滑膜关节由两个骨性表面组成,骨性表面被一个带有滑膜的纤维囊包绕。关节内含有滑液,利于骨关节面互相滑动。细胞外基质由水和蛋白多糖(氨基葡聚糖和透明质酸)组成,滑液的黏弹性和固有的润滑、减震功能归于透明质酸的作用。纤维囊中含有丰富的可以产生疼痛的 P 物质(痛觉神经递质)疼痛神经纤维网。四肢关节是典型的滑膜关节,包括髋关节、膝关节和肩关节。

　　随着炎症的发生,液体和多形核白细胞浸润滑膜关节间隙。血管扩张和静脉充血造成关节囊牵张和 P 物质神经纤维敏化,从而导致疼痛。如果不给予干预,炎症级联反应会破坏关节的完整性,最终造成永久的功能损害,导致慢性疼痛和失能。

　　滑囊、腱鞘和肌腱附着点是滑膜关节周围常见的软组织。滑囊是滑膜构成的扁平纤维囊,内含一层薄的滑液。腱鞘是包裹在肌腱上的滑囊,减少肌腱运动时的摩擦。肌腱或韧带进入骨的位置是肌腱附着点。它们在功能上与滑膜关节结合,可能参与风湿性疾病发展过程。

● 骨关节炎

骨关节炎(osteoarthritis, OA)是最常见的风湿病之一,在美国影响 2 700 万人。骨关节炎累及滑膜关节结构和功能的破坏,其特征是关节软骨退变、软骨下骨硬化、半月板退变、滑膜炎症和骨赘生长。危险因素包括年龄大于 45 岁、女性、肥胖、维生素 D 缺乏、雌激素缺乏、骨骼畸形或关节损伤以及从事对特定关节有重复压力职业的人。骨关节炎有不同的定义,可按照症状和影像学表现进行划分。症状性骨关节炎通常包括受累关节的疼痛和僵硬,伴随影像学表现。膝关节和髋关节骨关节炎的临床诊断标准包括疼痛,年龄大于 50 岁,僵硬少于 30 分钟,骨擦音和骨赘形成。Kellgren-Lawrence 分级是骨关节炎最常用的影像学分级系统(eSlide 31.2)。

骨关节炎的治疗包括保守治疗、患者自我管理和自我驱动治疗以及手术干预。治疗目标是减少疼痛和改善活动能力。最初的治疗计划应该包括关于活动调整、饮食改变、减肥和锻炼的教育。骨关节炎疼痛急性发作时,首选药物治疗。由于对乙酰氨基酚较安全,是轻度骨关节炎的一线用药。非甾体类抗炎药(NSAIDs)是中重度疼痛患者常用的二线药物;长期使用非甾体抗炎药会产生不良反应,累及胃肠道、肾脏和心血管系统(因为环氧合酶-2 抑制剂)。局部非甾体抗炎药和止痛剂副作用少,可以与其他治疗联用。曲马多和阿片类药物可用于严重疼痛的患者。还有各种注射药物和技术,包括皮质类固醇、透明质酸、增生疗法(如葡萄糖、富血小板血浆)和 A 型肉毒毒素。关节置换术是最后的治疗手段。

● 类风湿关节炎

类风湿关节炎(RA)是一种慢性、全身性炎症疾病,病因不明,主要累及关节。RA 的患病率为 0.3%～1.5%,女性与男性患者的比例为 3∶1。除了影响关节外,类风湿关节炎还累及软组织,如腱鞘和滑囊。类风湿关节炎还有关节外表现。关节和软组织的炎症和破坏可能导致关节畸形和功能丧失。为了促进类风湿关节炎的早期诊断和早期有效治疗,美国风湿病学会和欧洲风湿病联盟联合工作组用新的分类标准(eSlide 31.4)取代了美国风湿病协会修订的标准(eSlide 31.3)。类风湿关节炎发病隐匿,以疼痛、僵硬和关节肿胀为主要症状。急性炎症期,晨僵,或长时间不活动后的关节僵硬通常持续一个多小时。多达 1/3 的类风湿关节炎患者会出现与全身症状相关的多关节炎急性发作。早期,最常受累的关节是掌指关节(MCP)和手指近端指间关节,拇指和手腕的指间关节,以及脚趾的跖趾关节。其他关节如肩关节、肘关节、髋关节、膝关节、踝关节和颈椎的寰枢关节,也经常受累。类风湿关节炎很少累及远端指间关节。除了累及关节外,腱鞘炎在类风湿关节炎患者中也很常见,可能会引起扳机指、桡骨茎突狭窄性腱鞘炎、腕管综合征、肌腱断裂,甚至压迫颈髓。

类风湿关节炎晚期常发生关节畸形,包括扣眼畸形、鹅颈畸形、掌指关节尺偏(eSlide 31.5)、手腕半脱位、多发性关节炎、锤状趾畸形、爪状趾畸形、扁平足、踇外翻(eSlide 31.5)和跖趾关节半脱位。类风湿关节炎的管理需要结合非药物措施、医疗干预和手术治疗(eSlide 31.6)。

● 强直性脊柱炎

血清阴性脊柱关节病(SSA)是一组累及轴性结构的慢性炎症性关节炎,表现为慢性后背痛和脊柱进行性僵硬,也可以累及肩关节、髋关节和其他周围关节。SSA包括强直性脊柱炎(AS)、反应性关节炎、炎性肠病关节炎、银屑病关节炎、未分化性关节病和青少年强直性关节炎。除了脊柱和骶髂关节的炎症外,SSA 的特点是类风湿因子阴性,有家族聚集的倾向,与人类白细胞抗原- B27(HLA - B27)有关,肌腱附着点周围炎症,葡萄膜炎,尿道炎和银屑病皮损。

据估计,强直性脊柱炎的患病率为总人口的 0.1%～1.4%(美国为 0.2%～0.5%),男女比例为 2∶3。发病高峰在 20～30 岁。最常见的表现是慢性炎性后背痛。疼痛通常从臀部或下背部开始,并可能放射到大腿后部。晨僵通常持续 30分钟以上。疼痛可以通过运动或活动得到缓解,休息时加重(eSlide 31.7),非甾体抗炎药可改善症状。疼痛和僵硬可能会从下背部上升到中背部、上背部和颈部。

随着病程的进展,35%～50%强直性脊柱炎患者发生外周关节炎,按照最常受累的次序,依次是肩关节、髋关节和膝关节。25%～35%的强直性脊柱炎患者存在髋关节受累,导致严重的失能,预后不良。附着点炎(肌腱附着点炎症)发生于40%～70%的强直性脊柱炎患者。最常受累的部位是跟腱的跟骨附着点。前葡萄膜炎(或虹膜炎)是强直性脊柱炎患者最常见的关节外合并症(25%～40%)。强直性脊柱炎患者骨质疏松和椎体骨折的患病率分别为 25%和 10%。

强直性脊柱炎患者的实验室检查通常是非特异性的。在活动期,有 50%～70%的强直性脊柱炎患者血沉或 C 反应蛋白升高。90%～95%的欧洲裔强直性脊柱炎患者 HLA - B27 阳性。

一般来说,强直性脊柱炎需要几年时间的发展才有影像学改变(eSlide 31.8)。骶髂关节炎核磁共振成像检查比传统的放射学、骨显像或计算机断层扫描更敏感。经典强直性脊柱炎的诊断基于 1984 年修订的纽约标准(eSlide 31.9)。

强直性脊柱炎患者的治疗目标是:①缓解症状;②维持功能;③脊柱疾病并发症的预防;④椎管外和关节外并发症的最小化。干预管理包括康复计划、药物治疗(如非甾体抗炎药)和手术。对非甾体抗炎药不敏感的轴性疾病患者,推荐使用肿瘤坏死因子(TNF)抑制剂。肿瘤坏死因子抑制剂对于缓解症状非常有效,可以阻止骨破坏,并可能有疾病缓解作用。局部皮质类固醇注射可用于持续性外周关节炎、骶髂关节炎或跟腱以外部位的附着点炎。不建议使用全身皮质类固醇。对于关节受损的强直性脊柱炎患者,可能需要进行全关节置换。严重脊柱畸形的强直性脊柱炎患者可行脊柱楔形截骨术。

● 风湿病的康复管理

风湿病的康复管理目标设定应考虑到风湿病的特殊情况(eSlide 31.10)。康复干预措施包括患者教育、改善或维持功能性活动、评估对矫形器和耐用医疗设备的需求、适当的物理治疗和锻炼。风湿病患者康复评估主要的是国际功能、残疾和健康分类(ICF),下文将加以说明(eSlide 31.11)。

患者教育

患者教育包括教会患者及家人关于疾病的知识、适应技能的使用、环境的改造、锻炼、减肥(肥胖患者)、压力管理或放松策略,以及社会支持途径。

改善或维持功能活动

对于风湿病患者,尤其是类风湿关节炎患者,改善或维持功能活动关节保护是一项被广泛教给患者的自我管理技术(eSlide 31.12)。能量节省原则非常重要,是治疗干预的一部分。为了控制疲劳对日常活动的影响,治疗师应教会患者分析日常活动,以确定什么活动导致疼痛和疲劳加重。建议在长时间的活动中进行短时间的休息。许多装置和设备的设计是为了限制关节的压力,并帮助患者进一步实现功能独立。对于关节活动度(ROM)受限或手部疼痛的患者,建议使用宽大的钥匙柄、纽扣、拉链、书写工具和易于抓握的器具(eSlide 31.13)。对于关节炎患者,我们强烈建议使用带握把和前臂支撑的拐杖,以减轻行走时手或腕关节的压力。可考虑适当的鞋或鞋垫,以提高行走时的舒适性。

运动

关节炎患者进行运动的目的包括:①增加和维持关节活动度;②提高肌肉力量和耐力;③增加有氧能力;④增加骨密度;⑤提高功能活动(视频 31.1);⑥改善心理功能。在患者开始运动治疗之前,评估关节和关节周围结构的状况、心肺功能以及疾病的其他全身表现非常重要。关节炎患者常见的运动干预包括关节活动、肌力训练、有氧运动和文体活动。

对于活动性关节炎症,可在适当范围内进行轻柔的主动运动或辅助运动,被动牵伸要非常小心。随着炎症的消退,可在辅助下进行全范围的关节活动(主辅助运动)。水疗对关节活动是有益的。

肌力训练时,等长收缩因在肌肉收缩时产生最小的关节应力,适用于关节生物力学异常的关节炎患者,也适用于急性炎症关节或手术后立即应用。等张收缩适用于无急性炎症或关节生物力学正常的患者,活动性关节炎患者应避免进行等张训练。等速收缩通常需要最大收缩力,在大多数情况下不建议关节炎患者使用。

有氧运动可以提高类风湿关节炎、骨关节炎、强直性脊柱炎和纤维肌痛症患者的有氧能力和功能活动。对于关节炎患者,运动类型要选择低关节压力的活动。步行、骑自行车、游泳、水中有氧运动或低强度有氧舞蹈都是不错的选择。文体活动通常是小组活动,它可提供社会接触,有抗抑郁作用。

矫形器

通常使用矫形器保持功能位,特别是手部夹板,对于不同阶段的患者有着不同的好处。例如,在急性期(eSlide 31.13)要使用手部静力夹板,而鹅颈畸形要使用三点夹板。尚无数据证实夹板在减轻手部畸形的严重程度或保留手部功能的有效性。

● 物理因子治疗

对于风湿性关节炎患者,物理疗法,如温度疗法(热疗或冷疗)、电疗以及低功率激光治疗,用来减轻疼痛和增加关节及软组织的灵活性。研究表明物理因子治疗的作用是暂时的,不能改变疾病的进展过程。

● 类风湿关节炎的康复干预

类风湿关节炎的康复干预是基于患者的疾病阶段和个体状态进行的（eSlide 31.14）。

● 强直性脊柱炎的康复干预

强直性脊柱炎患者的主要康复目标是缓解疼痛、改善姿势和活动能力、维持或改善呼吸功能（eSlide 31.14）。

● 总结

随着风湿病患者数量的不断增加，关于这些疾病的预防和治疗的研究也在不断发展。微创手术和拓展保守治疗与对抗疗法和自然疗法结合是目前风湿病管理的趋势。康复医师将继续成为治疗这类疾病不可或缺的角色。风湿性疾病的长期性和致残性将继续挑战康复医师的创新能力和创造力。进一步的研究可能关注康复干预的质量和康复对结局的长期影响。

临床精要

治疗性运动前，先用药物和（或）物理治疗控制疼痛和炎症。风湿病的康复治疗是多学科的和个性化的。

特定诊断中的问题
ISSUES IN SPECIFIC DIAGNOSES

第 32章

常见颈部问题

Common Neck Problems

Carl Chen

何红晨　译

颈椎疼痛的成功治疗建立在对颈部组织损伤的精确评估之上。康复医师可以使用一系列诊断和治疗性工具辨别和处理这些复杂的问题(eSlide 32.1)。

● 病理生理学和牵涉痛的意义

颈椎解剖结构的相互关系的功能知识对于理解颈椎疾病的病理机制十分重要(eSlide 32.2)。关节突关节使颈椎活动,并连接每个椎体,并且由颈脊神经后支神经的内侧支支配(eSlide 32.3)。

下段颈椎(C3～C7)有特殊的滑膜关节(例如,在椎体和钩突之间的钩椎关节或Luschka 关节)。这些关节经常发生骨性关节炎,进而可导致椎间孔径狭窄(eSlide 32.4)。在 C2～C7 椎体之间有椎间盘。每个椎间盘的外层纤维环后外侧受窦椎神经(由脊神经和腹侧支的分支构成)支配,前侧受脊椎神经支配。椎间盘的内层是凝胶状的髓核,传递轴向的负荷并把力分散到各个方向上的运动。每个椎间盘的前部都比后部要厚,构成了颈椎的前凸弧度。正常的颈椎解剖结构由于退行性或创伤性病变导致各类颈椎疾病。

临床所见的痛源结构必然是受神经支配的,并对已知的痛性疾病或损伤敏感。颈部的非神经结构如椎间盘、关节突关节、后纵韧带和肌肉,可作为疼痛病灶产生放射至上肢的躯体牵涉痛。起源于颈椎关节突关节的疼痛通常遵循相对恒定和易识别的牵涉痛模式。每个关节都可以产生双侧或单侧的症状(eSlide 32.5)。

颈部的根性疼痛,特别是伴有上肢疼痛的根性疼痛比轴性疼痛更加严重。由神经根型颈椎病导致的上肢疼痛可表现为上臂、前臂或手的症状。然而,比颈部疼痛更严重的肩周或斜方肌的疼痛可能是更上段的颈椎神经根(如 C4 或 C5)引起的(eSlide 32.6)。神经在椎间孔内被影响到的概率由于以下三个结构中的一个或多个发生改变而升高,包括关节突关节、钩椎关节和椎间盘。颈神经根病最常见的原因是椎间盘突出,其次是颈椎病伴或不伴脊髓型颈椎病(eSlide 32.6)。

椎间盘损伤可分为两大类:突出和内破裂。椎间盘突出又分为膨出、突出或脱出。盘内破裂被用来描述髓核、纤维环或两者的内部结构紊乱,伴有很轻微或不伴有外部的变形。椎间盘退变的过程经历了一系列椎间盘的异常现象。首先,重复性微创伤继发的外部纤维环撕裂与椎间盘的血液和营养供应中断有关。颈椎关节突关节的损伤可由骨关节炎或巨大创伤和微小创伤事件所致。加、减速导致的关节突关节损伤可导致关节柱、关节面或软骨下骨的骨性损伤,关节腔内积血,关节内半月板挫伤或关节突关节囊撕裂。

● 常见的临床疾病

颈部的劳损和扭伤

流行病学

颈椎劳损(strain)是一种由过度的力量施加在颈椎的超负荷所造成的肌肉肌腱损伤。而颈椎扭伤(sprain)是脊椎韧带过度拉伸或撕裂伤。肌肉劳损更常见,因为许多颈部肌肉并不是终止于肌腱,而是通过与骨膜无缝融合的肌筋膜组织直接附着在骨骼上。由颈椎扭伤和劳损造成的颈部疼痛约85%源于急性、重复性或慢性颈部损伤。这些损伤是美国机动车使用者最常见的损伤类型,也是非灾难性运动损伤最常见的疼痛原因之一。大约1/3的机动车事故受害者在受伤后24小时内会出现颈部疼痛(eSlide 32.1)。

病理生理学

加速-减速损伤会导致颈椎的椎体移位,从而造成损伤。在手术探查时和死后均发现前纵韧带撕裂。解剖学研究表明,前纵韧带与椎间盘有极微小的察觉不到的融合,有可能在颈椎间盘受伤时造成前纵韧带同时损伤(eSlide 32.12)。

诊断

一个突发事件,如车祸、运动损伤、坠落或工伤事故,可以产生足以损伤颈部软组织的力量。需要关注的细节是确切的与创伤性事件相关的疼痛的出现,症状的位置及任何牵涉痛模式,或其他相关症状的出现。颈部劳损和扭伤可能与头疼相关。患者伴随有渐进性主动活动减少的颈部疲劳或僵硬。加重因素包括被动或主动运动。

肉眼可看出颈椎活动度降低。触诊受累区域通常表现为不适或中度疼痛感。最常受累的区域为上斜方肌和胸锁乳突肌。通常无神经体征,椎间孔挤压试验不应引起上肢远端牵涉性疼痛。运动检查可能显示由于疼痛引起肌肉疲劳感,应与真正的神经性肌肉无力进行区分。除非发现神经或运动的异常或四肢有明显疼痛的报告,否则不提倡进一步的诊断测试,如影像学或电生理诊断评估。首先用 X 线片检查骨不对称或骨折。在功能恢复前可以行屈曲和伸展位颈椎功能性 X 线片,用来评估可能的颈椎不稳定。

治疗

首先要控制疼痛和炎症来抑制损伤反应,减轻症状,并促进患者积极参与功能恢复训练项目。非甾体抗炎药(NSAID)和对乙酰氨基酚(扑热息痛)有助于控制疼痛和恢复睡眠模式。一些医师使用5～7 天的肌肉放松药物来改善患者的睡眠。如果患者频繁抱怨出现"痉挛",且止痛药和合适的姿势体位不能改善时,替扎尼定或三环类抗抑郁药可能会有帮助。治疗方案中可采用物理方式,如按摩、深/浅热疗、电刺激和软颈托。轻柔的按摩可促进镇静、减少粘连、松弛肌肉和改善血运。深/浅热疗和超声波可以镇痛并放松肌肉,帮助缓解炎症并且提高结缔组织弹性。经皮神经电刺激(TENS)也可以缓解肌肉骨骼疼痛。一个柔软的颈托可以缓解痛苦的睡眠障碍和减少颈部进一步的紧张。这个颈托可以在醒着的时候佩戴,但是它的使用应该限制在受伤后的前 72 小时,以减少对愈合的干扰,防止软组织挛缩的进一步发展。应在损伤后 2～4 周开始逐步恢复活动,应包括功能恢复计划,以解决姿势再教育和功能性生物力学缺陷。

神经根型颈椎病和神经根性疼痛

流行病学

神经根型颈椎病是一个颈椎神经根发生神经生理学功能障碍的病理学过程。它的症状和体征包括肌无力、麻木、感觉障碍和肌肉牵张反射减弱。颈神经根痛表现为受波及神经根的高激惹状态。相反,颈神经根病涉及反射和力量不足,反映神经功能低下,这是由于神经根功能的病理改变造成的。神经根型颈椎病比轴性颈痛少见,每年发病率为83/10 万人。最多发病的年龄在 50～54 岁。颈神经根痛不同于通常的颈椎疼痛,其主诉通常是上肢疼痛(eSlides 32.6 和 32.7)。

病理生理学

颈椎神经根损伤通常由颈椎椎间盘突出(cervical intervertebral disk herniation,

CIDH)或脊椎炎性改变引起。在解剖学上,神经根对生物力学和生化损伤的适应性都不如周围神经,而且它们对每一种损伤的病理反应都是相同的。颈椎病(或退行性骨性关节炎改变)表现为韧带肥厚、骨质增生(骨过度生长)、椎间盘退变和关节突关节病变。关节突关节和钩椎关节的增生肥大可导致椎间孔狭窄,挤压神经根。椎体骨赘和椎间盘物质可形成"硬盘",并压迫邻近的神经根(eSlide 32.6)。

诊断

病史和体格检查:有急性颈椎椎间盘突出导致的神经根型颈椎病的患者通常有轴性颈痛后突然出现上肢疼痛的病史。相反,脊柱炎性的神经根疼痛出现得较缓慢。颈椎神经根性疼痛可表现为深部钝痛或刺痛。加重因素包括提高蛛网膜下腔压力的活动,如咳嗽、打喷嚏或 Valsalva 动作。如果有明显的狭窄,颈椎后伸动作可加重症状。通过抬高同侧肱骨来减轻神经根疼痛,称为肩外展缓解征。

体格检查从观察颈部姿势开始,因为患者的特点是向椎间盘突出的一侧倾斜。在较严重或长期的病变中可以发现萎缩。徒手肌力测试比反射或感觉异常具有更大的特异性,可能需要重复进行或重复检查肌肉力学上的不足,以找出细微的问题(eSlide 32.7)。严重的肌力下降不太符合单根病变;如果观察到,应提醒临床医师可能存在多节段神经根病、神经根脊髓病、运动神经元病、神经丛病或局灶性卡压神经病。轻触、针刺和振动觉可能会改变。应评估患者是否存在锥体束征(如霍夫曼征或巴宾斯基征)以确保病变没有累及脊髓。诱发性的检查,如椎间孔挤压试验和神经根张力测试,有助于颈椎病变的定位。

影像学检查:虽然颈椎平片在诊断椎间盘病理性改变方面不是特别敏感,但在几乎所有肌肉骨骼损伤的评估中,平片仍是最基本的影像学检查。正位、侧位、张口、屈曲和后伸位平片可用于评估类风湿关节炎、强直性脊柱炎或椎体滑脱,以及融合手术或外伤性损伤后的脊柱稳定性。磁共振成像(MRI)是研究神经根型颈椎病的首选影像学方式,因为它能很好地显示椎间盘、韧带、骨和神经组织的细节(eSlide 32.6)。

电生理诊断:美国神经肌肉和电诊断医学协会关于神经根病的电诊断检查指南包括受同一神经根但不同周围神经支配的两块或两块以上肌肉的异常,前提是相邻神经根支配的肌肉表现正常。在受累肢体应至少进行一次相应的运动和感觉神经传导检查,以确保没有伴随的神经丛或周围神经损伤。如果发现异常,应检查相应的对侧肌肉和神经,以排除广泛性病变,如周围神经或运动神经元疾病。对上肢 6 块肌肉及椎旁肌进行筛查,可辨别 94%～99% 的颈椎神经根病。

治疗

物理医学与康复：神经根型颈椎病的主要治疗目标包括缓解疼痛、改善肌无力、避免脊髓并发症和预防复发。进行性神经功能缺陷是手术的明确指征（eSlide 32.7）。

理疗：患者教育、调整活动和缓解疼痛是最初的治疗步骤。必须避免做重复的和负重的上举动作和颈椎的后伸、轴向旋转和同侧侧屈动作。重度疼痛会影响患者继续工作、参与体育活动并且限制日常生活活动。患者通常能够忍受轻度到中度的症状，继续进行一些限制性的活动。热疗通常被用来缓解疼痛，放松肌肉。深部热疗（如超声）不能用于治疗神经根型颈椎病，因为增加的代谢反应和随后的炎症反应会加重神经根损伤。

TENS 可以在颈椎神经根性病变的治疗早期使用来缓解疼痛，从而让患者能够参与其他治疗方式。颈椎矫形器的功能是限制活动范围内的疼痛，并在急性损伤阶段提高患者的舒适感。软颈托限制了颈椎 26% 的屈伸活动，并且以这种方式提醒患者颈部正确的位置。软颈托的使用不能超过症状出现的两周之后，尽可能降低进一步软组织退化相关的不良后果。颈椎牵引对颈椎椎间盘的空间施加分离的力。据推测，它是通过减轻颈部软组织和椎间盘压力而发挥作用的。在牵引前和牵引过程中可进行表面热疗、按摩或 TENS 疗法，以缓解疼痛并帮助放松肌肉（eSlide 32.8）。

药物：NSAID 是治疗颈部神经根性疼痛的一线药物。低剂量的药物具有镇痛的效果，高剂量的药物有抗炎的效果。和抗炎药物一起使用的通常还有一些辅助药物，包括肌肉松弛剂、三环类抗抑郁药和抗癫痫药。肌肉松弛剂能使骨骼肌得到镇静和二次放松。如果患者因为肌肉的保护性疼痛而产生睡眠障碍，使用这些药 5~7 天可能有助于睡眠。低剂量的三环类抗抑郁药物，如阿米替林，对减少神经根性疼痛和帮助睡眠有益。抗癫痫药物，如加巴喷丁，可以有效调节神经病理性疼痛。

稳定和功能恢复：颈胸的稳定是脊柱生物力学的功能性恢复。它可以限制疼痛使功能最大化，并防止进一步损伤或复发。这种稳定性的组成部分包括脊柱柔韧性的恢复、姿势再教育和调节。运动计划的主要目标之一是提高颈胸肌和主要肌群的肌肉平衡和柔韧性。适当的肩胛胸壁动力学和肩肱节律产生高效机械性的脊柱姿势，以及在上肢功能性活动时高效的能量损耗。

诊断性选择性神经根阻滞：一个选择神经根诊断性阻滞是一个功能性的诊断试验，因为患者的合作和理解对于获得准确和有效的诊断信息是必不可少的。颈部诊断性选择性神经根阻滞（selective nerve root block，SNRB）的特异性已被认为有

87%～100%,敏感性已被认为100%。

选择性神经根注射治疗:选择性神经根注射(selective nerve root injections, SNRI)的目的是通过在椎间盘-神经根交界附近注射类固醇来调节对 CIDH 的炎症反应。这样做的目的是控制疼痛并启动神经根愈合进程,同时让突出的椎间盘自然地吸收或变成惰性组织。65%～83% CIDH 或脊椎病引起的神经根病变的患者自然病程是在保守治疗下症状逐渐消失。一些对保守治疗失败后使用 SNRI 治疗神经根型颈椎病的研究表明,在 6～21 个月的随访期中,良到优秀的治疗效果从 50%～83%不等。单独注射局麻药的效果与麻醉和类固醇联合注射的效果相同,在避免手术的方面效果也相同(eSlide 32.8)。

经皮椎间盘切除术/间盘减压:经皮椎间盘切除术被认为是治疗由确认的局灶性间盘突出引起的持续性颈神经根病的一种微创手术选择。颈椎间盘减压有多种技术,包括激光、酶解和机械减压。髓核成形术是一项利用消融能将髓核组织汽化为基本分子的技术。

手术:CIDH 或脊椎病相关的神经根型颈椎病的手术适应证包括顽固性疼痛、严重的肌力下降(进行性或稳定性)或进展为脊髓病。研究显示手术在 80%～96% 的患者有良好或优异的结果。

颈椎关节疼痛

流行病学

在主诉为颈部疼痛的患者中,由颈椎关节突关节(或 z 关节)介导的疼痛发生率为 36%～60%。颈椎关节突关节是慢性创伤后颈痛的常见来源。自发的(非创伤性的)颈椎关节突关节疼痛通常影响一个关节,可由脊椎病或不正确的生物力学引起(eSlide 32.5)。

诊断

病史和体格检查:外伤性上段关节突关节受累,如 C2～C3 关节,相较颈部疼痛来说,更容易引起单侧枕部头痛。单侧中线附近的颈部疼痛,无论是否有肩周炎症状,其疼痛程度高于任何相关头痛,提示是关节突关节疼痛,而不是由椎间盘或神经根损伤引起的疼痛。体格检查必须包括神经功能和颈部活动范围的评估。当患者能指出一个局部最疼痛的点或确定一个特定的关节放射分布于典型的疼痛区域时,临床医师应怀疑关节突关节损伤(eSlide 32.5)。

影像学检查:颈椎关节突关节半脱位可以通过平片发现,而 CT 能较好地表现关节骨折。然而,软组织损伤在很大程度上是无法被现有的影像学技术发现的。因此,影像学研究在确定轴性疼痛的来源方面作用有限。

治疗

物理医学和康复:在损伤的急性期,治疗的重点是镇痛和抗炎。非甾体抗炎药对疼痛和炎症具有控制作用。如果这些药物不能控制疼痛,可以开短期阿片类药物,以促进睡眠模式和参与功能的恢复。在损伤的急性期应使用物理疗法来缓解疼痛和炎症,并可以此来减少或消除对阿片类药物的需求。软颈托可以在受伤后的 72 小时内短时间内佩戴。这些都是为了舒适,尤其是在睡觉的时候。在使用镇痛药和抗炎药的同时,应对患者进行正确的姿势教育来避免加重症状。恢复阶段包括稳定和恢复正常范围的活动、软组织长度,并加强脊柱肌肉组织的功能,纠正生物力学缺陷。应在急性损伤引起的疼痛减轻后开始过渡到这个阶段。颈椎运动的恢复有助于达到平衡的姿势,减少对受伤关节的压力,也允许最佳肌肉力量的产生。颈胸段稳定涉及柔韧性、姿势再教育和强化训练,所有这些都能减少疼痛、改善功能和防止再次损伤(eSlide 32.1)。

诊断性关节突关节阻滞:脊柱结构紧密的和重叠解剖关系需要使用透视引导下的诊断性阻滞来确认临床可疑的疼痛关节。诊断性阻滞为明确症状产生的关节提供了明确的手段。这种阻滞通常都是通过关节内注射局部麻醉来实现的。阻滞支配可疑关节突的内侧支可以预测内侧支神经切断术后的治疗效果。

治疗性关节突关节注射:治疗性颈椎关节突关节的注射可以被用来治疗物理和药物治疗效果不明显的患者。

内侧神经分支经皮射频消融术:如果患者的颈痛通过内侧支阻滞和局部麻醉得到缓解,那么就需要对支配关节的内侧支进行射频消融。

颈椎间盘破裂

流行病学

椎间盘内破裂是指椎间盘失去了其正常的内部结构,但外部形态保持不变;不会发生神经根受压。颈椎盘内破裂(cervical internal disk disruption,CIDD)的非手术治疗和手术治疗之间长期效果相似(eSlide 32.9)。

诊断

病史和体格检查:CIDD 的症状包括颈后部疼痛、枕部和枕下疼痛、上斜方肌疼痛、肩胛间及肩胛周围疼痛、非神经根性疼痛、眩晕、耳鸣、眼球功能障碍、吞咽困难、面部疼痛和胸壁前疼痛。患者经常自述有创伤史，如机动车事故，并伴有急性发作的症状。在没有突发性事件的情况下，CIDD 症状可以自发而逐渐缓慢开始，也可以爆发性开始。如果出现放射症状，患者的主诉主要是轴性疼痛，并伴有难以描述的上肢症状。加重因素通常包括久坐、咳嗽、打喷嚏或举重。仰卧或以头部支撑斜靠着通常会减轻患者的症状（eSlide 32.1）。

体格检查只会显示轻微的颈部活动受限，除非以前做过颈部手术。应进行彻底的神经骨骼肌肉检查以排除脊髓病或神经根病。如果有颈椎病，颈椎伸展和侧弯活动比屈曲和轴向旋转的活动受到更多的限制。触诊受累节段的棘突可引起该区域疼痛或患者轴性疼痛的某个区域疼痛。

影像学检查：仅从影像学特征上区分疼痛性颈椎椎间盘和非疼痛性颈椎椎间盘有困难。在无症状的患者中也可以发现椎间盘异常。平片可显示骨质增生和椎间盘空间塌陷，但这些发现往往与疼痛症状无关。椎间盘含水量降低、椎间盘高度降低、环状裂、骨赘增生和反应性终板改变是椎间盘退变的标志。T2 加权像椎间盘内信号的降低与椎间盘的组织学变性有很好的相关性。然而，MRI 的特征在检测有症状的颈椎椎间盘时是无用的。因此，功能性诊断测试，如诱发性椎间盘造影术，可用于诊断椎间盘疼痛的水平。

治疗

物理医学和康复：治疗无神经根性症状的颈椎椎间盘损伤与治疗神经根性疼痛相似（eSlide 32.9）。

诱发性椎间盘造影术：诱发性椎间盘造影术是一个高度依赖于患者意愿的功能诊断性检查（eSlide 32.9）。椎间盘造影术的支持者认为健康的椎间盘可以接受有限容量的造影剂，并且不会因机械刺激而产生症状。只有当无症状的椎间盘注射伴疼痛时，椎间盘造影术才被认为是有价值的。颈椎椎间盘已被证实会将疼痛转移到单侧或双侧的头部和脸部，并引起与关节突关节疼痛相重叠的疼痛放射模式。

经椎间孔硬膜外类固醇注射：在硬膜外腔前部的空间内灌注皮质激素，经椎间盘环面后外侧缘和后纵韧带，可缓解生物化学性刺激的痛觉（eSlide 32.8）。经椎间孔硬膜外类固醇注射（transforaminal epidural steroid injections，TFESI）可通过后方椎板间入路，使用失阻技术而无需透视引导。治疗的患者中有 40%～84% 的结果是成功的。

手术

严重的椎间盘源性的疼痛和顽固性颈部轴性疼痛的患者可能需要手术治疗。

对于 CIDD 患者,如果两次经椎间孔硬膜外类固醇注射后疼痛仍未缓解,可以考虑进行颈椎椎间盘造影。如果椎间盘图显示一个或两个连续的水平产生一致的疼痛,那么患者可能需要手术。如果三个或三个以上的水平疼痛,但两个水平是不相邻的,那么患者需要一个全面的慢性疼痛调控计划。对于 CIDD 或有症状的颈椎椎间盘退变,唯一的外科治疗手段是融合,可以通过颈前路椎间盘切除融合术或后路融合来完成。

脊髓型颈椎病和脊髓神经根病

流行病学

脊髓型颈椎病是中老年常见的颈椎病,但不像神经根型颈椎病那样常见。发病的平均年龄为 50 岁以上,男性居多。必须排除脊髓病的其他原因,包括多发性硬化、运动神经元病、血管炎、神经梅毒、亚急性联合变性、脊髓灰质炎和脊髓肿瘤(eSlide 32.10)。

诊断

病史和体格检查:症状发作通常是隐匿的,尽管少数患者可以急性发作,无论既往有无创伤事件。脊髓病患者常主诉四肢远端麻木和感觉异常,下肢的无力较上肢更常见,手部有肌肉萎缩。高达 70% 的患者在病程某一阶段以颈椎的轴性疼痛为主诉。

约 1/3 的病例会发生膀胱功能障碍,提示更严重的脊髓损伤。患者可同时主诉单侧或双侧神经根疼痛,因狭窄水平的神经根受累而引起。同时累及脊髓和神经根的情况称为脊髓神经根型颈椎病(eSlide 32.10)。一种常见的检查发现是在下肢脊髓源性无力,较少波及上肢。上肢将表现为手内在肌无力和消瘦,这是由前角细胞损伤造成的。上运动神经元征,如霍夫曼征,反射活跃和巴宾斯基征常见。由于脊髓丘脑束的受累,痛觉和温度觉可能受到影响。

影像学检查:影像学检查通常显示颈髓受压。其他原因包括椎间盘突出压迫硬膜囊或后纵韧带钙化。平片提供了关于中央管直径和椎间盘间隙高度降低的信息,以及后方骨肥厚、椎间孔侵犯和半脱位。有症状的患者椎管直径<10 mm 支持脊髓病的存在。为了准确诊断脊髓型颈椎病,必须累及大约 1/3 的椎管,并且客观的中央管的改变应该是明显的。这些包括脑脊液流动完全缺失、脊髓变形,或脊髓内信号异常。MRI 可检测到脊髓软化(反映进行性脊髓压迫)、信号改变、萎缩和脊髓周围脑脊液量的变化。术前脊髓最大受压部位的横截面积往往与最终的临床结果相关,

而脊髓术后的横截面积则与临床恢复密切相关。

电生理诊断的评估：肌电图和神经传导研究可用于诊断神经根损伤，如颈神经根病部分所述。在颈脊髓病的病例中，针电极检查可显示损伤节段以下肌肉的波幅异常，在最大用力下能恢复正常的运动单位电位，但在不完全干扰相提示上运动神经元损伤。

治疗

非手术治疗：保守治疗可包括物理治疗和颈椎矫形器，适用于有轻微或静态症状，但没有明确的步态失调或病理反射的患者。33%～50% 的患者非手术治疗能够取得感觉和运动缺陷的改善。

手术：手术适用于有严重或进行性症状的患者或保守治疗失败的患者。

颈源性头痛

流行病学和病理生理学

颈源性头痛是一组症状，代表颈椎结构的常见牵涉痛模式。据报道，颈源性头痛的患病率在一般人群中为 0.4%～2.5%，患者头痛主诉高达 36.2%。女性（79.1%）比男性（20.9%）更常见。

各种脊柱结构与颈源性头痛有关，包括神经根、脊神经、背根神经节、钩椎关节、椎间盘、关节突关节、韧带和肌肉。颈源性头痛可归因于直接由创伤引起的退行性改变，或在没有任何潜在生物力学损伤的情况下发生于由颈传入纤维所支配的各种颈椎结构的退变（eSlide 32.11）。

诊断

病史和体格检查：通过询问以前的头部或颈部创伤史（如挥鞭样损伤事件）可以获得患者的头痛是来源于颈椎内的结构。挥鞭样损伤事件（如车祸）都与颈部关节突关节、椎间盘或神经根的单独或联合损伤有关。颈源性头痛主要是单侧的，起源于枕后区。疼痛指向头皮的顶点、同侧太阳穴前外侧、前额、脸中部或同侧肩带。症状可扩散到对侧，但最初症状来源的一侧通常仍是症状最严重的一侧。疼痛的性质可以从深部疼痛到锐痛和刺痛不等。疼痛症状的模式从阵发性疼痛（最初可见）到慢性和持续性疼痛不等。患者经常描述疼痛开始于颈部区域，并随着疼痛变得严重而转移到头部和颈部。颈源性头痛可以成为主诉，掩盖了原来的颈部轴性疼痛。症状持续时间从几个小时到几个星期不等，但典型地比偏头痛症状持续时间长。颈源性头痛的疼痛强度比丛集性头痛要轻，而且通常是无搏动性的。自主神经症状，如畏光、恐音和恶心,没有偏头痛发作时那么明显,但仍有可能发生。对主诉颈源性头痛的患者进行体格检查,通常显示活动范围减少,原因是肌肉保护、关节炎改变或软组织僵硬。如果颈源性头痛是由颈椎关节突关节病变引起的,患者通常可以用一个手指或手掌找出单侧疼痛最重的区域。颈椎椎间盘引起的颈源性头痛通常以中线处的疼痛开始,并扩散到整个脊柱和头部或面部(eSlide 32.11)。

影像学检查:有外伤史则需要颈椎正侧位、屈伸功能位片检查异常节段运动。也需要前后位片包括检查齿状突的开口位片,以检测可能的骨折。任何怀疑骨折的迹象都要求进行颈椎 CT 三维重建,以更好地描述骨性损伤。MRI 在评估椎间盘含水量降低、椎间盘高度降低和椎间盘突出方面优于 CT。

功能性诊断测试和治疗:一旦确定了颈源性头痛的病因,就应采用类似于之前概述的治疗方法来治疗引起头痛的结构。

挥鞭综合征

挥鞭样事件是一辆车的乘员被另一辆车撞击而产生的生物力学效应。挥鞭样损伤是由挥鞭样事件对结构造成的损伤或伤害。挥鞭综合征是由挥鞭样损伤引起的一系列症状。在挥鞭样损伤事件中,头部和颈部不会受到直接的打击,但由于身体对施加在其上的力的惯性反应,它们都会经历一次偏移。追尾是挥鞭样损伤最常见的形式,但也有迎头和侧面碰撞造成的伤害(eSlides 32.12 和 32.13)。挥鞭样损伤最常见的症状包括颈部疼痛和头痛,其次是肩带疼痛、上肢感觉异常和无力。大多数颈椎挥鞭综合征患者在受伤后的最初 2～3 个月内都能康复,82% 的患者症状在 2 年内消失。只有不到 10% 的人在受伤 2 年后仍然受到严重影响。慢性症状似乎与诉讼问题无关(eSlide 32.14)。

● 总结

颈痛是就诊患者最常见的主诉之一。脊柱生物力学和病理生理学的知识有助于确定一个特定个体产生疼痛最可能的部位。成功的治疗干预的基础包括控制疼痛和炎症,同时对患者进行有关损伤、治疗目标和预后的教育。重要的是要把患者看作一个整体,整合物理治疗、药物、行为干预和介入治疗,促进患者达到最好的身体和心理的康复。

临床精要

1. 对于颈痛最好的治疗依赖于精确的诊断。

2. 中央管直径小于 10 mm 是诊断颈椎管狭窄的关键测量值,提示有症状的个体脊髓病的存在。

3. 进展性的神经功能缺损是颈痛的主要手术指征。

4. 一个结构要成为可能的疼痛来源,它必须有神经支配,产生类似于临床所见的疼痛,并容易受到已知的疼痛疾病或损伤的影响。

腰痛
Low Back Pain

Anwar Suhaimi
黄国志 译

本章详细阐述了康复医师在预防、管理和治疗腰痛（low back pain，LBP）中的作用。

● 流行病学

腰痛（LBP）并不是一种疾病，而是由于各种原因所致的一种临床症状，其终生患病率约 84%。由于腰痛具有易复发、轻中度症状、不影响日常活动等特点，因此大多数腰痛患者并不会寻求医疗服务。据美国的数据显示，有 10%～15% 的急性腰痛患者发展为慢性腰痛，而其中 1% 的腰痛患者出现永久残疾，其花费占据所有腰痛医疗保健和社会支出的 90% 以上。社会对致残性腰痛的包容，以及为腰痛患者提供的残障福利，增加了致残性腰痛的发病率。

● 腰椎的解剖学和生物力学

五块椎体的大小和形状给予腰椎支撑和保护的能力，而腰椎前凸则赋予了其灵活性。椎间盘由内部的凝胶样髓核和外层的纤维环（及其纤维层）所组成；其中纤维环作为压力吸收装置（eSlide 33.1），因而纤维环破裂导致椎间盘髓核突出（eSlide 33.2）。关节突关节是成对的具有关节囊的滑膜关节，具有抵抗椎体旋转，从而限制腰椎间盘的扭转应力的作用。腰椎包括两条纵向韧带，即前纵韧带和后纵韧带。同时也有数条节段性韧带：①黄韧带成对存在，负责连接相邻椎板，有力但不限制腰椎屈曲；②棘上韧带、棘间韧带和横突间韧带通过限制腰椎屈曲，防止腰椎前屈过程中产生过大的剪切力。根据功能划分，腰椎区域的肌肉可分为三类：①起源于腰椎的肌群，由腰椎前部肌群组成（eSlide 33.3）；②腹部支撑肌群（eSlide 33.4）；③骨盆稳定肌群。

● 腰椎的疼痛来源

具有痛觉神经的结构是疼痛的潜在来源(eSlide 33.5)。腰椎疼痛来源的神经支配如下：①窦椎神经，支配纤维外环和后纵韧带的椎间神经；②脊神经后支的中间支，支配小关节和多裂肌；③脊神经后支，支配椎体后部、腰椎脊旁肌和筋膜；④灰交通支(腰交感神经链的一个分支)，支配前纵韧带。

脊柱老化：退行性级联反应

Kirkaldy-Willis 描述了腰椎退行性改变导致椎间盘突出、脊椎僵硬性改变，逐渐出现多节段椎管狭窄的病变过程(eSlide 33.6)。尽管椎间盘和关节突关节在解剖学上是相互分离的，但作用于椎间盘前方的轴向压缩力或作用于关节突关节后方的扭转应力可能相互影响或同时发生。最早发生的通常是纤维环破裂，尤其是后外侧纤维环。椎间盘内破裂但不伴髓核突出，导致椎间盘高度降低，关节不稳定，椎间孔变窄可能挤压神经根。一个节段上的变化对相邻节段产生压力，引起了广泛的多节段椎间关节僵硬性改变。关节突关节重复微损伤，促使滑膜增生、软骨变性，导致关节囊松弛和关节不稳定。关节松弛和反复关节异常运动，导致关节突骨性肥大，进而导致中央管、侧隐窝变窄以及潜在的神经根激惹。

椎间盘、相邻的椎体(上方和下方)、肌肉和穿过这个区域的韧带共同形成一个功能节段。当节段过于僵硬或者过于灵活时，则可能发生节段性功能障碍。过度的灵活或功能不稳定是由组织损伤、肌肉耐力差、肌肉控制力差，或三者兼而有之所造成的。合适的节段稳定性可以预防损伤和促进有效运动。

● 腰痛由急性向慢性进展过程

伤害性感受是由多个易化和抑制通道整合后的结果，进而导致中枢敏化。即便该区域并没有感知疼痛的组织结构，但中枢敏化仍会导致持续的慢性腰痛。疼痛作为一种受心理-社会因素影响的个体感受，解释了其临床表现多变性，通常不能以生物力学和神经病理性因素来单独解释。心理社会因素与急性疼痛向慢性疼痛和残疾的转化过程有关，在慢性腰痛的人群中，抑郁症的发病率高达 40%。恶性循环将导致残疾和更多的痛苦，抑郁症患者也往往会产生持续性疼痛。抑郁、焦虑和痛苦与疼痛的强度、持续时间和残疾发生之间关系密切。患者对于疼痛的认知和应对方式将影响其预后结果。疼痛灾难化表现为对疼痛的极度消极看法以及对运动、损伤或再损伤的极度恐惧（运动恐惧症），往往预示着更严重或致残性腰痛。多学科疼痛治疗策略目的在于纠正这些异常疼痛的应对行为，可有效地减少疼痛的恐惧，降低应激反应并改善功能。

● 腰痛的临床治疗方法

详尽的临床病史资料的获得，可帮助明确患者腰痛的发生原因。病史应包括疼痛特征、明确是否存在严重的内科疾病或"危险信号"症状（红旗征）（eSlide 33.7）。还应明确是否存在心理-社会因素（黄旗征），这些因素是发展为慢性致残性疼痛的预兆（eSlide 33.8）。如果出现"红旗征"，需要进一步诊断评估。

体格检查应包括详细的神经病理学检查（eSlide 33.9）。仅靠准确的神经病理学检查诊断椎间盘突出症的可行性仅为中等水平，但结合其他临床发现则可提高其准确性（eSlide 33.10）。通过对力量和柔韧性的特殊测试，以检测腹部、背部和骨盆稳定肌的松弛、耐力差和肌肉不平衡等问题。腰椎节段性不稳定性评估包括被动椎间运动试验和俯卧不稳定性试验。腰椎上下区域的评估包括胸椎的触诊和运动评估，髋关节活动范围的评估，膝关节和踝关节的筛查。在体格检查时通过识别与损伤不成比例的症状来寻找非器质性体征。疾病行为是表达痛苦的习得行为和反应，而逃避行为是检查时焦虑的表现（例如，肌力测试时的配合不足）。

仅在发现特定的病理性临床症状时，才需要对腰部进行影像学检查。这主要包括以下内容：①怀疑外伤、骨折后或其他骨损伤时的 X 线检查；②用于评估退变性椎间盘疾病、椎间盘突出和神经根病的磁共振成像（MRI）；③骨损伤的计算机断层扫描（CT），特别是患者体内存在金属植入物，使 MRI 图像模糊不清或妨碍 MRI 成像（如起搏器和夹子）；④检查隐匿性骨折、骨转移和感染的骨扫描。骨扫描是一种敏感但非特异性的成像方式；单光子发射计算机断层摄影术（SPECT）在确定关节突关节作为疼痛来源的最佳选择。肌电图用于评估神经根病变所致的神经源性改变和失神经支配，这将有助于确定在影像学上发现的解剖病变是否具有生理学意义。实验室检验则是作为诊断炎症和肿瘤疾病的辅助手段。

● 鉴别诊断和治疗：腰痛多于下肢痛

非特异性腰痛占无特异性诊断腰痛的 85％，其可能由于功能失调、肌肉募集困难、情绪紧张、损伤以及人体衰老过程（如椎间盘退变、关节炎和韧带肥大）等多种因素所致。其危险因素包括肥胖、吸烟、久坐不动的生活方式、剧烈的体育活动和遗传因素等。

腰椎关节僵硬可由关节突关节退行性病变所致。对于存在其他腰椎病变的老年腰痛患者，如椎间盘退变和腰椎管狭窄，将很难确定疼痛的主要来源。轴性腰痛最为典型，即疼痛延伸至臀部和腿部。椎关节僵硬临床表现为腰椎前凸加大，骨盆带力学差，多处肌筋膜疼痛。典型表现为紧绷的髋屈肌，增加后部结构的应力，促使腰部疼痛。诊断试验包括荧光引导下关节突关节注射或脊神经后支内侧支的神经阻滞。根据诊断性关节注射的结果，慢性腰痛患者中关节突关节源性疼痛在年轻人群中为 15％，在老年人群中为 40％。腰椎关节突关节的疼痛主要来源于 L4～L5 和 L5～S1 关节突关节。

盘源性腰痛的病因可分为三类，即椎间盘退行性病变、内部椎间盘破裂和椎间盘突出。典型的盘源性腰痛呈现为带状分布，在腰椎弯曲时加重；也可表现为疼痛自单侧腰部放射至臀部。不典型盘源性腰痛表现为疼痛因腰椎伸展或侧屈而加重，这取决于椎间盘的病变部位。即使椎间盘外表保持正常，当椎间盘的内部结构破坏就会发生内部椎间盘破裂。椎间盘破裂的特征是髓核退化和放射延伸到受神经支配的外 1/3 纤维环裂缝，通过炎症介质和机械刺激化学伤害感受器产生疼痛。当椎间盘髓核组织以膨出或突出的形式（突出或挤压，隐蔽或非隐蔽，包含或未包含）超出椎间盘空间就被定义为椎间盘突出（eSlide 33.11）。椎间盘突出将在后面进一步讨论。

仅通过影像学检查来对非特异性腰痛的病因进行诊断是不可靠的。医师通常会整合各种治疗方式来减轻患者疼痛，进而改善功能。对患者进行准确、易懂的患者教育有助于提高患者治疗的依从性，减轻患者焦虑，并减少对腰痛的错误认识，建议尽可能地继续进行日常活动，以加快康复进程，减少残疾发生。集体课程通过提供腰痛健康教育，能有效降低慢性腰痛患者的残疾发生和痛苦体验，但并不能阻止腰痛的发生。

运动预防急性腰痛的去适应化的发生，可部分缓解慢性腰痛，产生更多的健康效益和最小的副作用。因此，运动是腰痛治疗的首选。运动的目标在于增强肌力和肌耐力，支撑脊柱和提高其柔韧性，建立正常的肌肉活动模式并提高生物力学效率。监督下对腹部、腰部和臀部肌肉进行伸展和强化训练的个体化运动处方似乎是最有效的，而未遵从运动处方的训练是运动治疗失败的主要原因。运动进度应根据目标有计划、缓慢增加，为控制运动过程中可能出现的疼痛加重。增加训练水平通过减少恐惧逃避心理,减少焦虑,积极地实现目标和个人对抗来减少对运动再损伤的过分恐惧。腰痛患者的运动应考虑总体健康和健身目标,包括每周5次30分钟的中等强度的有氧运动,例如散步或水上运动。但是没有一种特定的有氧活动是优于另一种的。

充足的证据表明,非甾体抗炎药(NSAID)能缓解急性和慢性腰痛,但是却没有哪一种非甾体抗炎药疗效更优。这些药物的副作用明确,但尚不确定长期使用NSAID的益处。由于腰痛的发病机制中没有牵涉肌肉痉挛,因此肌肉松弛剂的使用仍存在争议。抗痉挛药物能有效缓解急性腰痛的短期症状。三环类抗抑郁药对慢性腰痛有效,而选择性5-羟色胺再摄取抑制剂和曲唑酮则无效。短效阿片类药物在缓解疼痛或改善功能方面并没有比其他药物更好的效果。长效阿片类药物似乎可提供较好镇痛作用,且患者耐受性良好。与安慰剂相比,外用辣椒粉(辣椒)、柳树皮(白柳树皮)和鬼爪草(又称恶魔之爪)可以减轻疼痛。目前尚未证明抗惊厥药、曲马多、利多卡因贴剂和局部刺激性或抗炎药膏在临床上有效。

触发点注射(干针疗法,单用利多卡因或利多卡因联合皮质类固醇激素)是目前研究最多的技术,可长期有效缓解腰痛。针灸的功效是存疑的,但它可以作为补充治疗,而且并发症发生率低。尚未证明肉毒杆菌毒素注射和增生疗法可有效治疗非特异性腰痛;脊柱推拿术具有一定疗效,但牵引治疗无效;腰部支撑矫形器并没有比其他治疗更有效,该治疗依从性差且不能防止腰痛的再发;经皮神经电刺激(TENS)可暂时缓解患者疼痛症状并改善其功能,但该治疗长期疗效仍有待评估。按摩可有效缓解疼痛和促进功能恢复,亚急性和慢性腰痛患者在治疗1年之后仍可获益。对腰痛有效的补充性运动疗法,还包括瑜伽、Alexander 技术和 Feldenkrais 方法。

以功能恢复为目标的多学科疼痛治疗方案有助于缓解严重的慢性疼痛。治疗抑郁、焦虑和睡眠障碍等合并症,能够减轻疼痛并改善功能。久坐、肥胖、非胰岛素依赖型糖尿病和心血管疾病则会增加腰痛发生率。

多数非特异性腰痛患者在1个月内迅速好转,之后2个月内疼痛消退的速度减慢。在3~12个月内,疼痛几乎不会改变。3个月内腰痛复发的风险约为34%,1年内则高达84%。

● 脊柱骨折

峡部裂是上下关节突之间部位的缺损,常由遗传性发育不良和未成熟脊柱的反复应力造成,但严重过度伸展损伤导致的急性骨折并不是一种常见病因。腰椎峡部的双侧缺损会导致峡部裂性滑脱,通常发生在 L5～S1 节段,表现为腰部后伸时疼痛加重,休息后缓解,伴有局部压痛、棘突触诊时有台阶感、腰椎后伸疼痛和下肢韧带紧张。斜位片可以显示峡部缺损,而异常节段的薄层 CT 可明确诊断,并可分期预测恢复情况(eSlide 33.12)。急性期的峡部裂愈合率约为 70%,进展性峡部裂约为 30%,终末期为 0%。

保守治疗包括 3 个月内相对休息和避免后伸,这是峡部病变最短的愈合时间。对于休息 2 周后疼痛仍然不能缓解,可以考虑支具治疗,达到影像学上稳定骨性愈合的治疗目标。运动功能失调需引起重视,其可以通过有氧训练、核心稳定训练、神经肌肉本体感觉控制训练和专项运动技巧训练来解决。慢性腰痛患者可以从腰部多裂肌和腹部深层肌的专项训练中受益,除非存在腰椎滑脱或神经根病变,一般不考虑手术治疗。定期监测处于生长期或腰椎峡部裂隙大于 50% 的青少年人群,避免腰椎滑脱进行性加重,建议每 6～12 个月进行一次过伸-过屈位 X 线检查,直到骨骼发育成熟。

腰椎滑脱,即椎体在其他椎体上向前滑脱。根据病因类型可以分为六类,其中最常见的是由于椎弓峡部裂所致的滑脱。退行性腰椎滑脱是由于先天性小关节发育不良,或椎间盘疾病引起的节段间不稳定所致,通常发生在 L4～L5 节段。创伤性腰椎滑脱是由急性骨折引起。病理性腰椎滑脱主要是由于各种骨骼病变导致骨强度的降低。而手术后腰椎滑脱是广泛脊柱减压的结果。

典型的腰椎滑脱表现为中轴性疼痛,偶发间歇性神经根症状可能是由于腰椎滑脱节段不稳定刺激神经根所致,其临床表现和治疗方式与腰椎峡部裂相似,滑脱程度可以根据侧位 X 线片分为 1～5 级(eSlide 33.13)。腰椎滑脱加重的危险因素有滑脱程度、滑脱节段处退行性椎间盘疾病、青春期发病和韧带松弛。腰椎融合手术仅适用于 3 级或以上滑脱、康复后顽固性疼痛、持续性神经根病或进行性不稳定。

骨质疏松性压缩性骨折增加继发性骨折的风险,特别是高发病率和高死亡率的髋部骨折。压缩性骨折是导致老年女性背部疼痛的主要原因,其中高达 30% 是由于口服皮质类固醇、甲状腺功能亢进、转移或多发性骨髓瘤引起的继发性骨质疏松症。骨密度测试可作为诊断和评估治疗的手段。骨质疏松的治疗方式包括联合用药、改变生活方式和运动治疗(平衡疼痛缓解和药物副作用)。降钙素联合经皮神经肌肉电刺激可减轻疼痛。肋间神经阻滞偶尔有效。椎体成形术可用于保守治疗无效的剧烈疼痛,但该手术可能继发脊神经根和脊髓受压,以及肺栓塞等并发症。

由创伤引起的脊柱骨折预后取决于损伤时有无并发神经损伤、损伤与手术间隔时间,以及是否存在不稳定等综合原因,常采用 Denis 三柱理论对脊柱骨折进行分类。

肺、乳腺、前列腺和肾细胞恶性肿瘤常发生脊柱的骨转移。脊柱癌性疼痛是由骨膜拉伸和肿瘤的占位效应导致的。因此,有癌症病史、休息不能缓解腰痛、50 岁后新发腰痛、出现全身症状(如体重减轻),以及保守治疗不能改善的患者,应高度怀疑是否存在骨转移。由于肿瘤的机械压迫或椎骨塌陷,5%~10% 的患者出现神经功能缺损。MRI 作为一种敏感的评估工具,可以发现早期骨髓改变。

脊柱感染包括骨髓炎、椎间盘炎、化脓性小关节病和硬膜外感染,及时治疗对降低其并发症所致的死亡率和发病率至关重要。其他系统的感染如尿路感染、静脉感染或心内膜炎可以通过脊髓动脉进行血源性传播导致脊柱感染。而糖尿病患者、血液透析接受者、静脉吸毒者和免疫功能低下患者的脊椎感染风险增加。脊柱感染好发于腰椎,主要表现为腰痛。红细胞沉降率升高是唯一典型的实验室异常检验指标。局部感染扩散可能导致硬膜外间隙、脊柱旁或腰大肌的脓肿,首个表现为 X 线片上可见骨膜反应,随后是不规则的终板侵蚀和椎间盘间隙变窄等典型影像学改变,推荐采用 MRI 检查。根据血培养或骨活检结果选择合适的抗生素,静脉注射 4~6 周,根据红细胞沉降率反应来指导治疗方案。出现脊柱不稳、进行性神经功能缺损或药物治疗失败者可选择手术治疗。

在手术后继发邻近感染灶的骨髓炎,感染播散至邻近软组织,其危险因素包括吸烟、肥胖、营养不良、糖尿病未得到控制、使用皮质类固醇、恶性肿瘤病史和外科放射治疗等。治疗需要外科清创,联合一个疗程的抗生素治疗。椎间盘炎可能是椎间盘切除和椎间盘造影术后感染的连续扩散或医源性感染的结果。虽然椎间盘感染较少发生,但由于椎间盘的血供较差,使用抗生素治疗感染的难度很大,所以其发病率较高。

脊柱关节炎

脊柱关节炎通常与 HLAB27 等位基因表达密切相关。在遗传易感个体中,环境和免疫因素相互影响继而出现临床症状。强直性脊柱炎在男性中的发病率是女性的 3 倍,症状始发于十几岁或二十几岁。早期典型临床症状为晨僵,腰部钝痛或臀部酸痛,继发脊柱活动度降低,胸腔扩张减少,骶髂关节压痛,也常出现跟骨、股骨大转子、髂嵴和胫骨粗隆炎症和压痛。全身性疾病表现包括前葡萄膜炎、心脏病和炎症性肠病。影像学改变包括椎体呈方形,韧带骨化,逐渐导致脊柱竹节样改变。X 线平片上骶髂关节炎显现较晚,而 MRI 更敏感,其影像学发现可诊断强直性脊柱炎。

早期治疗包括促进脊柱后伸训练,改善活动能力、提高机体功能、防止严重畸形。药物吲哚美辛可以有效缓解疼痛和减轻炎症反应,而柳氮磺吡啶和甲氨蝶呤对周围性关节炎效果更佳。改良药物如肿瘤坏死因子抑制剂,可以控制关节炎症,但不能防止关节僵硬。X 线透视引导下骶髂关节注射可以缓解急性症状,但没有长期益处。

● 鉴别诊断和治疗:下肢痛多于腰痛

腰骶神经根病是由神经根的机械压迫或化学介导的炎症反应所引起的。即便没有机械性压迫,椎间盘突出髓核暴露,先引发自身免疫介导的炎症级联反应,导致周围神经肿胀,改变其电生理功能,增加神经敏感性,进而产生疼痛。而机械压迫导致神经根结构和血管改变以及炎症反应,进一步引起神经内血流紊乱,导致局部缺血和神经肿胀,从而引发炎症级联反应。机械压迫导致局部结构效应包括脱髓鞘改变和轴突运输受阻;机械刺激促进 P 物质的产生,从而调节感觉神经对伤害性反应的反馈。

神经根受压最常见的原因是椎间盘突出。仅有不到 1% 神经根受压是由于感染、恶性肿瘤或骨折导致。椎间盘突出症最常见于 L4～L5 和 L5～S1 节段,导致 L5 和 S1 神经根受压。后外侧突出是最常见的突出类型,在神经根进入神经孔之前就会受到影响。椎间孔处的突出会影响神经根出口,中央型椎间盘突出由于马尾神经的结构特点而影响多个神经根。仅有约 1% 的椎间盘突出会导致马尾神经综合征,出现肠道、膀胱和性功能障碍,属于外科急症,在发生后的 48 小时内进行减压手术,可以最大程度地恢复神经功能缺损。

保守治疗可以减轻腰骶神经根病急性期的疼痛并改善其功能。有报道表明积极的非手术治疗具有良好效果,其包括有计划的锻炼和 X 线透视引导下经椎间孔硬膜外注射类固醇,可以改善短期疼痛和减轻炎症反应;并能减少手术率并促进积极的康复锻炼(eSlide 33.14)。手术治疗适用于有显著的持续性神经根症状、神经病理进展性加重或马尾神经综合征的患者。减压手术可以显著改善疼痛,有助于恢复神经功能。

腰椎管狭窄是由椎管的退行性改变引起的。脊髓静脉充血和神经根动脉阻塞导致缺血性神经炎以及神经源性跛行。步行、长时间站立或任何腰椎后伸性活动都会加剧神经源性跛行,身体前屈时症状减轻。椎间孔或侧隐窝狭窄者在典型的皮节分布区域出现神经根疼痛。

电诊断可以区分椎管狭窄和周围神经病变,并明确狭窄的特征。对于轻到中度患者,保守治疗控制疼痛和减少功能受限。可以选择口服药物、屈曲活动下的腰椎稳定、髋关节活动、有氧运动以及硬膜外类固醇注射等,能够短期内改善疼痛和步行耐力。手术可改善疼痛,但不能影响功能结局,并且对轴性腰痛效果较差。

非腰椎引起的下肢放射痛类似于腰椎神经根病,因为它们产生类似于腰骶皮节牵涉疼痛模式。骶髂关节紊乱是潜在的疼痛诱因,但该结构确切病理性结构尚不可知。因此可以通过在关节内诊断性阻滞后,观察疼痛缓解情况来明确诊断。骶髂疼痛不辐射于腰骶交界处以上,与腰骶神经根性疼痛模式有所重叠。髋关节疼痛通常指腹股沟、骨盆后部或大腿前部,使其容易与 L1~L3 神经根受累相混淆。髋关节平片与髋关节活动度有助于鉴别髋关节内疼痛与腰椎神经根病变。梨状肌综合征可因坐骨神经局部受压而引起坐骨神经痛,出现臀部疼痛或疼痛放射到大腿后部至膝盖以下,分布类似于 L5 或 S1 皮节。通过触诊坐骨切迹或者各种检查手法以及在电诊断的过程中可以引出疼痛反应等进行鉴别诊断。大转子疼痛综合征是一种大转子周围的区域性疼痛综合征,通常由臀中肌和臀小肌肌腱病变或撕裂引起。它也可能是肌筋膜疼痛的结果,引起臀肌功能抑制和失调,表现为髋外展肌无力。大转子疼痛综合征和髂胫束综合征可与 L4 或 L5 神经根病混淆。肌筋膜疼痛综合征可能由周围肌肉或筋膜内的活动触发点引起,其牵涉痛模式类似于腰骶部皮节。

外周血管疾病表现为血管跛行,类似于神经源性跛行。这两种症状都会因步行而加重;然而,神经源性跛行可以通过前屈缓解,而间歇性血管跛行则不会(只有停止行走才能缓解,即使是直立行走也是如此)。外周多发性神经病变导致下肢感觉异常,常见于糖尿病老年患者。电诊断检查有助于与腰椎管狭窄相鉴别,特别适用于 MRI 提示有椎管狭窄的患者。进行硬膜外注射类固醇可显著减轻椎管狭窄引起的症状,但对多发性神经病变则无效。

妊娠期腰痛是一个常见的问题,需要与骨盆带疼痛相鉴别。这是由于孕妇重心前移或激素改变腰骶韧带引起的生物力学应力增加,引起腰骶脊柱不稳所致。其危险因素包括既往腰痛病史、月经期间腰痛、妊娠期间腰痛。疼痛通常在怀孕 36 周时达到顶峰,之后逐渐减轻;在产后 3 个月会有实质性的改善。对于同时患有腰痛和骨盆带痛,孕早期腰痛,腰后伸肌无力,高龄孕妇以及对工作不满意的女性,均可能发生持续性腰痛。个体化物理治疗、水上有氧运动、针灸和按摩可减轻疼痛,但药物治疗需咨询产科医师。

儿童腰痛的患病率在 30%~51% 之间,在青春期和快速生长期患病率最高。非特异性腰痛的危险因素包括年龄、女性、父母患有腰痛、前凸姿势、脊柱外伤史、参加竞技运动、高强度体育锻炼和抑郁。坐位导致腰痛加重,青春期与成年期的腰痛之间存在正相关。儿童腰痛的具体原因列在 eSlide 33.15。

年轻运动员的腰椎滑脱和峡部裂性腰椎滑脱是持续性腰痛的常见原因。Scheuermann 病是一种无痛性胸椎后凸畸形,可导致代偿性腰椎前凸;但在其疼痛患者中退行性椎间盘改变的患病率较高。特发性脊柱侧弯疼痛表明可能存在潜在的肿瘤、感染或腰椎滑脱。影响小儿脊柱的最常见恶性病变是尤因肉瘤(Ewing's sarcoma)。

临床精要

1. 腰痛是由多种病因导致的临床症状。如果管理不当,则会严重影响机体功能并消耗医疗资源。

2. 椎间盘纤维环是减震器。腰肌活动会影响椎间盘内的压力;将重物靠近身体可减少对腰椎的作用力,并降低椎间盘内压力。

3. 踝关节背屈无力、小腿肌肉萎缩、踝反射异常、交叉直腿抬高试验阳性与腰骶神经根病相关。

4. 腰椎管狭窄症是椎管狭窄的结果,由于机械压迫、静脉淤血和小动脉阻塞而导致神经源性跛行。这种类型的跛行随着腰椎的后伸而加重(例如,长时间站立、下坡行走),并通过前屈或坐位得到缓解。

5. 腰骶神经根病是由纤维环撕裂导致髓核突出所致。突出最常发生在 L4~L5 和 L5~S1 椎间盘,从而影响 L5 和 S1 神经根。椎间孔外突出影响神经根的出口,中央型突出可影响马尾神经的多个神经根。

6. 腰椎峡部裂是由于反复后伸导致上下关节突之间部位的缺损。它最常发生在 L5~S1 水平。双侧峡部缺损导致峡部滑脱。斜位 X 线片可显示峡部缺损;计算机断层扫描是诊断性的,可以分期预测预后情况。

7. 既往恶性肿瘤病史、休息后疼痛不能缓解、50 岁后新发腰痛和有全身症状的患者应怀疑脊柱转移瘤。骨扫描对检测骨转移是敏感的,但不是特异的。

8. 随机对照试验仅验证了腰椎稳定训练、核心强化和运动控制训练在慢性腰痛以及脊柱手法治疗在急性腰痛中的有效性。

9. 通常采用联合治疗策略。安慰和病患教育是获得良好医患关系和取得疗效的基石。锻炼可预防身体功能不良,并能适度缓解疼痛、获得额外身体健康和健身益处。步行是实现有氧健身的最佳方式;快速步行可以降低脊椎负荷,而摆动手臂则有助于有效储存和利用弹性能量。

第34章

骨质疏松症

Osteoporosis

Francesca Gimigliano
何成奇　译

骨质疏松症(osteoporosis)是美国最普遍的代谢性骨病,是一个严重的公共卫生问题。每年美国花在治疗骨质疏松症的费用预估超过 140 亿美元,主要用于治疗髋部骨折。骨质疏松症是一种以骨矿物质密度(BMD)降低和骨微结构性退化为特征的疾病,最终导致骨骼脆性增加。骨质疏松症的定义为 BMD 比年轻健康成年人的平均峰值骨量低至少 2.5 个标准差(SD)。T 值表示测量个体的 BMD 与同性别青年(35 岁)的骨密度峰值相比的比值。Z 值的计算方式与 T 值相同,但对照组是年龄、性别、种族、身高和体重相同的人的 BMD。正常的 BMD 是 T 值≥−1 SD;骨量减少是 T 值介于−1 SD 和−2.5 SD 之间。当 T 值≤−2.5 SD 且伴有脆性骨折时,被定义为重度骨质疏松症。

● 骨结构与功能

骨作为肌肉骨骼结构的机械支撑,起到保护重要器官的作用,同时还是离子的代谢源(尤其是钙和磷酸盐)。骨细胞有破骨细胞和成骨细胞两种类型。破骨细胞位于骨内膜表面并吸收钙化的基质。成骨细胞通过细胞质膜富含碱性磷酸酶的囊泡合成新的骨基质。骨骼是很活跃的器官,不断持续更新以维持其生物力学性能:旧的骨组织被新的骨组织取代,这个循环的过程称为骨骼重塑,每年可替换约 20% 的骨组织。骨重塑是一个新旧骨交换的过程,促进维持骨骼完整性和生物力学特性,并作为离子的代谢源。骨重塑分为以下 5 个阶段。

(1) 激活:募集破骨细胞,激活破骨细胞活性。

(2) 吸收:破骨细胞侵蚀骨骼并形成空腔。

(3) 逆转:成骨细胞被募集到空腔中。

(4) 形成:成骨细胞用新骨代替空腔。

(5) 静止:骨组织保持休眠状态,直到下一个周期开始。

这个过程开始于骨吸收,并最终形成骨。成人骨骼,每个重塑周期持续 3～12 个月。骨吸收后,逆转阶段开始,成骨细胞参与。成骨细胞开始填充骨吸收后的空腔。在破骨细胞活动过程中,存在于骨基质中的生长因子释放,刺激成骨细胞增殖。骨吸收和骨形成的过程称为耦合过程,理想状态是骨骼的形成和吸收达到平衡。

正常成年人在 30～35 岁之间可以达到骨量峰值。骨小梁的活性重塑区比皮质骨多 3 倍。任何骨骼的承受力都会受到皮质骨在其结构中所占的百分比的影响。由于松质骨表面暴露面积较大,因此它比皮质骨具有更高的代谢活性。在骨吸收大于骨形成的情况下,骨小梁区域会发生更多的骨质流失。椎体骨由 50%松质骨和 50%的皮质骨组成,而股骨颈由 30%的松质骨和 70%的皮质骨组成。因此,当骨转换增加时,骨量丢失与骨质疏松症在股骨颈先于椎体骨发生。

● 骨质疏松症的发病机制及分型(eSlide 34.1)

骨质疏松症可以是原发或继发于其他疾病导致的骨量流失。骨质疏松症最常见的类型是绝经后骨质疏松症或老年性骨质疏松症。年龄在骨转换率中起重要作用。绝经后妇女骨转换率增加,而老年男性没有以上变化。骨质疏松症的继发原因与重塑周期的激活加快相关。

甲状旁腺激素(PTH)、甲状腺素、生长激素和维生素 D(1,25-二羟基维生素 D_3)可提高骨骼重塑率;降钙素、雌激素和糖皮质激素可降低骨骼重塑率。PTH 由甲状旁腺分泌,是维持钙稳态的主要激素。通常,PTH 增加血清钙浓度,降低血清磷酸盐浓度。PTH 水平随年龄增长而增加。维生素 D 合成的主要调节剂是 1,25-二羟基维生素 D_3(活性维生素 D)、钙、磷酸盐和 PTH,晒太阳和肝脏转化也可以合成维生素 D。活性维生素 D 降低可能是由于饮食摄入维生素 D 减少、阳光照射减少、皮肤转化维生素 D 能力下降、肠道吸收能力降低、1-α-羟化酶活性降低引起的。活性维生素 D 可以直接刺激成骨细胞活性或间接刺激肠道来促进钙和磷吸收。多数研究表明,随着年龄增长男性和女性血浆中活性维生素 D 的含量下降约 50%。

物理应变和机械应力正向调控骨量。运动促生长激素和其他刺激骨骼的营养因子的释放,从而刺激成骨细胞活动。骨骼承受的物理应力和应变的变化会影响骨骼生长和重塑。随着年龄的增长,活动量的下降和女性肌肉含量的降低会对骨骼组织产生负面影响。为达到潜在骨量,最佳的营养和运动是必不可少的。成年人初期达到的峰值骨量是后期骨量的主要决定因素。营养也会影响骨基质的形成和骨骼矿化。65 岁以上的男性和 50 岁以上的女性都应增加钙的摄入量。

● 骨质疏松症的临床表现(eSlides 34.2~34.5)

　　骨质疏松症直到发生骨折之前都是一种"沉默的疾病"。骨质疏松症椎体压缩性骨折在胸部 X 线片发现之前可能不会被注意到。最常见的骨质疏松症骨折累及区域为胸椎、上腰椎、臀部(股骨近端)和前臂远端(Colles 骨折)。其中髋部骨折是临床上的主要问题,因为它增加了 15%~20% 的死亡风险。大量关于骨量与脊柱骨折之间的关系的研究表明,随着骨量的减少骨折风险增加。BMD 每下降 1 SD,脊柱骨质疏松性骨折的风险增加 1.5~2 倍,髋部骨折的风险增加 2.6 倍。此外,骨质疏松症个体的骨折风险每 5~7 年增加一倍。目前尚不清楚与年龄相关的骨密度或骨量变化是否会增加跌倒所致骨折的风险。

　　椎骨骨折的发生率尚不清楚,但据估计这些骨折中有 50% 可能是临床症状不明显的,患者可能不会求医治疗。急性疼痛通常是由于压缩性骨折所致,可能在受伤后长达 4 周的 X 线片上也不明显。慢性背痛与姿势不良相关。驼背是骨质疏松症导致的最大的形体上和心理上的伤害。慢性的疼痛也可归因于仅在骨扫描中可见的微骨折。

　　与骨质疏松症相关的疼痛和骨骼畸形可能进一步导致肌肉力量下降的继发性原因。与体重和脊柱屈肌力量不成比例的背伸肌力量下降大大增加了骨质疏松症患者脊柱椎体的压力。增强背部伸肌力量可保持垂直轴线对齐,减少驼背和背痛。椎体成形术和后凸畸形整形手术可以治疗椎骨骨折,但是他们无法替代骨折后所需的康复措施。

　　髋部骨折因其高致死、致残率而被视为紧急状况。髋部骨折可分为囊内骨折(股骨颈)或囊外骨折(转子粗隆)。手术是治疗股骨颈和股骨转子粗隆骨折的首选方式。一些特殊的嵌入骨折病例,保守治疗更为可取,尤其是在患者的生命体征不稳定且虚弱时。无论是否进行内固定或关节置换术,无论术后病程多长都推荐术后进行物理治疗。这些措施包括使用步行器等,减轻手术侧部分承重。仅严重粉碎性骨折或手术结果不理想的骨折患者需要限制承重。关于髋关节保护器是否可以降低老年高危人群髋部骨折的发生率,存在相互矛盾的证据。在疗养院人群中,人们一直关注髋部支具使用的依从性。教导患者如何安全摔倒的康复训练,可降低因摔倒时高冲击力接触而导致髋部骨折的风险。

● 骨质疏松症的诊断(eSlides 34.6 和 34.7)

　　骨质疏松症的诊断需要完整的病史询问和体格检查,需要确定肌肉骨骼疼痛的类型和位置,饮食中钙的摄入量,体力活动水平,目前的身高和体重以及是否存在骨质疏松症家族史。骨形成的标记物包括钙、磷、甲状旁腺激素(PTH)、骨特异性碱性磷酸酶和血清骨钙素。骨再吸收标志物包括 24 小时尿钙排量(校正肌酐排泄)、羟脯氨酸和吡啶交联(尿液中)。诊断骨质疏松症的金标准是双能 X 线骨密度仪(DXA)。建议对以下人群进行 BMD 评估:≥65 岁的女性;<65 岁的绝经后妇女伴有至少一个低骨量和病理性骨折的危险因素(低体重、骨折史、使用高风险药物、与骨量流失相关的疾病或状况);有骨折危险因素的围绝经期妇女;≥70 岁的男性;<70 岁的男性,至少伴有一个低骨量和脆性骨折的危险因素;所有患有脆性骨折的成年人;所有患有低骨量或骨量减少的疾病或状况的成年人;所有服用与低骨量或骨量丢失有关药物的成年人;正在考虑接受抗骨质疏松症治疗的个体;正在接受骨质疏松症治疗的个体(监测治疗效果);和停止雌激素治疗的妇女。计算 T 值的参考标准是同性别青年(35 岁)的峰值骨密度 BMD。当绝经后女性和 50 岁以上男性的腰椎、全髋关节或股骨颈的 T 值≤−2.5 SD 时,可以诊断骨质疏松症。世界卫生组织诊断骨质疏松症的参考标准是股骨颈的 T 值≤−2.5 SD。

● 骨质疏松症的管理(eSlides 34.8~34.14)

　　预防和治疗骨质疏松症应从多方面进行考虑,因此,建议始终使用多种治疗方法。应对骨质疏松症的主要目标是通过增加骨量峰值或减少骨量流失预防骨质疏松症。成年人 30 岁时达到峰值骨量且受营养和体育锻炼的影响,再加上药物治疗可能有助于预防骨量流失。

　　运动通过影响激素以及营养因子来预防骨质疏松症。绝经后妇女,骨密度与背部肌肉力量之间呈显著正相关。为了更好地承受机械负荷,骨骼组织必须具有足够的骨量和良好的骨结构来承受力学压力。正常肌肉骨骼结构具有高度的适应性,可以适应常见的机械负荷。高强度的体育活动,例如体操、羽毛球、网球、排球和篮球,会产生高比率和高强度的骨应变。高强度的骨负荷使特定部位的 BMD 增加。当个体在工作中或照料小孩时使用上举动作,产生对骨骼轴向的力,类似于在健身房进行机械负荷锻炼一样具有成骨效应。

　　一些机械负荷和压力应变虽然不会造成骨骼结构改变,但是对于骨质疏松症或低骨量患者可能是不耐受的。有监督、非剧烈、渐进性抗阻运动可能会改善不运动人群的骨量。对于骨质疏松症患者,推荐进行非训练性的运动(例如,一周 3 次,每次45 分钟或每天 30 分钟步行)。因疼痛或无力无法进行负重运动的患者建议进行水上运动。根据患者的肌肉骨骼状态评估,这些不费力、低阻力的锻炼可以逐渐转变为抗重力加强型锻炼。

脊柱伸展运动可以改善后凸姿势,应该与运动一起进行,以减轻腰椎前凸。最近的研究表明进行渐进的背部抗阻训练可以强化背部肌肉力量,同时作为姿势训练的补充,应进行等长腹肌强化训练。即使没有药物治疗,进行背部伸展运动的骨质疏松症患者骨折率明显低于那些进行背部屈曲运动或不运动的患者。

骨折通常由跌倒导致,因此防止跌倒可降低骨折风险。老年人跌倒十分常见,是导致发病、严重残疾和死亡的主要原因。随着年龄增大,老年人姿势稳定控制系统退化(下肢无力和后凸姿势),同时急性或慢性疾病的存在可能会诱发跌倒。脊椎本体感觉伸展运动训练(SPEED)降低了跌倒的风险。该训练减少步宽,提高了步态实验室测试的步态稳定性,降低了在障碍物前跌倒的风险,并提高了速度、节奏和步幅。后凸矫形器(WKO)和 SPEED 训练可减轻腰痛并提高身体活动能力。

急性压缩性骨折通常会产生严重的疼痛,如果处理不当,可能导致长期的行动不便和慢性疼痛。急性疼痛需要服用正确的药物和积极采取适当的物理干预手段。镇痛抚触按摩,最初冷敷(随后热敷)和椎旁肌肉等长收缩均有帮助。硬性胸腰椎矫形器有助于维持脊柱伸展。如果由于姿势的改变不能耐受胸腰椎矫形器,可以采用胸椎 WKO 或联合驼背矫形器和腰部支撑(弹性腹部支撑)。在某些情况下,长途步行活动可能需要使用拐杖或轮式助行器。在一些患者中,可以临时使用带有支持性靠垫的轮椅。需要尽一切努力防止跌倒的同时也不能让患者制动(包括将患者限制在一个房间或长时间卧床休息)。不能太过于限制活动以避免产生骨量流失或反应性抑郁。行走期间的安全是最重要,在任何康复计划中都应教会骨质疏松症患者防跌倒和骨折的方法。SPEED 训练的实施可以减轻步态不稳和与姿势有关的背痛并提高身体活动能力。

适当的钙摄入是维持正常骨骼发育和补充潜在骨质流失的必要条件。但足够的钙和维生素 D 摄入似乎对绝经后的骨量流失效果不大。钙和维生素 D 的摄入不足很常见,特别是在养老院的老年人群中。50～60 岁女性的脊柱骨密度与钙摄入量和背部伸肌力量相关。妇女健康倡议研究表明,预防女性骨质疏松症的最佳策略是补充钙和维生素 D 以及多运动。预防和治疗绝经后妇女骨质疏松症的建议包括营养摄入钙 1000 mg/d,维生素 D 800 IU/d 和蛋白质 1.0～1.2 g/(kg·d),以及定期的体育锻炼(每周 3～5 次)。

治疗骨质疏松症药物涉及两种不同类型的抗骨质疏松症药：骨吸收抑制剂(双膦酸盐、降钙素、地诺单抗、雌激素、雌激素激动剂和雄激素)，它们会抑制破骨细胞活性并抑制骨量流失。合成代谢剂(特立帕肽和氟化物)增加成骨细胞的活性并刺激骨组织中的骨形成。较新的药物包括合成代谢药物，例如抗黏蛋白制剂罗莫佐单抗和一种抗吸收剂组织蛋白酶 K 抑制剂奥当卡替。

● 总结

骨质疏松症是一种进行性和致残性疾病，发病率不断增加。主要的后果是骨折，这可以通过适当的饮食、避免危险因素和药物治疗来避免。康复，特别是体育锻炼可以减少骨质流失、防止跌倒、改善平衡并减少后凸畸形(eSlide 34.15)。

临床精要

1. 骨质疏松症是指骨密度降低，估计至少低于健康年轻人平均峰值骨量 2.5 标准差(SD)。

2. 诊断骨质疏松症的金标准是双能 X 线骨密度仪；绝经后妇女和年龄大于 50 岁的老年男性其腰椎、全髋关节或股骨颈 T 值≤－2.5 SD，可以诊断为骨质疏松症。

3. 治疗骨质疏松症的首要目标是保持骨骼健康、预防骨量流失和脆性骨折的发生。标准护理包括确保摄入足够的钙和维生素 D，定期进行负重运动，避免可能损害骨骼健康的坏习惯(如吸烟或饮酒)以及跌倒。

4. 有两种不同类型的抗骨质疏松症药：抗吸收药和合成代谢药。

5. 骨质疏松症患者建议进行非训练性锻炼。对那些由于疼痛或虚弱不能进行反重力运动的人建议进行水上锻炼。

第 35 章

上肢疼痛和功能障碍

Upper Limb Pain and Dysfunction

Eleftheria Antoniadou

李锁山　译

上肢肌肉骨骼疾病是各个年龄段中疼痛和功能障碍最常见和最重要的原因。本章回顾了上肢疼痛和功能障碍最重要和最常见的症状以及康复原则。

● 上肢损伤的康复原则(eSlide 35.1)

上肢肌肉骨骼疾病的康复过程大致分为三个时期：急性期、恢复期和功能期。急性期康复的重点是减轻症状和促进组织修复，急性期治疗最恰当的治疗方法是休息、冰敷、加压和抬高患肢(rest, ice, compression and elevation, RICE)；心血管体适能训练；力量和灵活性训练；避免可能加重症状或不利于组织愈合的活动。对慢性损伤且急性加重者，可使用热和高频电刺激治疗。疼痛控制可用阿片类和非阿片类(如非甾体抗炎药或皮质类固醇)镇痛药。当疼痛得到控制并且组织开始愈合时，就进入了恢复期。恢复期康复包括柔韧性、力量和本体感觉的恢复。在此阶段，应纠正肌肉代偿。开链运动训练用于纠正肌肉力量失衡，闭链运动训练用于加强关节稳定。当受伤肢体恢复正常力量的 $75\%\sim80\%$（与未受伤肢体相比）且没有力量和柔韧性失衡时，可进入功能期康复。此阶段，应根据职业特定的或非职业特定的进展将功能性活动纳入康复治疗计划中，最终引导恢复正常活动。

● 肩部问题

肩锁关节扭伤(eSlide 35.2)

肩锁(acromioclavicular, AC)关节扭伤的症状和体格检查包括局部压痛、水平内收试验阳性和 O'Brien 试验阳性。1 型、2 型和 3 型 AC 关节扭伤通常不给予手术治疗。部分 3 型 AC 关节扭伤,如果疼痛持续,或未能获得实质性的改善,这时可以考虑手术治疗。4 型、5 型和 6 型扭伤需要手术治疗。

肩袖肌腱炎和撞击(eSlide 35.3)

肩袖肌腱炎和撞击的症状和体格检查包括:做过头运动及夜间出现肩前方及外侧面疼痛、僵硬、无力(在肩袖肌力检查时发现)、卡住和肩关节不稳。对颈椎的评估可排除颈椎病,颈椎病是肩袖肌腱炎主要需要鉴别的疾病。应该进行 Neer-Walsh 和 Hawkins-Kennedy 试验检查。

在肩峰下间隙注射 10 mL 1% 利多卡因后,刺激性疼痛消失有助于明确诊断。超声和磁共振成像(MRI)是首选的影像学检查。年轻人或运动较多的人群中,全层撕裂需要手术治疗,其他人群应先接受 6 个月的保守治疗,此后可考虑手术治疗。替代治疗可用体外冲击波治疗,如果有钙化性肌腱炎,应做超声引导下经皮穿刺灌洗和钙化抽吸。

盂肱关节不稳(eSlide 35.4)

肩部的稳定性是由静态和动态稳定结构以及肩胛骨功能共同维持的。盂肱关节不稳定的分类依据包括不稳定的程度、频率、病因和不稳方向。症状包括疼痛、弹响、卡住、绞锁、不稳定感、僵硬和肿胀。一些患者可能有肩关节脱位或半脱位的病史,伴有手臂烧灼或“致死”样疼痛的感觉。

需对肩部进行全面的检查,包括肩关节活动度(range of movement,ROM)、肩胛胸壁运动分析、上肢力量评估、三角肌区域感觉检查(以确定是否存在腋神经损伤)、肌肉力量和反射评估,以及特殊检查[如前方恐惧与复位试验、后方恐惧试验、沟槽征(下方不稳)]。还应对患者进行查体以评估是否存在全身性韧带松弛或结缔组织疾病的可能。

影像学检查包括平片和磁共振关节造影。非手术治疗适用于老年人和第一次发生创伤性前脱位的患者。在年轻患者中,与接受过手术的患者相比,非手术治疗的患者有更高的再脱位率。

粘连性关节囊炎(eSlide 35.5)

粘连性关节囊炎通常是一种特发性疾病,可继发于多种原因。粘连性关节囊炎可分为 4 个阶段。第 1 阶段:发病后 1~3 个月,运动引发疼痛但关节活动不受限。第 2 阶段:即“冰冻期”,发病后 3~9 个月,运动引发疼痛且各个运动平面上均有进行性关节活动受限。第 3 阶段：即"冻结期"，发病后 9～15 个月，疼痛减轻但关节活动受限。第 4 阶段：即"解冻期"，发病后 15～24 个月，关节活动度逐渐改善。

诊断性评估包括盂肱关节造影。在第 1 和第 2 阶段，最多可进行三次关节内皮质类固醇注射。早期的肩胛骨稳定训练和闭链肩袖训练可以与被动和主动辅助训练一起进行。大多数患者在 12～14 个月内恢复功能。对非手术治疗 6 个月后没有改善的患者，可以考虑更多的介入治疗，包括关节囊水扩张、麻醉下关节松解术和关节镜下粘连松解治疗。

● 肘部疾病

肱骨外上髁炎（eSlide 35. 6）

肱骨外上髁炎，或称网球肘，是肘外侧的一种肌腱病，常见于男性网球运动员。退行性改变发生在桡侧腕短伸肌的起点。在 30％的病例中，也可能发生在指总伸肌的起点。

症状和体格检查表现包括外上髁的点压痛和 Cozen 测试阳性。桡神经的后骨间支卡压可出现类似肱骨外上髁炎的症状、体征。

影像学检查可能显示伸肌腱起点有点状钙化。治疗包括停止诱发活动并遵循康复的一般原则。腕伸肌的离心运动训练似乎是最有效的运动方案。偶尔使用腱鞘周围皮质类固醇激素注射。较新的治疗方法包括超声引导经皮穿刺肌腱切开术、自体血液注射、富含血小板的血浆注射和体外冲击波治疗。顽固性病例也可以通过外科治疗。

肱骨内上髁炎（eSlide 35. 7）

肱骨内上髁炎累及旋前圆肌和桡侧屈腕肌。内上髁炎的危险因素包括：训练错误、设备故障、需要腕关节屈曲和前臂旋前的重复动作以及生物力学异常。治疗方法与外上髁炎相同。

鹰嘴滑囊炎（eSlide 35. 8）

尺骨鹰嘴滑囊炎可以是感染性的（局部或全身感染），也可以是无菌性的（由重复性微创伤引起的急性或慢性出血）。无菌性滑囊炎常见于足球或曲棍球运动员。

尺侧副韧带损伤(eSlide 35.9)

肘部尺侧副韧带(UCL)损伤是肘部外翻应力所致。由于肘关节松弛度增加可能导致尺神经的牵拉和神经炎的发生。

● 前臂、手腕和手部

拇长展肌肌腱炎(eSlide 35.10)

拇长展肌肌腱炎(De Quervain 综合征)是腕关节背侧第一间室的狭窄性腱鞘炎,累及拇长展肌和拇短伸肌腱。症状和体格检查表现包括因挥拍运动、高尔夫或挥鱼竿等活动所致的腕关节背桡侧疼痛加重、腕关节捻发感、腕关节背桡侧轻度水肿、背侧第一间室触压痛。Finkelstein 试验阳性是诊断的特异性指标。治疗包括RICE 原则和拇指人字形夹板。背侧第一间室腱周注射皮质类固醇可减轻 62%～100% 的症状。

舟月骨不稳(eSlide 35.11)

舟月骨不稳定是最常见的腕韧带损伤类型。当一个人跌倒时手伸直旋前,腕伸展并尺偏时,就会发生这种情况。如果不能早期诊断并及时治疗,关节应力将最终导致进行性腕关节炎和舟月骨进行性塌陷。

三角纤维软骨复合体损伤(eSlide 35.12)

三角纤维软骨复合体是桡尺骨远端关节的主要稳定物。摔倒时手过伸,或者重复性的微创伤可能致其损伤,常见于体操中。

第一掌指关节尺侧副韧带扭伤(eSlide 35.13)

第一掌指关节尺侧副韧带劳损多见于参加篮球、足球和滑雪等运动的运动员。外科修复用于出现狭窄病变、骨折或完全撕裂的患者。如果不存在这些症状,则使用止痛药和适当的固定(包括在比赛期间)来进行治疗。

临床精要(eSlides 35.14 和 35.15)

1. 除了粘连性关节囊炎和鹰嘴滑囊炎外,所有的情况都是由于重复的微创伤或急性创伤造成的,它们也可以继发于全身性疾病。

2. 详细的病史和彻底的体格检查,加上特殊检查(如果可能的话),通常足以确定诊断。评估必须同时包括休息和运动状态。经常检查颈椎,因为它可以导致上肢疼痛。

3. 影像学检查(X 线、磁共振成像和超声)可以用来补充诊断和提供更多的细节。

4. 如果是慢性疾病,或者患者不是需要完全运动能力的年轻运动员,在考虑手术前应该进行 6 个月的保守治疗。

5. 保守治疗应遵循康复原则。此外,应指导患者采取正确的姿势和人体工程学,以改善功能和预后。

第36章

下肢骨骼肌肉疾病

Musculoskeletal Disorders of the Lower Limb

Elena Milkova Ilieva

丁 桃 译

本章介绍下肢一些常见的骨骼肌肉疾病,包括软组织、骨骼和关节病变,均为康复、骨骼肌肉及运动医学从业者重点关注的疾病。

● 下肢肌肉-肌腱病

股骨大转子滑囊炎(trochanteric bursitis):是近端滑囊的炎症,该滑囊的作用是减少髂胫束(the iliotibial band,ITB)和股骨大转子之间的摩擦。滑囊炎通常是由于训练技术不当或生物力学异常使髋部肌肉失衡、功能障碍及 ITB 活动异常。滑囊炎的疼痛通常位于髋外侧,也可沿 ITB 放射到大腿外侧。滑囊炎的查体包括:触诊时大转子上方或后方压痛,可伴臀中肌、臀大肌及髋外旋肌群的肌力减弱和阔肌膜张肌紧张。改良的托马斯试验(the modified Thomas test)常用于评估髋带的灵活性。此外,针对患者跑步或骑行时所涉及的整个动力链,从业者应沿核心区域到脚踝肌肉进行生物力学评估。当 ITB 在大转子上摩擦时,可以听到弹响(外侧髋关节弹响综合征)。治疗包括减少可能加重症状的活动,通过冰敷来减少疼痛和炎症,促进拉伸,根据患者的相关生物力学异常(运动范围、灵活性、力量、耐力或运动控制)进行锻炼,同时通过训练核心肌群以稳定骨盆。治疗还包括 ITB 按摩、肌筋膜松解和超声波治疗。此外,使用现有或定制的足部矫形器可以调整距下关节的位置和胫骨旋转并减小它们带来的影响。

髋内收肌拉伤(strains of the hip adductor muscles):通常是在参加足球、曲棍球及滑雪运动时肌肉过度激活引起的。常见于耻骨联合下端肌肉的起点附近。体格检查显示被动牵伸和主动抗阻运动时出现疼痛。判断是否存在撕脱骨折需进行影像学检查。同时,MRI 也可以显示损伤区域的信号改变(eSlide 36.1)。

拉伤的治疗包括早期循序渐进的关节活动度训练和力量训练,并在患者耐受情况下恢复到专项训练。需要注意的是,整个动力链,从核心肌群到髋内收-外展肌群都应被涉及。

联合肌群损伤

鹅足腱炎(pes anserine tendonitis):包括急性炎症和肌腱病(由亚急性或慢性刺激引起)。鹅足肌腱是缝匠肌、股薄肌、半腱肌附着在胫骨近端内侧的腱性部分。位于肌腱下方的滑囊发炎称为鹅足滑囊炎(pes anserine bursitis)。通常,患者主诉活动量突然增加诱发疼痛,局部压痛。患者常见的生物力学异常包括核心肌群、腘绳肌和髋关节内收肌无力。康复方案的重点在于改善鹅足肌、整个动力链、核心肌群的生物力学异常及纠正肌肉失衡。此外,距下关节运动异常和胫骨旋转也应得到解决,还需分析跑步步态和骑行时的力学,必要时进行调整。跑鞋和鞋垫也应符合个人生物力学特征。通过超声、磁共振可以观察到鹅足肌腱和滑囊。另外,局部注射皮质类固醇也有助于主动运动训练计划。

运动性耻骨痛和运动员疝(athletic pubalgia and sportsman's hernia):是指引起下腹部和腹股沟疼痛的一系列疾病。这些病症是由于连接于耻骨上支的下腹部肌肉过度负荷、屈髋肌或外展肌拉伤、耻骨支或耻骨联合的应力性骨折、腹壁筋膜的缺损造成的(eSlide 36.2)。

它们常见于橄榄球、足球和曲棍球运动员中。康复成功的关键在于能否最大化地稳定核心并恢复核心肌群、屈髋肌、内收肌的全范围活动度、力量、耐力和运动控制。一旦患者耐受,就应重新开始训练动力链中的肌肉群,以刺激肌群,使之能够在功能活动或体育运动中正常运作。如果怀疑前腹壁筋膜缺损或真性腹股沟疝,则应考虑手术。运动中应该要避免冲击或者重复的负荷运动使骨骼过度负荷,例如发生骨盆的应力反应或应力骨折。

股四头肌群损伤

髌腱炎(patellar tendinopathy):髌腱炎又称之为跳跃膝,其特征是在髌骨下缘有一剧烈痛点。常见于需要膝关节反复屈伸的运动,如篮球、排球、骑行、划船和滑雪。对于髌腱炎患者,应该评估参与跳跃运动肌群的向心及离心收缩功能。MRI 和超声波检查都可以为髌腱提供充分的影像学依据(eSlide 36.3)。

髌腱炎的治疗包括冰敷、非甾体抗炎药(NSAID)、髌腱横向按摩、物理因子治疗、股四头肌牵伸和力量训练,改善相关的生物力学异常,使用髌腱加压带以及纠正训练技术中的错误。针对易复发型病例,髌腱外科清创术可能获益。

胫骨粗隆炎(osgood-schlatter disease)：表现为胫骨结节疼痛,活动和触诊时会加剧疼痛,好发于青少年。髌腱止点反复超负荷刺激会导致胫骨结节的二次骨化中心炎症反应、不规则或部分撕脱。该疾病的影像学特征是胫骨结节不规则和撕脱骨折(eSlide 36.4)。

康复计划包括冰敷、NSAID、轻柔渐进性牵伸股四头肌、无痛范围内的股四头肌肌力训练及保护性活动。当生长板闭合时,症状通常会自行缓解。

股四头肌挫伤和骨化性肌炎(quadriceps contusions and myositis ossificans)：是其他的膝关节损伤。股四头肌挫伤普遍是由于大腿前部的直接创伤引起的(eSlide 36.5)。

患者主诉在负重和屈膝时出现疼痛和僵硬。查体可发现大腿前部有压痛、瘀斑和肿胀。必须进行影像学检查排除股骨骨折。股四头肌挫伤应早期冰敷和运动,以减少肌肉僵硬。肌内血肿可能发生钙化,继而形成骨化性肌炎。骨化性肌炎最常见于股四头肌。骨扫描和 MRI 是早期敏感的诊断方法。骨化性肌炎的一线治疗方案包括渐进性运动和药物治疗。钙化组织的手术切除适用于上述治疗后仍存在神经卡压或运动功能受限的病例,且须在钙化灶成熟后方可进行。手术后仍需放射治疗以防止复发。

髌股关节痛(patellofemoral arthralgia)：又称之为髌股疼痛综合征,髌骨软骨软化症,是指髌股关节的疼痛,是年轻人膝关节疼痛的最常见原因。常由异常动力链造成,表现为股四头肌或 ITB 紧张,股内侧肌、髋外展外旋肌无力及扁平足。髌股关节痛的临床诊断要点为髌骨内侧和外侧存在压痛,在髌骨内外滑动和倾斜试验中出现疼痛。鉴别诊断包括髌下或髌上滑囊炎、滑膜皱襞综合征、股四头肌腱炎、髌腱炎和关节内病变。髌股关节痛的主要治疗方案包括冰敷、NSAIDs、强化核心和下肢薄弱或失衡的肌群(尤其是股四头肌)、牵伸紧张组织、调整活动方式、运用贴扎和控制髌骨关节活动的专用支具。采用屈曲 0°～30°的闭链运动进行力量锻炼可以使髌骨关节压力最小化。尽管证据有限,如果非侵入治疗对患者无效,应考虑使用皮质类固醇或透明质酸盐注射、针灸治疗并行关节镜检查。外科手术包括松解外侧支持带,收紧或重建内侧髌股韧带。

小腿后群肌肉及周围软组织的损伤

跟腱(achilles tendon)的急性或慢性过负荷：这是常见的。跟腱的慢性损伤引起的肌腱病特征性临床表现为水肿、跟腱结节及跟腱无力。超声波和 MRI 可以反映出一些典型和细微的改变(例如：正常胶原蛋白排列顺序破坏、空泡形成及微小撕裂)(eSlide 36.6)。除常规的康复治疗外,离心力量训练对于这类损伤具有独特的疗效。一些新兴的治疗技术,如血小板富集血浆注射和体外冲击波治疗应列入选择范围。

急性跟腱断裂(acute rupture of the achilles tendon):通常发生于小腿三头肌突然剧烈的离心运动。有时伴有"啪"声。查体显示局部水肿,可触及明显缺损且患者很难完成跖屈动作。一种治疗方式为手术治疗,术后制动,再渐进性康复训练。另一种为制动 3 个月后再行康复治疗。

慢性累积性骨筋膜室综合征(chronic exertional compartment syndrome, CECS):是指下肢的特定肌肉骨筋膜室内组织压异常上升。常见于高强度的跑步运动员。症状类似于肌腱病或者是应力性骨折。CECS 患者主诉小腿反复痉挛或运动疼痛,可伴有神经症状(如运动中短暂的足下垂),其原因是由于胫神经或者腓神经受压引起,通过骨筋膜室压力测定确诊。运动后特定骨筋膜室 MRI T2 像信号增强可作为无创诊断。CECS 治疗具有挑战性,包括避免刺激性运动、按摩、骨筋膜室切开术或切除术。

足底筋膜炎(plantar fasciitis):是附着在跟骨上的肌肉超负荷引起的炎性反应,表现为足跟痛或者是足底筋膜的疼痛。患者晨起落地时通常会更痛。触诊足跟底中线靠内侧压痛明显。动力链的评估可揭示潜在的生物力学异常,如跟腱紧张、胫前肌或胫后肌肌力不足。跟骨骨刺的存在与否和足底筋膜炎症状无确切相关性。康复方案重点应在恢复关节活动范围、力量、耐力及跟腱和足内在肌的运动控制上,并沿着动力链来调整生物力学异常。夜间支具有助于避免跟腱和足底内在结构处于彻夜紧张的状态。局部注射糖皮质激素可以减轻症状,但是也增加了足底筋膜断裂的风险。

● 下肢关节疾病

骨性关节炎(osteoarthritis,OA):在下肢的负重关节很常见。骨性关节炎不单纯只是退行性改变,还有很多其他原因,如生物力学因素,股骨和髋臼发育畸形,局部的生化代谢,遗传因素,早期的关节创伤及肥胖。骨性关节炎的患者常见主诉为疼痛,功能受限和晨僵不超过 1 小时。髋关节骨性关节炎的疼痛范围在腹股沟或从大腿前侧延伸至膝关节。髋关节骨性关节炎鉴别诊断包括腰椎间盘的放射痛、髋前肌的病变及疝气。查体显示疼痛步态,被动髋内旋诱发腹股沟疼痛及内旋受限(仅限早期)。膝关节骨性关节炎影响到了膝关节的三个区。内侧最先受累并导致膝内翻。其他体征还有关节间隙压痛、捻发音、关节积液,可触及骨赘。踝关节的骨性关节炎则以踝关节前方的疼痛、肿胀、僵硬为主。距下关节炎的疼痛在不平的地面行走时加剧。第一跖趾关节的骨关节炎以背屈受限、关节肿胀和疼痛为主。骨性关节炎影像学典型表现包括了关节间隙变窄、关节边缘骨赘增生、软骨硬化和软骨下囊肿形成(eSlide 36.7)。

骨性关节炎的治疗首先应该关注疼痛管理并保持或恢复关节功能。美国风湿病协会发布了基于循证医学的治疗指南,强烈推荐常规运动(力量训练和有氧训练),减重以及运动调节治疗髋、膝骨性关节炎。治疗方法旨在减轻负荷,包括减重、气垫鞋及手杖等助行器。一般推荐口服对乙酰氨基酚,非甾体抗炎药和曲马多治疗髋和膝骨性关节炎,以及外用非甾体抗炎药治疗膝关节骨性关节炎以缓解疼痛。不推荐补充氨基葡萄糖和硫酸软骨素。一般推荐在髋、膝关节炎的关节内注射糖皮质激素。足踝和髋关节注射治疗时需在超声引导下进行。有证据表明,症状较轻的患者应用膝关节内注射透明质酸可缓解疼痛和改善功能,而该治疗在下肢其他关节的疗效证据有限。对于疼痛顽固或功能严重受限的患者,关节置换可以从根本上缓解疼痛和改善功能。

髋关节疾病

股骨头坏死(avascular osteonecrosis):是由于股骨头的局部缺血,导致骨细胞和周围的骨髓坏死,造成局部微骨折最终塌陷。股骨头坏死的病因包括:创伤,大量使用皮质类固醇激素,酒精滥用,系统性疾病如糖尿病、系统性红斑狼疮、镰状细胞性贫血。股骨头坏死的症状和髋关节骨性关节炎类似。X 线片显示股骨头边缘硬化或塌陷(eSlide 36.8)。

MRI 和 CT 可以在早期做出诊断。保守治疗包括减少受累关节负荷和使用镇痛药。一旦发生股骨头塌陷,关节置换手术旨在改善疼痛和功能。幼年型股骨头骨软骨病(legg-calvé-perthes disease)为一种儿童特发性股骨头坏死,好发于 4～10 岁的男孩。由于儿童血管再生和骨重建的潜能,这类疾病的预后明显优于成人型。有报道显示针对年龄小于 6 周岁的儿童,物理治疗、保护下的负重和股骨头保护支具或石膏等非手术干预疗效显著。截骨术通常用于年龄更大的儿童。

髋关节脱位(hip dislocation):常在重大创伤下发生。成人常伴有髋臼骨折。最常见的是股骨头向后脱位。患者表现出剧烈的髋关节疼痛并且倾向于维持髋关节屈曲、内旋和内收位。应针对腰骶丛、坐骨神经、股神经进行完整评估和检查。髋关节脱位通过影像学检查即可确诊。髋关节脱位需急诊手术,尽快行全麻下闭合式髋关节复位术。如果闭合复位不成功,需切开复位。术后 3～4 周避免负重,后续 3 周在有保护的情况下负重训练。渐进性训练可以在复位后的几天到几周进行。

膝关节疾病

膝关节韧带损伤:内侧副韧带(medial collateral ligament,MCL)和前交叉韧带(anterior cruciate ligament,ACL)最常受累。MCL 损伤常见的原因是足着地时膝关节突然外翻。疼痛局限于膝盖内侧。查体显示沿着 MCL 的方向存在压痛,且外翻应力试验阳性。可能存在膝关节内侧肿胀,但单独的 MCL 扭伤无关节腔内积液。X 线检查有助于排除相关的骨损伤。可选择 MRI 进行影像学检查(eSlide 36.9)。早期治疗包括冰敷、抬高患肢和使用膝关节固定支具 1～2 周以提供关节稳定性。在受伤后的 1～2 周内开始进行轻柔的膝关节屈伸运动,1～4 周内在耐受的情况下逐渐恢复完全活动。单独的 MCL 撕裂很少需要手术。

ACL 撕裂(tears of the ACL):ACL 从股骨外侧髁的内壁向前向内行到胫骨平台的前棘。由于 ACL 在膝关节的动态稳定性中起着至关重要的作用,所以 ACL 撕裂是最具功能破坏性的韧带损伤。直接或间接损伤均可能导致 ACL 撕裂。询问病史发现,ACL 损伤通常是由于脚掌固定,膝关节弯曲,股四头肌强烈收缩时旋转,特别是在进行扭转的活动时引起,患者会产生"啪"的感觉以及膝盖不稳定的感觉。当出现严重的急性疼痛时,表明可能存在骨挫伤或半月板撕裂。查体时通常积液征、前抽屉和 Lachman 试验(对 ACL 扭伤最敏感)阳性(视频 36.1)。X 线检查可以显示出胫骨平台外侧的一个小的囊性撕脱骨折(Segond 骨折),这被认为是存在 ACL 撕裂的特异性病征(eSlide 36.10)。

通常使用 MRI 确诊(eSlide 36.11)。急性 ACL 撕裂的处理包括积极使用冰敷、抬高和加压,以及使用膝关节固定支具或铰链式支具。早期,轻柔的膝关节屈伸运动可以尽可能地减少关节僵硬。在膝关节固定支具的保护下进行直腿抬高可安全激活股四头肌。康复治疗旨在充分激活肌肉控制关节。针对积极参与运动的健康青年,应强烈推荐韧带重建,通常建议受伤 2～3 周后进行韧带重建,确保缓解肿胀和僵硬的时间。使用功能性膝关节支具能在中等强度的活动中提供一定的帮助,但不能防止 ACL 损伤。

PCL 断裂(PCL disruption):常见原因是小腿近端前侧受到强力撞击,通常发生在小腿被踢的足球守门员和交通事故中遭受"仪表板"损伤的人。临床诊断基于后抽屉试验阳性,并通过 MRI 确诊。急性期的非手术治疗与 ACL 损伤相似。大多数单纯 PCL 损伤的患者,包括运动员,在功能性康复后都可恢复到正常活动。极少数情况下，需要进行手术重建。

膝半月板损伤（knee meniscal injuries）：是膝关节疾患中常见的损伤。急性半月板撕裂常见于脚掌固定时膝关节突然或用力的扭转。患者主诉伤后缓慢出现肿胀，以及因负重和扭转动作引起疼痛。膝关节绞锁提示桶柄状半月板撕裂（eSlide 36.12）。

体格检查显示内侧或外侧关节间隙压痛、积液征和 McMurray 试验（半月软骨旋转试验）阳性。MRI 是评估半月板撕裂的首选检查。早期治疗包括冰敷、抬高、NSAID 和使用支具。单纯撕裂和半月板外部撕裂（称为血管化的"红区"）具有更大的愈合潜力。在无机械症状的年龄较大的运动员有理由需要 3～6 周的相对制动和康复训练。如果患者功能受限，出现持续的机械症状或反复疼痛和肿胀，则建议转诊进行关节镜干预。优秀和年轻的运动员通常较早地进行关节镜检查，行部分半月板切除术、修复或清除半月板。

骨软骨损伤（osteochondral lesion）：也称为剥脱性骨软骨炎（osteochondritis dissecans）是软骨下骨的病变，继而进展至影响上覆的关节软骨。潜在的机制是多因素的。骨软骨病变最常见于膝关节，尤其是股内侧髁的外侧。好发于青春期（10～15 岁）男孩。症状包括活动引起的反复肿胀、疼痛及 Wilson 试验阳性，即膝关节屈曲 30°时足内旋诱发疼痛。诊断通常需要影像学检查或关节镜检查。根据症状的严重程度和损伤程度，选用相对制动到手术等不同措施。

踝关节和距下关节疾病

踝关节扭伤（ankle sprains）：是下肢最常见的骨骼肌肉损伤，占所有运动损伤的25%。最常受伤的韧带是距腓前韧带。涉及连接胫骨和腓骨的厚韧带的联合损伤常被称为"高"踝扭伤。踝关节内侧的三角韧带扭伤经常与腓骨远端或内踝骨折有关。踝关节损伤的程度从稳定的韧带单纯变形或部分撕裂（1 级）到不稳定的韧带部分或完全撕裂（分别是 2 级和 3 级）。2～3 级扭伤中，前抽屉试验通常为阳性。挤压试验和外旋试验阳性提示有下胫腓联合韧带损伤。当腓骨远端、踝关节、下胫腓联合韧带、第五跖骨基底部或其他骨结构上存在压痛时，应拍摄 X 线片以排除骨折的存在（eSlide 36.13）。治疗方法包括冰敷、踝部加压包扎、抬高、早期活动、支具、平衡和本体感觉训练，动态强化和针对运动的功能训练。通过功能性康复方案，患者可以在几天至几周内恢复正常活动。踝关节内侧扭伤和下胫腓联合韧带损伤需要更长的时间才能治愈（5～10 周），并且更有可能需要手术来稳定关节。超过 40%的踝关节扭伤导致持续的疼痛和关节不稳定。"功能性"不稳定的原因可能是腓骨肌无力,本体感觉缺失和距下关节不稳定。平衡训练和腓骨肌肌力训练可以恢复功能稳定性,甚至可以恢复机械性不稳定的踝关节。对于有症状的机械性不稳定的患者,如果超过 6 个月,适当的渐进性踝关节力量和稳定性治疗无效,即可考虑手术。

Morton 趾间神经瘤、跖痛症和籽骨炎

Morton 神经瘤是由脚部趾间神经的激惹引起,常见于第三和第四跖骨头之间。患者通常会出现跖骨头之间的疼痛及趾间神经支配的两个脚趾的疼痛和感觉异常。前脚掌负重、窄头鞋和高跟鞋会加剧疼痛。需与跖骨痛鉴别诊断,若疼痛起源于第二跖骨头,存在屈踇肌腱中的籽骨损伤则为跖骨痛。一线治疗旨在减轻前足的负担,避免穿高跟鞋,着宽头鞋,使用凝胶垫以及定制的足部矫形器。局部注射麻醉剂和皮质类固醇对于指间神经瘤通常在诊断和治疗上均有效,但对跖骨痛无效。对于顽固性神经瘤,可以考虑手术切除。

● 下肢骨损伤

应力反应和应力骨折(stress reactions and stress fractures):是由骨骼反复超负荷损伤引起,常见于参加耐力运动的个体,如长跑(eSlide 36.14)。内在的危险因素包括不良的饮食习惯、月经状况的改变及生物力学异常,这些因素不允许沿着动力链合理分配力量。外在因素可以包括训练场地的类型,鞋子、鞋垫或错误的训练方式。患者通常主诉隐匿起病的局部疼痛,负重活动加剧,有最近训练强度或时长增加的病史,在一些应力性骨折(如股骨颈或舟骨骨折),症状可能不典型,从而耽误了确诊时间。鉴别诊断通常包括肌腱病、末端病和慢性累积性损伤综合征(CECS)。CT 可提供骨结构的可靠证据。为期 6 周的相对制动,可以制订无冲击康复和替代性训练方法,如水下跑步。大多数不伴有并发症的应力骨折可以自然愈合,并允许 4~8 周内逐渐恢复运动。早期治疗包括使用对乙酰氨基酚(不用 NSAIDs,因其可能会阻碍应力性骨折的最佳修复)进行疼痛管理,冰敷,活动调整,训练强化,体能维持和危险因素调整。推荐进行交叉训练活动,例如骑单车、游泳、水中跑步、划船及台阶训练等,以维持心肺功能。必要的渐进性负荷训练可以促进骨骼增加自身强度。有些应力性骨折伴有并发症,需要特殊的治疗:如股骨颈、胫骨中 1/3 的前皮质、舟骨和第五跖骨近端骨折。在股骨颈应力性骨折中,症状通常不典型,应该通过 MRI 来确诊以减少并发症的风险,如骨折移位或缺血性坏死(eSlide 36.15)。

应力压迫侧的骨折更为常见。如果骨折线超过股骨颈宽度的 50%,发生移位的

可能性增加,应考虑经皮内固定。另外,4～6 周之内,严格执行不负重是至关重要的,直到患者无痛。随后应进行功能康复,并在接下来的 4～8 周内根据症状进行渐进性负重训练。舟骨骨折发生延迟愈合,甚至不愈合或缺血坏死的可能性较高。因此,早期诊断进行 MRI、骨扫描或 CT 并给予适当的治疗是重要的。如果为多发性骨折,应该考虑早期手术治疗。

临床精要

　　对解剖学和动力链生物力学有充分的理解,结合基本病史和查体技能,辅助从业者为下肢软组织、骨骼和关节疾病的患者做出适宜的诊断。影像学检查可以协助确诊。大多数下肢损伤可以选择非手术治疗,包括药物治疗、活动调整和智能化运动策略。从业者应能识别需要手术介入的创伤。

第 *37* 章

慢性疼痛

Chronic Pain

Yung-Tsan Wu
王德强　译

本章提供了全面疼痛管理技术的基础。它讨论了我们关于疼痛的生理和病理机制的最新理解，社会心理因素对疼痛体验的影响以及这些因素在疼痛评估和治疗中所起到的作用。多学科交叉方法，将成为成功全面管理慢性疼痛的最佳模式。

● 疼痛定义

慢性疼痛定义为在发病后持续 3～6 个月的疼痛，不伴有伤害事件或病理过程（eSlide 37.1）。慢性疼痛还包含其他心理和行为机制的动态相互作用（eSlide 37.2）。为了方便读者，我们在 eSlide 37.3 中提供了疼痛术语和定义的列表。

● 患病率

慢性疼痛的患病率差异较大，在一般人群中为 2%～55%。在原发性疾病，如脊髓损伤、截肢、脑瘫和多发性硬化症的患者中慢性疼痛尤其常见，其患病率>70%，而且慢性疼痛的存在会加剧患者的残疾。

● 疼痛的生理和病理机制

涉及疼痛感觉的相互作用可以描述为 4 个常规过程：转导、传递、调节和感知（eSlide 37.4）。常规的疼痛或伤害性疼痛主要表现为转导和传递过程，很少强调调节。对于慢性或持续性疼痛状态，重点则转移到调节和感知过程。

转导

疼痛的主要感受器是分布在皮肤、肌肉和关节中的 C 和 Aδ 神经纤维（eSlide 37.5）的分支末梢。当细胞环境中损伤能量（伤害性刺激）影响游离神经末梢时，伤害性传导过程发生。C 神经纤维有两大类：肽能和异凝集素 B4。肽能纤维[P 物质和降钙素基因相关肽（CGRP）]似乎是神经源性炎症和其他慢性炎症状态的关键因素。异凝集素 B4 得到了胶质源性神经营养因子的支持，胶质源性神经营养因子已成为参与神经突触活性依赖性变化和随后的中枢神经系统可塑性的潜在因素。Aδ 伤害感受器对伤害性、热和化学性刺激有反应。Ⅱ 型 Aδ 神经纤维则对烧伤刺激的初始感觉作出反应。Ⅰ 型 Aδ 和伤害性 C 神经纤维则与持续性痛觉相关。

传递

C 和 Aδ 神经纤维传递伤害性刺激，Aβ 神经纤维传递非伤害性刺激（触觉、振动和压觉）（eSlide 37.5）。在皮肤中，这些纤维的伤害性感受器分布比例分别约为70%、10% 和 20%。在 Aβ 神经纤维的中枢神经发生可塑性变化可能导致痛觉超敏。有敏化作用的 Aδ 伤害性感受器参与了痛觉过敏的过程。Aδ 神经纤维介导快痛、刺痛，而 C 神经纤维介导慢痛、烧灼样疼痛。

外周敏化

外周和中枢伤害性 C 神经纤维释放兴奋性氨基酸和神经肽[P 物质、降钙素基因相关肽（CGRP）和神经激肽]，产生神经源性炎症。神经源性炎症涉及产生疼痛物质的逆行释放，这反过来激发附近的其他伤害性感受器，产生局部前馈环路的敏化和激活。

调节

Aδ 和 C 神经纤维主要将伤害性信息传递到背角的浅层（Ⅰ 和 Ⅱ）和深层（Ⅴ 和Ⅵ）。Aβ 神经纤维将非伤害性的机械刺激传递到更深层（Ⅲ～Ⅵ）。Ⅴ 层细胞对"广泛的"刺激强度作出反应，并接受来自机械感受 Aβ 神经纤维和伤害性（Aδ 和 C）神经纤维的输入（eSlide 37.6）。突触后细胞的长时间去极化允许额外的钠和钙进入细胞，这种对随后输入的放大诱发反应被描述为上发条过程。

中枢敏化

中枢敏化描述了发生在背角、脑干和大脑高级部位的一组复杂的激活依赖的转录变化。

上行下行调节

外侧(新脊髓丘脑)系统通常代表感觉识别维度,内侧(旧脊髓丘脑)系统涉及更多疼痛体验的情感和认知-评价维度。外侧系统投射到丘脑腹后外侧核和后内侧核,然后投射到躯体感觉和运动前皮质。内侧通路投射到丘脑内侧核和边缘皮质,包括前扣带回皮质、眶额皮质和杏仁核。下行抑制包括局部内源性阿片类物质(来自中脑导水管周围灰质)、生物胺(5-羟色胺和去甲肾上腺素)和 γ-氨基丁酸(GABA),后者通常的作用是抑制疼痛信号。躯体感觉皮质(S1~S2)的激活提供了关于疼痛性质和强度的信息。更高级的处理涉及顶叶和岛叶区域,它们会导致整体的侵入感和不愉快感。最后,这些通路与更多的额叶区域(如前扣带回皮质)集中负责整体疼痛体验的注意力和情绪效价。

与慢性疼痛相关的心理问题

康复医师必须了解影响疼痛体验的心理(情感和认知)因素的重要性。情感因素通常包括相对负面的情绪,如抑郁、与疼痛相关的焦虑和愤怒。认知因素包括灾难性、恐惧、无助、自我效能下降、痛苦应对、求助意愿和接受。

影响因素

抑郁

慢性疼痛患者中重度抑郁的患病率为 5%~87%。慢性疼痛患者中抑郁的预测因素包括疼痛强度、疼痛区域的数量、经历严重疼痛的频率和一些相关的心理社会因素。报告显示抑郁患者疼痛程度更重,活动水平更低,疼痛导致的残疾和生活干扰更大,并且更有可能表现出明显的疼痛行为。

焦虑

与疼痛相关的焦虑是一个涉及适应不良反应、行为干扰和情感困扰的重要因素。在慢性疼痛中,焦虑被发现是疼痛严重程度、残疾和疼痛行为的重要预测因素。

愤怒

慢性疼痛程度与愤怒水平和对疼痛的生理反应正相关,与疼痛强度无关。研究人员报告称,70%的疼痛受试者有愤怒感,最常指向自己(74%)和医疗保健专业人员(62%)。

认知因素

许多慢性疼痛患者表现出目标导向活动的减少,并且通常采取更被动的、久坐不动的生活方式。这将进一步造成迟钝、失调和躯体疾病增加的恶性循环。

学习因素

操作性学习

Fordyce 的操作性条件反射主要集中表现在可观察到的疼痛行为上,这些表现受到强化和回避学习的双重影响。

运动恐惧

运动恐惧症描述了一种对运动、身体活动和再损伤的非理性和过度恐惧症状。许多慢性疼痛患者都表现出这种情况。对运动的恐惧最初可由经典条件反射诱导,但通过操作性学习能够得以加强。

● 行为治疗方法

操作性行为技术

操作行为治疗是指针对观察到的患者的行为进行干预。它对表现出过度疼痛行为的患者是最有用和最实用的。治疗目标包括鼓励培养和养成更多适应性疼痛管理策略。

认知行为技术

认知行为治疗技术旨在帮助患者注意和改正导致持续疼痛和情感抑郁的消极思维模式。这些技术包括认知重建、解决问题、分散注意力和预防复发。

● 睡眠和慢性疼痛

成年人睡眠持续 8～8.5 小时被认为是有益于健康的。慢性疼痛患者中睡眠障碍的发生率为 50%～90%。这种维持基本健康性睡眠的能力缺陷可能作为治疗慢性疼痛患者个体睡眠紊乱的最重要目标。

● 评估

慢性疼痛的评估涉及全面的体格检查和综合评估包括疼痛强度以及对睡眠、日常活动、家庭生活和就业干扰与疼痛体验有关的心理社会因素。疼痛的数字评定量表值减少 30% 被认为是代表具有临床意义的差异。疼痛强度、心理社会因素（如抑郁、焦虑和愤怒情绪、态度、信念和人格特征）、功能能力和活动干扰的测量总结在 eSlide 37.7 中。

● 治疗

慢性疼痛患者康复治疗的最终目标是减轻疼痛、最大限度地恢复活动能力、恢复睡眠、改善情绪、恢复休闲活动和重返工作岗位。

疼痛治疗方案

多学科（multidisciplinary）治疗方案是指不同学科成员的合作，并由领导一系列辅助服务的领导者管理。团队成员独立评估和治疗患者，然后互相进行信息分享。跨学科（interdisciplinary）方案基于共识涉及更深入的合作，其中整个过程由团队精心策划，并通过定期面对面的会议促进，会议完成主要在单一机构内进行。

跨学科和多学科方法

跨学科治疗

结合跨学科、生物心理社会和以康复为基础的治疗方案已被广泛且成功地应用于慢性疼痛患者的治疗。依疼痛范围和强度各不相同，大多数门诊中心提供部分工作时间（每周 2 天）或全部工作时间（每周 5 天，每天 6~8 小时）进行康复治疗维持 4~6 周。

多学科治疗团队

物理治疗师和作业治疗师使用主动和被动训练方法、手法治疗技术和物理治疗模式（eSlide 37.8）。治疗师在患者及家庭成员和其他护理人员的教育中也发挥着主要作用，（他们）必须熟练掌握评估患者初始功能能力水平以及监测并逐步增加治疗性训练的水平和难度的技术。疼痛心理学评估和治疗干预的重点是与疼痛相关的认知和行为因素。慢性疼痛的发生和产生不良的因素包括焦虑、恐惧、回避行为、灾难性和无助感。确定的慢性疼痛适应性改善的因素包括自我效能、疼痛应对策略、准备改变度和接受度(eSlide 37.9)。职业咨询师参与对患者当前或以往工作描述的分析,为患者工作适应或修良提供建议,必要时促进职业测试和有针对性的再培训。职业治疗师应尽早参与,以确保将就业确定为患者的长期目标。

药物治疗

慢性疼痛状态下的药物治疗需要更全面的关注,包括情绪和睡眠障碍,而急性疼痛治疗主要关注镇痛和炎症控制。

非甾体类抗炎药(eSlides 37.10 和 37.11)

传统(非选择性)非甾体抗炎药(NSAID)已成为镇痛和抗炎的一线治疗药物。非选择性 NSAIDs 受到潜在不良反应的限制,如上消化道出血和溃疡、肾毒性和血小板功能障碍。

阿片类镇痛剂(eSlides 37.12 和 37.13)

阿片类药物是通过与三种类型的阿片受体(μ、δ 和 κ)结合发挥镇痛作用。然而,由于这些药物存在的滥用、误用、成瘾、转换和致死性不良反应的潜在风险,在长期开具阿片类镇痛药处方的管理计划中应采用"全面预防"的方法。

抗惊厥药物

抗惊厥药已经作为超说明书使用药被广泛用于慢性疼痛的治疗。然而,加巴喷丁(Neurontin)被批准用于带状疱疹后神经痛,普瑞巴林(Lyrica)被批准用于治疗带状疱疹后神经痛、糖尿病周围神经病变或脊髓损伤引起的神经性疼痛以及纤维肌痛综合征;卡马西平(得利多)被批准用于治疗与三叉神经痛相关的疼痛。加巴喷丁超说明书使用($900 \sim 3\,600$ mg/d)包括糖尿病周围神经病变和带状疱疹后神经痛。加巴喷丁在 $1\,800 \sim 3\,600$ mg/d 剂量时可显著减轻疼痛,改善睡眠、情绪和生活质量。副作用包括嗜睡和头晕。普瑞巴林也是 $\alpha_2\delta$ 配体,在结构上与加巴喷丁有关,但无内在 GABA 活性。研究表明,普瑞巴林剂量在 $150 \sim 600$ mg/d 之间,对带状疱疹后神经痛、糖尿病周围神经病变、全身周围神经病变和广泛性焦虑症有效。与加巴喷丁相比,普瑞巴林可减少长期剂量滴定的需要。拉莫三嗪可阻断电压依赖性钠通道和 N 型钙通道,还可抑制谷氨酸释放,$50 \sim 400$ mg/d 的剂量对三叉神经痛和其他方法治疗无效的卒中后中枢性疼痛有效。奥卡西平在平均剂量为 $600 \sim 1\,200$ mg/d 时,对带状疱疹后神经痛、三叉神经痛和糖尿病周围神经病有效。

抗抑郁药

抗抑郁药在许多与慢性疼痛相关疾病（如伤害性疼痛、神经病理性疼痛、炎症性疼痛和卒中后疼痛、中枢性疼痛及头痛）和慢性疼痛相关疾病（如抑郁、焦虑和失眠）中表现出协同镇痛效果。抗抑郁药可分为几类：三环类抗抑郁药（TCA）、选择性 5 - 羟色胺再摄取抑制剂（SSRI）、选择性 5 -羟色胺-去甲肾上腺素再摄取抑制剂（SNRI）和三唑吡啶类（即曲唑酮和奈法唑酮）。

三环类抗抑郁药和选择性血清素再摄取抑制剂：三环类抗抑郁药对多种慢性疼痛有效。去甲肾上腺素能副作用可能包括自主神经功能紊乱（例如，体位性低血压、头晕和尿潴留）、心脏功能紊乱（如心动过速）和眼部功能紊乱（如视力模糊）。5 -羟色胺作用包括胃痛、躁动和头痛。抗组胺药的作用包括胃酸分泌减少和镇静作用。所谓的 5 -羟色胺综合征是一种罕见的、可逆的临床综合征，并且是一种以精神状态障碍和自主神经症状为特征的临床急症。它可以发生在同时使用三环类抗抑郁药和其他药物的患者中，包括 SNRI、SSRI 和曲马多。TCA 的镇痛作用在开始给药 1 周内效果明显，随后随着剂量的递增而产生抗抑郁作用。尽管 SSRI 类药物已经超过了传统抗抑郁药的使用，但其耐受的副作用更易接受，并且这些化合物的镇痛作用在许多对照研究中显示了协同镇痛结果，包括糖尿病周围神经病变和纤维肌痛综合征。

5 -羟色胺-去甲肾上腺素再摄取抑制剂：SNRI 是最新一类抗抑郁药，由于它们与 5 -羟色胺和去甲肾上腺素选择性相关，抗抑郁作用起效时间更短，副作用更少。米氮平适用于抑郁症，可用于增强 SSRI 的疗效，改善睡眠。文拉法辛对各类慢性疼痛、神经病理性疼痛状态和纤维肌痛有镇痛作用。度洛西汀适用于重度抑郁症、糖尿病周围神经病变和纤维肌痛管理。

治疗失眠的药物（eSlides 37. 14 和 37. 15）

非苯二氮䓬类催眠药，如唑吡坦、扎来普隆和右佐匹克隆，通过优先结合 1a 受体亚基促进 GABA$_A$ 传递，因此，它们没有传统苯二氮䓬类的显著肌肉松弛、抗焦虑和抗惊厥活性。美国食品药品监督管理局批准右佐匹克隆用于治疗长期失眠。其半衰期相对较长（5～5.8 小时），有证据表明其比半衰期较短的唑吡坦和扎来普隆具有更大的睡眠维持功效。三环类抗抑郁药和曲唑酮尤其适用于同时伴有慢性疾病的睡眠障碍，如抑郁症或神经病理性疼痛。入睡困难的患者可能需要短效药物，而片段睡眠且频繁觉醒的患者从中长半衰期的药物中获益可能更理想。

很少有证据支持长期使用苯二氮䓬类药物治疗慢性疼痛的失眠和焦虑。长期使用可能只是预防反跳性失眠,而不是促进恢复性睡眠。长期使用苯二氮䓬类药物可导致相关的认知障碍,增加跌倒风险,长期使用会产生反跳性失眠,破坏正常的睡眠结构,促进有物质相关性障碍的患者误用和滥用。

局部镇痛药

5%利多卡因贴剂通过阻断钠通道作用于外周,适用于带状疱疹后神经痛和局灶性周围神经痛综合征。外用 TCA 对许多神经性疼痛状态有效。已证实局部辣椒素对糖尿病周围神经病变、HIV 相关神经病理性疼痛和疼痛性远端多发性神经病变有效。

临床精要

1. 慢性阿片类药物镇痛治疗可导致相反的作用,如阿片类药物痛觉过敏、精神运动功能受损、下丘脑-垂体-肾上腺轴异常等。

2. 传导描述为初级传入能量(热、机械或化学刺激)转化为神经冲动。传递是将这些信息传递到高级皮层结构。调制描述了发生在脊髓背角的活性诱导和信号诱导的可塑性。知觉发生在大脑皮层水平,涉及疼痛的情绪方面。

3. 美沙酮为 N-甲基-d-天冬氨酸受体拮抗剂,为长效阿片受体激动剂,半衰期为 13~47 小时。常用于阿片类药物依赖的解毒和维持。

4. 感觉过敏是指对刺激的敏感性增加,不包括特殊感觉。痛觉超敏描述了通常不会引起疼痛的刺激而引起的疼痛。感觉迟钝是指一种不愉快的异常感觉,无论是自发的还是诱发的。痛觉过敏是对正常疼痛的刺激的反应增强。感觉异常是一种不愉快的异常感觉,无论是自发的还是诱发的。

5. McGill 疼痛问卷-简表包括 20 个描述符,评价疼痛的感觉、情感和评价方面。疼痛态度调查评价焦虑和应对,Beck 抑郁指数评价抑郁,36 项健康调查简表评价功能能力和活动受限。

6. 漩涡疗法通过对流起作用,是一种浅表加热方式。超声和微波是通过转换过程工作的深度加热方式。石蜡浴和水分离器包是通过传导过程起作用的表面加热方式。

第38章

盆底疾病
Pelvic Floor Disorders

Clarice N. Sinn
李建华　边仁秀　译

　　盆底由肌肉、筋膜和韧带组成,这些组织支撑盆腔器官,并维持身体机能的控制。盆底疾病是一组潜在的致残性疾病,通常会导致盆腔疼痛、性交困难、排尿功能障碍(包括尿失禁或尿急)、大便失禁和盆腔脏器脱垂等令患者非常痛苦的情况。女性更容易发生盆底疾病,这是由于女性独特的泌尿系统的解剖结构、生物力学,以及在怀孕和分娩期间存在很大的盆底肌损伤风险。盆底肌肉的生物力学异常可能会导致肌肉在收缩、放松、肌力和肌筋膜疼痛等方面的改变。多学科的综合治疗对于改善盆底疾病患者的盆底肌功能、减轻盆腔疼痛通常是有效的。本章将从盆底的解剖、体格检查、盆底疾病的定义和流行病学,以及康复治疗等方面进行概述。

● 盆底神经肌肉骨骼解剖(eSlides 38.1 和 38.2)

　　骶骨、髂骨、坐骨和耻骨形成骨盆环(图38.1),盆底由肌肉、韧带和筋膜组成,起着支撑膀胱、生殖器官和直肠的吊带作用。骶髂前韧带通过防止骶骨向上运动和髂骨外旋运动来稳定关节,而骶髂后韧带通过抵抗骶骨上下运动和髂骨内旋运动来稳定关节。耻骨联合抵抗拉伸、剪切和挤压;在怀孕期间,耻骨联合会变宽,因而承受较大的机械应力。躯体、内脏和中枢神经通路支配着盆底肌。阴部神经起源于骶丛S2-S4腹侧支,与外生殖器感觉、节制、性高潮和射精有关,这是本文提到的临床上相关性较多的神经。

● 盆底体格检查

　　对腰椎、髋关节、骨盆带、双下肢及盆底肌群进行全面的肌肉骨骼检查、阴道和直肠盆底肌群的功能检查和骶部神经的检查评估非常重要。检查应先从体表检查

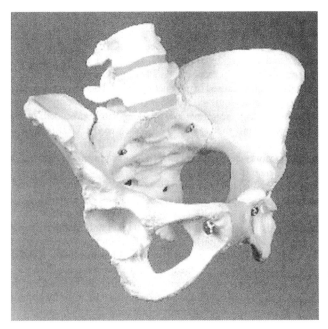

图 38.1　骨盆带是由两侧骶髂关节和耻骨联合关节连接两块髂骨和一块骶骨组成

有无肿胀、囊肿、瘢痕和病变开始，然后通过主动收缩（Kegel）和非自主收缩（咳嗽）观察会阴部的上抬是否正常，以及通过主动放松和非主动放松（Valsalva 手法）观察会阴部下落是否正常。此外还需要检查 S2～S5 骶神经的感觉是否正常，通过检查肛门反射来判断是否存在骶反射弧。

● 盆底功能障碍的分型

引起盆底功能障碍的可能病因鉴别诊断详见表 38.1。

表 38.1　引起盆底功能障碍的可能病因

妇科学	胃肠道/泌尿生殖系统	肌肉骨骼	精神心理
外阴疼痛	间质性膀胱炎	腰痛	焦虑
痛经	尿频尿急综合征	腰神经根性病变	抑郁
子宫内膜异位症	肛提肌综合征	骶髂关节紊乱	药物滥用史
子宫肌瘤	大便或尿失禁	尾骨疼痛症候群	
器官脱垂		髋关节疾病	

尿失禁(eSlides 38.3 和 38.4)

尿失禁(urinary incontinence)是指尿液的非自愿性渗漏,可分为压力性尿失禁(stress urinary incontinence,SUI)、急迫性尿失禁(urge urinary incontinence,UUI)和混合性尿失禁(mixed urinary incontinence,MUI)三种类型。压力性尿失禁是指随着腹内压增加而出现排尿的症状,如咳嗽、大笑、打喷嚏或体力活动时,通常由妊娠、经阴道分娩、盆腔手术、腹部脏器脱垂、神经性疾病、积极的生活方式、肥胖和衰老引起。急迫性尿失禁是一种不自主性渗漏,是指突发的无法控制的排空冲动。这种尿失禁可能由神经源性疾病引起,如脊髓损伤、椎管狭窄、多发性硬化症或脑卒中。混合性尿失禁是指患者同时存在压力性尿失禁和急迫性尿失禁的症状。尿失禁容易被漏诊,往往在进行腰背痛患者的筛查或是系统体格检查时才被发现。

尿失禁的治疗包括药物治疗、手术治疗、行为治疗和运动治疗。行为和生活方式的改变包括饮食结构的改变,液体摄入的调整,以及膀胱训练。Kegel 运动可增加盆底肌肌力,从而增加对膀胱和尿道的支撑,减少压力性尿失禁的发作。急迫性尿失禁的药物治疗包括通过阻断膀胱的副交感神经来减少急迫感和逼尿肌不稳定的抗胆碱能药物。逼尿肌注射肉毒杆菌毒素或刺激 S3 骶神经根进行神经调节也可以用来降低逼尿肌收缩。压力性尿失禁的药物治疗可考虑使用尿道扩张剂,以及尿道中段吊带手术。

尿急、尿频(eSlide 38.5)

尿急(urinary urgency)的定义是"突然强烈地想要排尿,并难以控制",若排尿间隔小于 2～3 小时,即排尿频率异常。尿频尿急的症状与压力性尿失禁相似,可伴有或不伴有大小便失禁、日间频率和夜尿增多。盆底肌过度活跃的患者可能会因为尿道外部张力增加而感觉到持续或过度活跃的排尿冲动,并且可能难以自行放松缓解。此类患者可以通过盆底肌的物理治疗、生物反馈、冲动抑制技术和膀胱训练等进行保守治疗。

大便失禁(eSlide 38.6)

大便失禁(fecal incontinence,FI)即不由自主地排出液体或固体大便,被认为是一种社会公共卫生问题。体格检查应包括全面的神经系统和脊柱骨骼系统的检查,以及通过直肠指诊来评估肛门括约肌张力和盆底肌肌张力。治疗方法包括改变饮食结构、药物治疗和盆底康复治疗等保守治疗措施,以及侵入性治疗,如肛周注射填充剂、骶神经电刺激或手术干预。盆底康复技术已经成功地应用于 FI 的治疗，并能为患者带来显著的疗效和生活质量的改善。健康教育，如生活方式的改变，最佳液体摄入量和饮食结构的调整，对 FI 患者至关重要。

功能性便秘(eSlide 38.7)

功能性便秘(functional constipation)的诊断必须包括以下两种或两种以上症状：至少 25％的排便过程中出现紧张；至少 25％的排泄物存在块状或坚硬的大便；至少 25％的排便时有排便不完全的感觉；至少 25％的排便时有肛门直肠梗阻或阻塞感；至少 25％的排便时使用手动促排便；每周排便次数少于 3 次。体格检查应包括腹部检查和肛门指检，以评估肛门括约肌张力和盆底肌肌力。功能性便秘的诊断评估包括肛门直肠测压评估排便协同性，Sitz 标志物检测评估结肠运动，排便造影可鉴别出口梗阻性功能障碍便秘的多种病因。功能性便秘的治疗在很大程度上取决于病因。慢传输型便秘可以从增加液体摄入、补充纤维、补充镁和使用大便软化剂或泻剂调节改善。协调性功能障碍的理想治疗方法是盆底生物反馈物理疗法和盆底放松训练；然而，严重的病例可能需要在耻骨直肠肌注射肉毒杆菌毒素。

盆底肌筋膜痛(eSlide 38.8)

盆底肌筋膜功能障碍(pelvic floor myofascial dysfunction)是指盆底肌的异常肌肉激活模式，其特征是由肌肉疼痛、束带紧绷和存在明显扳机点引起张力过高进而导致疼痛。盆底肌筋膜功能障碍通常是由于过度使用或肌肉无力引起。患者通常主诉疼痛的位置较深或是盆腔内的疼痛，往往伴随排尿困难、痛经或性交困难等症状。盆底物理疗法是治疗盆底肌筋膜痛的主要手段，以重建肌肉平衡，改善功能，减轻疼痛为主。药物治疗，如非甾体抗炎药(NSAID)、三环抗抑郁药[TCA(如去甲替林)]、抗癫痫药(如加巴喷丁或普瑞巴林)、5-羟色胺和去甲肾上腺素再摄取抑制剂[SNRI(如度洛西汀或文拉法辛)]或肌肉松弛剂(如环苯扎林)等药物有助于减轻疼痛、改善焦虑和睡眠。也可使用扳机点注射、肉毒杆菌毒素注射、皮质类固醇注射和干针疗法等方法改善症状。

孕期和产后盆底肌功能障碍(eSlides 38.9 和 38.10)

在怀孕期间，体重增加，随着胎儿的成长，腹部肌肉被拉伸，腰椎前凸、骨盆前倾和骨盆宽度增加。激素的变化也会导致关节松弛。所有这些变化都会引起髋关节伸肌群、髋外展肌群、足底屈肌群和盆底肌的牵拉增加，从而引起疼痛。治疗方法主要是个体化的物理治疗,包括姿势调整和稳定性运动训练。骨盆手法治疗、骶髂关节支撑带、冰敷、对乙酰氨基酚、局部利多卡因贴剂和环苯扎林均可用于缓解症状。小剂量阿片类药物通常也被认为是安全的,对于疼痛阈值较低的患者可能是必要的。非甾体抗炎药在怀孕期间并不推荐使用,但产后恢复时可考虑使用。

盆底神经损伤(eSlides 38.11 和 38.12)

神经损伤可能是慢性盆腔疼痛的原因之一,并可与盆底功能障碍和盆底肌筋膜痛同时存在。髂腹股沟神经、生殖股神经和阴部神经的损伤被认为是引起盆腔痛的常见原因。然而这些神经的损伤通过常规的电诊断技术是很难实现的,因此临床上并不会作为常规诊断技术应用。诊断性神经阻滞对于诊断髂腹下神经病变、髂腹股沟神经病变和生殖股神经病变是较好的选择,但对阴部神经病变的诊断意义不大。腰-骶神经丛的磁共振成像检查也可以显示髂下神经、髂腹股沟神经、生殖股神经和阴部神经的损伤情况。盆底神经损伤的治疗方法包括盆底物理治疗和药物治疗。加巴喷丁、普瑞巴林、SNRI 或 TCA 等药物治疗神经性疼痛可能是有效的。皮质类固醇注射、射频消融和脉冲射频治疗也被证实是有效的。髂腹下神经、髂腹股沟神经和生殖股神经病变首选神经切除术。然而,阴部神经的外科减压术效果欠佳。

● 盆底疾病和慢性盆腔疼痛叠加

慢性盆腔疼痛(chronic pelvic pain,CPP)是一种非周期性疼痛,持续时间大于 6 个月,疼痛的部位局限于骨盆的解剖位置、脐部或以下的前腹壁、腰骶背部或臀部,严重者足以导致脏器的功能障碍。慢性盆腔痛的误诊率往往很高,许多患者在就诊时,推测可能为脏器原因而接受手术治疗,很少会考虑到肌肉骨骼原因,因此延误了肌肉骨骼所导致的骨盆疼痛的诊断和治疗。

间质性膀胱炎/痛性膀胱综合征(eSlide 38.13)

间质性膀胱炎/痛性膀胱综合征(interstitial cystitis/painful bladder syndrome)是以耻骨上疼痛和尿急、尿频为特征的泌尿系统疾病。盆腔体格检查可见阴道前壁、膀胱底部和盆底肌压痛明显,耻骨上压痛是特征性表现。

子宫内膜异位症(eSlide 38.13)

子宫内膜异位症(endometriosis)是指子宫内膜组织(腺体和间质)生长在子宫内

膜腔和子宫肌层以外。它的特点是痛经明显、慢性盆腔痛或伴随有腰痛。诊断标准是腹腔镜下切除病灶，以及组织病理学检查。

肠易激综合征(eSlide 38.14)

肠易激综合征(irritable bowel syndrome)是指持续或反复出现症状至少 3 个月，包括排便后腹痛缓解和(或)伴随大便频率或大便性状的改变。体检一般均正常。

外阴疼痛(eSlide 38.14)

外阴疼痛(vulvodynia)是指局灶性慢性泌尿生殖系统的疼痛，其特征是外阴长期存在不适感，体格检查无异常。常见症状有阴道口周围瘙痒、灼热感、刺痛感明显。

慢性盆腔痛的康复治疗(eSlide 38.15)

间质性膀胱炎/痛性膀胱综合征的一线治疗应该是全面放松、缓解压力和疼痛管理、健康教育和自我护理。二线治疗包括盆底肌的物理治疗联合药物治疗，可考虑使用阿米替林、西咪替丁和羟基锌等药物。建议患有间质性膀胱炎/痛性膀胱综合征的患者避免食用柑橘类、巧克力类、咖啡因类、碳酸类、酒精类和调味较重的食物。肠易激综合征的药物治疗范围从泻药和促动力药到抗生素、益生菌和神经病理性疼痛药物等。外阴疼痛的治疗方法包括饮食结构调整、物理治疗和手术治疗。

● 总结

总而言之，盆底疾病虽然不会危及生命，但它们会极大地影响患者的生活质量。由于许多患者对自己的症状感到尴尬，并没有向医疗机构提供相关信息，所以这些疾病的患病率可能比报道的还要高。盆底疾病通常可以通过病史和体格检查确诊。治疗应该包括至少一项保守疗法，这些疗法通常可以显著地减轻症状和改善生活质量。

临床精要

1. 盆底肌(PFM)异常的生物力学可导致肌肉收缩、松弛和肌力的改变，以及肌筋膜疼痛。

2. 尿失禁是指尿液的非自愿性渗漏,可分为压力性尿失禁(SUI)、急迫性尿失禁(UUI)和混合性尿失禁(MUI)三种类型。

3. SUI 是指随着腹内压增加而出现排尿的症状,如咳嗽、大笑、打喷嚏或体力活动时。

4. UUI 是一种不自主性漏尿,是指突发的无法控制的排空冲动。

5. 治疗膀胱过度活跃和 UUI 的主要药物是抗胆碱能药,通过阻断膀胱的副交感神经来减少急迫感和逼尿肌不稳定。

6. 大便失禁的治疗可考虑盆底康复、生物反馈治疗和增加纤维摄入。

7. 妊娠相关盆底功能障碍与伴随胎儿的生长而出现的腰椎前凸、骨盆前倾和骨盆宽度的增加,以及产妇重心前移有关。

8. 当考虑阴部神经痛是慢性骨盆疼痛的主要原因时,应该注意,它通常不会影响肛门括约肌张力。

9. 间质性膀胱炎/痛性膀胱综合征是以耻骨上疼痛和尿急、尿频为特征的泌尿系统疾病。常见于有性侵害史的患者。

第 39 章

运动医学与适应性体育

Sports Medicine and Adaptive Sports

Joseph E. Herrera

钱菁华 译

本章是为运动专家写的关于运动医学关键概念的综述,内容包括:队医的职能、运动员体能训练的原则、损伤预防和功能康复、运动生物力学、提高运动表现的药物、突发事件的处理,以及运动员常见的医疗问题。此外,还包括对运动员中特殊人群和适应性体育的概述。

● 队医的职能

队医在参与运动队、运动员及其家人、学校、社区的工作时有多种职能。队医的主要职责是维护运动员的健康情况。主要包括:运动员的医疗决策,为受伤的运动员提供治疗,在运动员损伤后决定其是否适合重返赛场(return-to-play,RTP),给出比赛许可,确保突发事件的应对准备情况,审查运动队整体训练计划的健康程度,监督对运动队提供医疗服务的相关人员,以及防御有关机构和个人层面的不利因素(eSlide 39.1)。

赛事管理

最常见的两个竞赛场地是体育赛事的场外和大众参与的耐力运动项目。制订应急预案并定时演练,对运动参与者或运动员进行教育,这些都是降低赛中及赛后损伤发病率和潜在死亡率的重要策略(eSlide 39.1)。

● 体能训练的原则

周期性原则

在一个周期性训练计划中,训练被分成若干阶段,训练应激的积累、休息和适应,以及持续的进展。训练周期包括大周期(通常持续 1 年)、小周期(通常持续 1 个月)和微周期(通常持续 1 周)。通常长达一年的训练计划包括 3 个大周期:赛季前(强化)、赛季中(维持)和赛季后(恢复)。

过度训练综合征

训练时间过长、超量训练,加上恢复不充分,会导致过度训练综合征(overtraining syndrome)的发生,运动员的运动表现也会因为慢性损伤受到影响。过度训练综合征的表现包括无法解释的成绩下降、疲劳、情绪紊乱、睡眠不足,以及疾病发生率和损伤率增加,甚至损伤在休息 2 周后仍持续存在。治疗方法是休息数周至数月,再逐步回归训练。

高原训练

多数科学家都认同的一个观点是,最有效的高原/低氧训练方式为"高住-低训"法。"高处居住"可以刺激运动员的促红细胞生成素分泌,进而增加红细胞数目;使用更高强度进行"低处训练",提高氧气流量,诱发有益的新陈代谢和神经肌肉训练适应性。

● 损伤的预防与康复

动力链评估(eSlide 39. 2)

动力链模型的理论基础是每个复杂的运动都是其构成部分的总和,且动力链中每一个连接部分都要功能良好,方能实现最优化的运动表现、最小化的运动损伤。否则就会依次用一个身体节段来弥补另一个节段的不足。在对受伤运动员进行体格检查时要注意生物力学问题而非单纯仅考虑疼痛的组织。

预康复

预康复可以被视作有关运动损伤的预防计划。预康复要处理所有运动动作的基础构成部分,以及潜在的动力链"缺口"——如柔韧性、力量、耐力等。

损伤分期和康复阶段(eSlide 39. 3)

损伤分为急性损伤、亚急性损伤、慢性损伤,或某个慢性问题的恶化。康复可以被分为三个阶段：急性期阶段、恢复期阶段、回归赛场的最终功能阶段。当没有疼痛，且柔韧性、力量、本体感觉和专项运动能力都正常时，就可以全面回归赛场了。

● 运动生物力学

投掷运动(eSlide 39.4)

　　投掷运动的发力模式应该是从腿部大肌群的推动和髋关节的旋转开始，通过躯干和肩带局部的旋转，将能量经肘关节伸展传递到前臂和手部小肌群上，最终传递给球。投掷速度的 50% 左右来自跨步和躯体旋转(即动员储存在腿部大肌群和躯干肌肉组织中的潜在能量)。棒球的投掷由 6 个阶段组成，多数损伤发生在后期的挥臂和投掷的减速阶段(eSlide 39.5)。

　　后期挥臂阶段的损伤主要来自肩关节达到最大活动范围(range of movement，ROM)时维持肩关节稳定的力。肩关节前侧的动态稳定结构(肱二头肌、肩胛下肌和胸大肌)在这个过程中非常活跃，而静态稳定结构(盂肱韧带、关节囊和盂唇)同样要发挥其稳定作用。超过头顶的运动关节活动范围达到末端，其盂肱韧带和关节囊的松弛度会增加；这种松弛对于运动表现来说是必要的，但却增加了潜在的损伤风险。在加速阶段，肩关节外展相对固定地保持在 90°；当外展<90°时，常会观察到"肘关节下降"的现象，这可能是由疲劳、力弱或状态不佳造成的。肘关节下降会导致投掷速度减慢，也会增加肩袖和肘关节的损伤风险。加速阶段的其他常见损伤还有肩峰撞击综合征，会使加速阶段时外展的手臂出现内旋、内收的动作。在减速阶段，加速期中快速内旋速度的降低靠的是肩带后侧肌群的较大离心收缩力，这也是这个阶段损伤比较常见的原因，投掷的最后阶段是随挥。

跑步(eSlide 39.6)

　　步行的步态周期和跑步的步态周期之间存在显著差异。在慢跑和步行运动中，与地面的接触为典型的从足跟到足尖。而当跑步速度加快时，前足和足跟会同时着地，或前足先着地，然后足跟着地。此外，跑步的第三阶段称为腾空期，这个时期双脚均不接触地面。腾空期发生在初次摆动的开始和末次摆动的结束。与之相反的是，步态周期中有一个双支撑相，这在跑步周期中是没有的。

游泳

　　游泳分为 4 个竞技技能：自由泳（爬泳）、仰泳、蝶泳和蛙泳。游泳技能中的四个时期在自由泳、仰泳和蝶泳中是一样的。第一个时期是进入或叫"跟上"，这个时期从手进入水中开始直到向后滑动之前。推进期又被划分为 2 个独立的时期：拉动期和推动期。当手到达肩关节的垂直面时，拉动期结束；在推动期间，手在肩下方推水，一般会在大转子水平的位置伸出水面。最后一个时期是恢复期，这个时期需要手在空中划回。踢水的动作模式也是游泳力学中非常重要的部分。在自由泳和仰泳的振动式踢水动作中，膝关节要屈曲 30°～40°，而髋关节屈曲的角度最小；蛙泳的蹬水是一种鞭水模式，会使膝关节产生较大的外翻活动，这种膝关节外翻增加使得蛙泳运动中膝关节内侧损伤非常常见。针对游泳肩痛运动员的康复原则已经很规范了，其中最重要的是，游泳运动员肩关节损伤大部分是由撞击征和肩袖肌腱病变造成的，原因是动态肌肉失衡、力弱以及不良的生物力学因素。因此，康复的主要目标是提高肩胛骨稳定性，注意前锯肌和斜方肌下束的耐力训练，内旋肌和后关节囊的拉伸，以及颈椎和胸椎的松动。

起跳和落地

　　起跳和落地的运动生物力学相关研究比较多，尤其是对于非接触性前交叉韧带（anterior cruciate ligament，ACL）损伤的研究，非接触性 ACL 损伤常在膝关节微屈位发生，女性运动员较常见，其中一个原因可能是起跳落地过程中的力学因素有着明确的性别差异。女性运动员在落地时偏于竖直落地，髋膝屈曲以及髋关节的外旋外展幅度均较小。此外，女性运动员通常存在肌肉失衡，股四头肌与腘绳肌的激活比率增加，这会产生更大的膝关节伸展力量和更小的膝关节屈曲力量。

● 运动药理学

提高运动表现的药物和补充剂（eSlide 39.7）

合成代谢类固醇（eSlide 39.8）

　　通常合成代谢类固醇（anabolic steroids，ASs）对提高运动表现有三种效用。ASs 通过与雄性激素受体结合来促进信使 RNA 合成，从而增加结构性和收缩性蛋白的合成，形成合成代谢的状态。合成代谢类固醇还通过糖皮质激素受体的竞争性抑制来发挥抗代谢分解作用，从而抑制皮质醇的分解代谢作用并保持肌肉质量。合成代谢类固醇还有情绪效用，促使运动员更积极更频繁地参与训练。使用合成代谢类固醇会导致早逝，最常见的是自杀和急性心肌梗死。因此，合成代谢类固醇已被各大体育联赛禁用。

促红细胞生成素和血液兴奋剂

血液兴奋剂、输血或药物重组人促红细胞生成素（recombinant human erythropoietin，rhEPO）被用来增加血液的携氧能力。人为提高血红蛋白或红细胞容积的风险包括卒中、心肌梗死和肺栓塞等。

兴奋剂

常见的兴奋剂包括咖啡因、麻黄碱、伪麻黄碱、苯肾上腺素、安非他明和甲基苯丙胺。兴奋剂能提高觉醒情绪、呼吸频率、心率和血压。其副作用包括头晕、失眠、烦躁、不安、焦虑、神智不清、妄想症、幻觉、运动障碍、胃肠紊乱、热量不耐受、卒中、心肌梗死、心律失常和死亡。

● 运动前测试

运动前测试的主要目的在于：①发现会危及生命的状况；②找出会限制比赛的身体情况；③找出易使运动员受伤的因素；④满足国家和机构的法律要求。主治医师须明确指出运动员是否存在受限情况，以及是否需要做进一步的检查或治疗。测试后可能会发现运动员无法参加某些特定的运动，甚至不能参加任何一种运动。如果一个运动员被检测出有医学禁忌却被获准参赛，那么医师可能要为自己的失职而付出代价（eSlide 39.1）。

● 突发事件的评估和护理

运动员的心脏骤停（eSlide 39.9）

年轻运动员死亡的主要原因是心脏骤停（sudden cardiac arrest，SCA），通常由心脏结构异常引起。肥厚性心肌病是导致心脏骤停的最常见病因，占死亡人数的26%。而年龄>35岁的运动员，冠状动脉疾病是目前最常见的心脏骤停病因，在死亡人数中占了75%。

耐力运动项目中与运动相关的摔倒(eSlide 39.10)

马拉松运动员在跑过终点线后最常见的摔倒原因是良性的运动相关的摔倒
(exercise-associated collapse，EAC)。运动员在冲过终点线后要保持步行状态,以
使肌肉的静脉泵继续参与工作。运动相关的低钠血症(exercise-associated
hyponatremia，EAH)是一种高血容量性低钠血症,会引起头晕、恶心等早期症状,还
可能继发渐进性的头痛、呕吐、神志不清,最后出现反应迟钝、癫痫发作、死亡等。
EAH 的风险因素包括:比赛期间体重增加,马拉松比赛时间超过 4 小时以及体重指
数达极值。若选手在比赛过程中摄入过多液体导致体重增加,就会面临风险。应当
强调运动员的个体差异并提醒他们按需补充液体,但这种补充并不是越多越好。
"渴了就喝"这句话对跑得慢的和面临风险的跑者来说是大致安全的。此外,热相关
疾病是 EAC 的另一病因。中暑虚脱是指在高温下无法继续运动,但与体温升高无
关。相比之下,中暑则是一种医疗紧急状况,被定义为继发于高热的多器官系统衰
竭。中暑的运动员直肠的核心温度通常超过 39 ℃。治疗方法包括即刻的全身降温。
需要注意的是,中暑可能发生在凉爽的环境中,这反映出中暑可能更多的是由于体
温调节过度的遗传倾向,即内源性产热,而不只是由于极端的环境因素。

● 运动医学中的特殊诊断

运动性脑震荡(eSlide 39.11)

脑震荡(concussions)是创伤性脑损伤(traumatic brain injuries，TBIs)的一个亚
组,由直接击打头部或力经由头部和颈部传递造成。当怀疑一名运动员有脑震荡
时,应该立即将其带离赛场并在场边进行评估。当前的共识认为运动员不能在发生
脑震荡的当天重返赛场。脑震荡的预后一般来说都非常好,80%～90%的运动员在
7～10 天内症状就会消失;但在所有脑震荡的神经症状消失之前,运动员不得重返赛
场。当运动员在休息后症状消失时,为了能够继续比赛,运动员需要进行多阶的重
返赛场训练计划(eSlide 39.12)。

运动员经历 24 小时的无症状期才能进行下一步的训练计划。

刺痛

刺痛(stingers)有时也叫烧灼痛,它可能是运动中最常见却最不为人所了解的周

围神经损伤之一。作为一种神经损伤,刺痛常发生在周围神经的轴索上一个特定但可变的点,从神经根到臂丛神经均可能发生。运动员初次发生刺痛后,若在 15 分钟内完全恢复,则可以返回本场比赛;若初次刺痛发生后,一周内完全恢复,那么可以在下周返回比赛;若运动员持续存在刺痛,常规的做法是根据一个赛季中运动员反复出现刺痛的次数,来决定停赛的时间(比如,2 次刺痛则停赛 2 周);若一个赛季中刺痛的次数超过 3 次,则应考虑结束这个赛季的参赛。

运动引起的支气管痉挛

运动引起的支气管痉挛(exercise-induced bronchospasm,EIB)是指与运动有关的气道狭窄。EIB 可与慢性哮喘同时出现,但两者本质不同。肺功能检测和哮喘专家会诊对 EIB 的明确诊断和最佳治疗来说非常重要。

● 特殊人群

女性运动员三联征

女性运动员三联征是相互关联的表现:摄入不足、月经不调和骨矿物质丢失,三者未必会同时发生。骨矿物质丢失会导致骨质疏松过早发生。

儿童和青少年运动员(eSlide 39.13)

儿童和青少年参加体育活动有助于预防骨质疏松症、提高自信、减少焦虑和抑郁。在有经验的成年人指导下,青春期前的运动员进行短期抗阻训练,能够帮助运动员增强体力,而且还不会有受伤的风险。不同于成人骨骼系统,儿童的骨骼系统存在活跃的生长板或骺板,骺板位于骨骺和干骺端之间。牵引性骨骺损伤(也称为骺端损伤)通常不伴有生长障碍。相反,常见于长骨末端,如股骨远端和胫骨近端的压力性骨骺损伤可导致肢体长度差异或成角畸形。

老年运动员(eSlide 39.14)

运动对老年人的益处很多,尽管不是所有人都很了解这些益处。较高水平的体育活动和很多衰老相关疾病的较低发病率有关,包括冠心病和癌症,但其机制尚不清楚。

● 适应性运动医学(eSlide 39. 15)

　　美国大约有 5 500 万残疾人,其中约 60% 不参加任何规律的体育活动或运动。身体残疾者参加体育运动和普通运动员一样,在总体健康状况、机体功能、生活技能、自尊塑造和整体生活质量等方面获得益处。然而美国目前只有 200 万左右的娱乐性和竞技性残疾运动员,两个限制残疾人参与体育运动最主要的因素是运动意识和接触机会。不可忽视的是,残奥会的快速兴起佐证了残疾人运动的发展;1960 年罗马残奥会有来自 23 个国家的 400 名残疾运动员参加;到 2012 年的伦敦残奥会,已有来自 164 个国家的近 4 200 名残疾运动员参与了。

分级

　　残疾运动员是内部差异性较大的群体,根据残疾的种类、部位和程度的不同,运动能力差异性也很大。虽然存在很多残疾人分级系统,但目的都是为了判定参与者的运动资格,确保运动员不会因为自身身体的残疾程度而与比赛成功无缘。运动员要想获取参加残奥会的资格,需具备以下 10 种永久性残疾中的一种:共济失调、手足徐动症、肌张力亢进、腿长差异、肢体缺如、肌力丧失、关节活动度丧失、身材矮小、视力低下或智力障碍。通常分为 6 个主要的残疾种类:截肢、使用轮椅、脑瘫、视力障碍、智力障碍,或“les autres”(法语中的“其他”)。根据残疾种类和功能进行运动员的鉴定分级。由于不同体育项目之间存在着显著差异,所以体育赛事对分级过程也有很大的影响。在每一项运动中,残疾分级和严重程度各不相同,也会影响不同损伤水平运动员的运动表现。根据不同的运动项目,运动员的鉴定可能是以较少的分类,包含更大程度的功能障碍。此外,一些运动项目可能需要相似功能水平的运动员参与,而他们可能不属于相同的残疾类别。像轮椅篮球这样的团体运动,通常会使用积分系统在竞赛中纳入更多种分级的残疾运动员,残疾程度较轻的运动员评级分数较高;比赛时全体队员的评分总数不得超过指定的分数。由于疾病的进程会发生渐进性或阶段性的变化,运动员适应或克服障碍的能力也会改变,所以运动员的残疾分级是需要定期评估的。也就是说,对残疾运动员的分级并不是永久的,在未来会持续进行评估和修正。

适应性运动器材

　　与日常使用的假肢相比,用于截肢运动员的假肢是需要特殊的考虑,包括假肢的重量、肢体力线、假足动力学、缓冲情况,以及对横向旋转的潜在需求。轮椅运动员也需要改造传统轮椅，一般会在座椅系统、脚踏板、轮子的种类、位置、角度和长度等方面进行调节。一些框架结构的材料，像铝、钛、复合材料等，都会在运动轮椅的制作中优先考虑。

适应性运动医学中的损伤模式

下肢损伤在能走动的运动员中更加常见（如视力受损、截肢、脑瘫等），而上肢损伤在使用轮椅的运动员中更为常见。

残疾引起的损伤和并发症

与健康人一样，残疾运动员也会在参与体育运动的过程中受伤及发生并发症。

轮椅运动员

轮椅使用者的运动参与度，与功能预后的提高以及就医次数、住院治疗和医疗并发症的减少之间存在相关。同时，轮椅使用者参与运动也能够有力提高参与，是改善社会的平等性和包容性的有力手段。

肩关节损伤

虽然轮椅运动员在高强度运动下会增加肩关节的使用频次，但与使用轮椅的非运动员相比，他们并没有增加肩关节损伤的发生率。

肘关节损伤

肘关节疼痛常见于肱骨外上髁炎、骨关节炎和尺骨鹰嘴滑囊炎。

腕关节损伤

腕部症状最常见于腕管综合征、腕管尺神经卡压、骨关节炎、肌腱炎和桡骨茎突狭窄性腱鞘炎。

上肢骨折

轮椅运动员发生上肢骨折的风险较高，这与反复摔倒，推动轮椅时手的位置可能会因为与相邻的轮椅接触或冲撞而受伤，加上在一些运动中需要相对较高的速度等因素相关。

体温调节

脊髓损伤的运动员在损伤平面以下，可能会有颤抖（产热）和出汗及血管扩张（散热）方面的障碍。这些变化会导致在劳累时体温比平时升高得更多，而在寒冷天气中体温会下降得更多。

自主神经过反射

自主神经过反射(autonomic dysreflexia，AD)是由交感神经对有害刺激的过度反应造成的;脊髓损伤后，由于神经通路中断，导致这种反应不受控制。T6 及以上水平脊髓损伤患者 AD 的患病风险更高。导致 AD 最常见的有害刺激包括穿紧身衣服、二便潴留、肾结石或膀胱结石、压疮、感染或腹腔内的病理性变化。此外，运动员为了提高运动表现也会加强刺激故意引发 AD。

皮肤破溃

不管是什么水平的损伤，骶骨、尾骨和坐骨结节的皮肤经常会存在感觉障碍，这会增加皮肤破溃或压疮发生的风险。

异位骨化

脊髓损伤后最常发生异位骨化(heterotopic ossification，HO)的部位是髋关节。对于截肢患者，异位骨化常发生在进行假肢适配和训练的时期，一般在截肢后 6～12 个月内，常发生在残肢的损伤组织处。

痉挛状态

痉挛状态加剧可能是一种全身性或其他无症状状况的指标。

骨质疏松症

脊髓损伤患者承重降低，更容易发生骨质疏松。其他危险因素则与损伤、痉挛的严重程度，以及伤后的时间长短有关。

直立性低血压

直立性低血压的症状包括眩晕，也可能发生晕厥。针对直立性低血压的预防措施包括使用下肢弹力袜和腰围，并保证水分和盐的补充。如果这些措施还不够，则可以使用药物治疗，但药物可能会被反兴奋剂机构所禁用。

截肢运动员

部分或全部单个肢体缺失者可以根据截肢运动员的分级标准参与比赛。

皮肤问题

治疗皮肤问题最好的办法是预防，可通过教育、密切监测假肢适配、策略性选择穿戴假肢的时间、考量不佩戴假肢和衬垫的时间，以及对环境因素的反应来实现。

神经瘤

神经瘤一般发生在残肢远端的神经横断面。治疗方法包括调整假肢以缓解神经瘤压力、口服抗癫痫药和三环抗抑郁类等药物、向神经瘤内注射皮质类固醇和局麻药，以及射频消融术等。

临床精要

1. 随队医师所面临的一个特有的问题是执业许可和医疗事故保险具有国家差异性。

2. 参赛前相关诊疗的法律责任不在《无偿施救者保护法》的范围内，如果运动员在被查出有医学禁忌的情况下还被允许参加比赛，那么医师可能要为自己的失职负责。

3. 脑震荡是创伤性脑损伤的一个亚组，可能导致神经病理学改变。但是脑震荡的急性临床症状一般会显示功能障碍而非结构性损伤，在标准结构性神经影像学研究中不会有异常发现。

● 致谢

感谢 Gerardo Miranda-Comas、Eliana Cardozo 和 Svetlana Abrams 对本章节做出的贡献。

第40章　运动神经元疾病

Motor Neuron Diseases

Lydia Abdul Latif

王永慧　译

本章是对运动神经元疾病(motorneuron diseases，MND)的疾病谱进行综述，重点关注肌萎缩侧索硬化(amyotrophic lateral sclerosis，ALS)的影响、评估、诊断和治疗。

● 分类

按病因，可将 MND 分为先天性的 MNDs 和获得性的 MNDs。获得性或散发性的 MND 主要包括脊髓灰质炎、ALS 和变异型 ALS。最常见的先天性 MND 包括脊髓性肌肉萎缩(spinal muscle atrophy，SMA)、家族性 ALS 和 X-连锁脊髓延髓肌萎缩症[又称 Kennedy 症(Kennedy disease，KD)]。根据对上运动神经元(upper motorneurons，UMN)皮质脊髓束和皮质延髓束或下运动神经元(lower motor neurons，LMN)脊髓前角细胞和脑神经的选择性，MNDs 还可以分为不同的类型(eSlide 40.1)。

肌萎缩侧索硬化

肌萎缩侧索硬化(amyotrophic lateral sclerosis，ALS)的发病率为 1.4/10 万，通常开始于 60~70 岁，男性的发病率稍高于女性，比例为 1.6：1。在大多数情况下，ALS 的一个显著特征是选择性上运动神经元和下运动神经元变性，其他神经元的功能相对保留。该病的发病机制尚未明确。根据定义，ALS 包括上运动神经元和下运动神经元病变，但一些变异型 ALS 可能只累及上运动神经元或下运动神经元，或某些身体区域。这些变异包括上运动神经元或下运动神经元损伤的原发性侧索硬化(primary lateral sclerosis，PLS)和进行性肌萎缩(progressive muscular atrophy，PMA)。同样，某些身体区域受累的变异包括影响支配延髓肌肉组织的脑神经核的进行性延髓性麻痹(progressive bulbar palsy，PBP)，影响上肢近端为主的臂肌萎缩性双侧瘫(brachial amyotrophic diplegia，BAD)，影响下肢远端为主的腿肌萎缩性双侧瘫(leg amyotrophic diplegia，LAD)。除了 PBP，所有这些受限制的变异类型都比典型的 ALS 更好。通常情况下，这些变异类型被称为连枷肢综合征(即连枷臂综合征和连枷腿综合征)。

原发性侧索硬化

原发性侧索硬化(primary lateral sclerosis，PLS)是一种继发于上运动神经元退行性变而引起的肢体及延髓肌进行性痉挛和无力的疾病，主要见于 50 岁左右。目前病因不明。通过临床观察或肌电图(electromyography，EMG)检查发现 PLS 中很少或没有下运动神经元的参与。PLS 的进展比 ALS 慢得多。研究表明 PLS 的患者确诊后的平均寿命为 8～15 年。PLS 的确诊依靠于临床诊断，但其他检测有助于排除其他可能的诊断。

进行性肌萎缩

进行性肌萎缩(progressive muscular atrophy，PMA)是一种由下运动神经元病变引起的以进行性肌无力和肌萎缩为特点的运动神经元疾病。因此它类似 PLS 的下运动神经元病变。根据定义，PMA 患者在发病初期没有上运动神经元功能障碍的临床证据，但值得注意的是，多达 70% 的 PMA 患者最终会出现上运动神经元变性的迹象。治疗是支持性的，类似于 ALS 的治疗。预后优于 ALS，5 年生存率超过50%，患者的平均生存期比 ALS 患者多 1 年。

肌萎缩侧索硬化-叠加综合征

肌萎缩侧索硬化-叠加综合征(amyotrophic lateral sclerosis-plus syndromes，ALS-Plus)符合 ALS 的临床和电诊断标准，但也有相关的非运动神经元受累的表现，包括帕金森病的症状、额颞叶痴呆的症状、眼部运动异常、锥体外系受累体征、自主神经功能障碍或感觉丧失。

脊髓性肌萎缩

脊髓性肌萎缩(spinal muscular atrophy，SMA)是一组与下运动神经元丢失相关的疾病，有多种基因型和表型。近端 SMA(也叫 SMN 相关的 SMA，5q-SMA，或简单型 SMA)是其中最常见的一种类型，属于常染色体隐性遗传的 LMN 疾病。

新生儿患病率为 1/11 000,携带者的概率大约是 1/50,是引起婴儿死亡最常见的先天性原因。SMA 相关疾病的发病和严重程度各不相同。近端 SMA 可分为 5 种亚型(eSlide 40.2):0 型最严重,出生前发病,以严重虚弱为特征,胎儿常因宫内活动减少而出现关节挛缩;1 型最常见,占 SMA 的 60%～70%,出生后 6 个月前发病,患儿不能独坐,如果没有呼吸和营养支持,大约 95% 的 1 型患儿在 2 岁前死亡;2 型的发病年龄在 6～18 个月之间,患儿可以独坐,但不能步行;3 型患儿在出生 18 个月后发病,能够独立行走;4 型病情最轻,成年期发病,近端肢体无力相对较轻。SMA 表现为近端明显无力和张力减退,在肌力较弱的情况下,反射可能消失或减弱,感觉检查正常,这和肌肉疾病类似。最有效的诊断方法是对 *SMN1* 基因进行纯合缺失的检测,95% 的 SMA 患者都存在 *SMN1* 基因的纯合缺失。某些类型的 SMA 与远端无力有关,因此被称为远端 SMA(eSlide 40.3)。有一种罕见的 SMA,类似于面肩肱型肌营养不良的缺陷模式,与分布在肩胛周围和小腿远端的运动神经元和轴突的丧失有关,称为肩胛骨腓骨型 SMA 或 Davidenkow 综合征(eSlide 40.4)。对于任何类型的 SMA 都没有有效的治疗方法,但支持性治疗可以有效地减少疾病的影响。最近的一项研究表明,诺西那生钠可能对儿童有效,并已得到食品和药品管理局的批准。肌无力引起的通气和分泌功能障碍并进而导致吸入性肺炎等肺部疾病是该病主要的致死原因。脊柱侧凸在 SMA 中很常见,与 2 型 SMA 相比,3 型 SMA 患者脊柱侧凸的进展及其对肺功能的影响较轻。

X-连锁脊髓延髓肌萎缩症(Kennedy 症)

Kennedy 症是一种 X-连锁隐性遗传病,可导致进行性肢体和延髓麻痹、睾丸萎缩、男性乳房发育、肌肉痉挛和肌束颤动。Kennedy 症通常在 40～50 岁开始出现明显的症状,是一种进展缓慢的疾病。因此,患者的寿命通常不会显著缩短。Kennedy 症患者主要累及延髓,伴有明显的肌萎缩和口周肌束颤动(eSlide 40.5)。

脊髓灰质炎和脊髓灰质炎后综合征

脊髓灰质炎是一种由脊髓灰质炎病毒感染中枢神经系统所引起的运动神经元疾病,可导致脊髓前角细胞和脑神经核的丧失。它是一种小核糖核酸病毒科的人类肠道病毒。由于 20 世纪 50 年代制订了疫苗接种制度,每年脊髓灰质炎病例数已大大减少。非对称性弛缓性麻痹和随之而来的肌肉萎缩症状在四肢肌肉中更为常见,但它们也可能影响延髓的肌肉。约 50% 的脊髓灰质炎患者出现运动功能下降的晚期特征,即脊髓灰质炎后综合征。这通常发生在最初感染后 30 年或更久,并可逐渐或突然发病。完整的评估对于排除可能导致功能下降的其他疾病至关重要，治疗的目的是维持最大化的功能。

平山病

平山病是一种伴有肌肉无力和上肢远端肌肉萎缩的相对良性的疾病。这种疾病主要影响十几岁或二十几岁的男性，隐蔽性、渐进性无力起病。平山病的自然病程与最初几年的进展有关，可以自行终止，单侧或双侧受累，以单侧肢体受累为主（eSlide 40.6）。

罕见或病因未明的运动神经元疾病

除了更常见的运动神经元疾病外，还有许多不寻常和非典型的类型，它们的定义不明确，无法在本节中进行详细阐述。一些不常见的类型被归因于副肿瘤和特发性免疫失调，其他感染性因素，遗传代谢性疾病，电损伤和其他特发性疾病。

● 诊断评估

病史

详尽的病史对评估一个人可能患有 MND 是至关重要的。详细的家族史是寻找潜在遗传过程的线索所必需的，对家庭成员的检查有时是必要的，这将有助于确定相似但以前未被发现的临床特征。一些相关特征，如由括约肌或自主神经功能障碍引起的主诉或明显的感觉症状，在单纯运动神经元病程中是不常见的，应考虑其他的诊断。呼吸系统或延髓受累可能是轻微的，需要进行一些探查以确定是否受累，一些症状如端坐呼吸或晨间头痛分别提示膈肌麻痹或夜间低通气。既往的病史和系统回顾可以识别可能与运动神经元功能障碍相关的系统过程。当制订矫形器具、辅助设备、治疗方案及建议患者改变生活方式时，其功能状况和社会背景将提供关键的信息（疾病的进展将决定哪些是患者最终需要的）。局灶性无痛性无力和无感觉丧失的萎缩应该立即引起注意，ALS 是一个需要重点考虑的因素。ALS 最初大致可分布在三个区域：1/3 在肩胛区，1/3 在上肢，1/3 在下肢。虽然吞咽困难是 ALS 罕见的主诉，但在疾病的过程中也是可以遇见的。

体格检查

详细的神经学检查对于疑似 MND 患者的评估是必不可少的。局灶性萎缩、无力和肌束颤动是 LMN 损伤的主要特征。上肢 UMN 变性的证据包括痉挛、动作笨拙、肌肉牵张反射亢进和 UMN 体征。对于无力和失神经支配的患者若肌电图中发现肌束颤动则提示 MND。

实验室检查

基因检测可以有效地确定先天性 MNDs 的诊断,而其他检测可能无法确诊。对于疑似 MND 的患者,肌肉活检通常是不必要的。虽然影像学检查在评估疑似 MND 患者时可能不是必须的,但它们对于排除 UMN 或 LMN 参与的疑似或混淆的诊断是非常有用的。

电诊断

电诊断是证实周围神经系统功能丧失或受损的主要诊断手段。对疑似 MND 患者的研究旨在确定 LMN 的受累情况,并排除其他疑似周围神经系统的疾病。针极肌电图是电诊断检查中确定 LMN 的损伤最重要的项目,但神经传导检查同样重要,它可以帮助排除周围神经系统的其他可能的诊断。

肌萎缩侧索硬化的诊断标准

修改后的 El Escorial 标准与 Awaji 修订版形成了目前普遍使用的诊断标准(eSlide 40.7)。ALS 的正式诊断需要三个主要的临床特征:LMN 变性的证据、UMN 变性的证据、不同区域的累及(延髓、颈、胸、腰椎)。肌电图、病理学或神经影像学证据有助于排除 ALS 的诊断(eSlide 40.7)。UMN 和 LMN 功能障碍的表现可分布在四个区域:延髓、颈部、胸部和腰部(eSlide 40.8)。

● 治疗

一般治疗

目前,对大多数 MND 还缺乏明确的治疗方法。治疗主要旨在减少 MND 的症状带来的影响。

药物治疗

在 MNDs 领域没有能够明显改善病情的药物。利鲁唑是目前唯一一种能够延缓 ALS 病情发展的药物。利鲁唑可以使 6 个月时的死亡率降低 23%，12 个月时的死亡率降低 15%，并且似乎延长了患者 4 个月左右的生存期。

康复

康复策略必须针对患者的具体情况进行调整，并取决于疾病的影响和自然史。

1 期为可行走的、完全独立的、有轻度无力或动作笨拙的患者。这些患者只需要保持活动范围，并继续他们的日常生活活动，但他们可以从加强对未受累肌肉的训练中受益。加强所有肌肉（包括受累肌肉）的训练是合理的，但要采取预防措施以避免过度劳累造成的伤害。

2 期患者仍可行走和独立活动，但有中度无力。虽然整体功能得以保留，但某些区域的功能损害可能很严重（eSlide 40.9）。对掌夹板可以用来适应由于鱼际肌无力造成的拇指对掌不能（eSlide 40.10）。

3 期包括仍能行走但在特定的肌群中有严重无力的患者。

4 期包括不能行走但保持独立活动的患者。

5 期患者将丧失独立活动的能力。

6 期患者完全卧床不起且依赖他人，需要最大限度的帮助。

锻炼

ALS 和其他渐进性神经肌肉疾病的锻炼是个争议的话题。尽管理论上存在过度劳累会加重肌无力的可能，但没有一项对照研究显示 ALS 患者锻炼后肌无力症状会加重。关节活动范围训练和牵伸对所有的 ALS 患者被确认是安全的，应该与每一位 ALS 症患者讨论制订适宜的锻炼形式。

疾病相关的特殊影响

痉挛

ALS 患者痉挛的治疗与其他疾病状态的痉挛相似，但存在一些重要差异。并不是所有 ALS 患者的痉挛都适合治疗，尤其是那些进展迅速或病情非常严重的患者。肉毒杆菌毒素可能有用，但它会导致全身无力，这可能是一个更严重的问题。

沟通

有效的沟通交流是影响 ALS 患者生活质量的一个主要因素,应该积极管理。当语言交流受限时,扩大并选择其他交流方式是有帮助的。

吞咽困难和营养不良

吞咽困难会导致营养不良,增加误吸的风险,并成为焦虑的主要来源。营养状况的改善会对多种 MND 产生重大影响。营养不良与吞咽困难的程度成正比,是 ALS 患者死亡的主要预测因素。鼻胃管可以提供更多的营养,但会引起不适,如果放置不当会导致误吸。经皮内镜胃造瘘(percutaneous endoscopic gastrostomy, PEG)是一种永久性的喂养方法。ALS 患者进行 PEG 的适应证包括:热量摄入减少,体重下降超过基线的 10%,脱水,吞咽困难引起的进食受限或进食时间超过 30 分钟。

流涎

患者的流涎会使其社交能力丧失,并引起口腔感染。家用吸痰器对大多数患者都有帮助。治疗方法包括服用阿米替林、雾化或静脉注射格隆溴铵、口服或经皮注射东莨菪碱和苯托品。A 型肉毒杆菌毒素按照每 3 个月注射一次,每次 7.5~20 个单位,分别注入双侧腮腺是一种有效的方法。放射治疗是一种快速、安全、廉价、有效的选择,但并不常用。手术治疗是可行的,但一般不推荐。

呼吸功能不全

呼吸肌与其他肌肉一样,也可能受到运动神经元损伤的影响。呼吸功能不全除了是 ALS 和其他 MND 患者的主要死亡来源外,呼吸功能不全的代偿选择和替代方法最终可能会对患者的生活产生最大的影响。选择气管切开术和长时程通气的患者通常能活得更久,但他们必须考虑到最终可能会出现闭锁、无法沟通的状态。

呼吸功能不全的症状在最初出现时约占 ALS 患者的 25%。这些症状包括疲劳、呼吸困难、端坐呼吸和晨起性头痛。虽然许多患者没有症状,但亚临床呼吸功能不全是常见的。多达 85% 的 ALS 患者在发病时会出现肺活量(forced vital capacity, FVC)的异常。专家建议每 2~4 个月进行一次常规的呼吸生理测试。

无创通气(noninvasive ventilation, NIV)具有许多优点。它已被证明是可以改善患者生活质量的一些指标,包括精力、活力、呼吸暂停、嗜睡、抑郁、睡眠质量、疲劳、注意力问题和认知功能。典型的初始 NIV 处方适用于符合第 9 次修订,分类代码为(335.20)的国际疾病分类中 ALS 诊断的患者和 FVC 的记录值<50%,最大吸气压力≤60 cmH$_2$O 或动脉血二氧化碳分压≥45 mmHg 的患者。尽管 NIV 能使患

者受益,但最终所有患者都需要更多的呼吸支持和分泌物管理,并面临是否进行气管切开和有创机械通气(invasive ventilation,IV)的选择。非紧急情况下考虑 IV 的情况包括一天中使用 NIV 超过 12 小时,或因使用 NIV 后 FVC<50%的不耐受或出现呼吸困难的症状。

对于 ALS 患者,几乎不使用氧疗法。它会加重呼吸系统症状,引起高碳酸血症,并导致高碳酸血症昏迷或呼吸停止。对于 ALS 患者来说,支气管分泌物是个问题,也是焦虑的主要来源。一线治疗包括便携式家用吸引器和房间加湿器。使用化痰药,如每日 3 次,每次 200~400 mg 的 N-乙酰半胱氨酸也有帮助。生理盐水、β受体拮抗剂、抗胆碱能支气管扩张剂和化痰药已被成功地用于各种联合治疗。NIV 和机械通气联合使用已被证明可以减少住院率和改善包括 ALS 在内的神经肌肉疾病患者的血氧饱和度。

情绪与认知障碍

情绪障碍在 ALS 中很常见。对于治疗提供者来说,与 ALS 患者和患者家属讨论情绪障碍的症状是很重要的,因为这些症状与较低的生活质量有关。大约 50%的 ALS 患者至少会出现轻度到中度的认知障碍,约 15%的患者会出现额颞叶痴呆的症状。

假性球麻痹效应

假性球麻痹效应是指患者出现病理性哭泣、大笑和打哈欠的异常或过度的情绪反应。超过 50%的 ALS 患者可出现假性球麻痹效应,伴有或不伴有球麻痹征。

疼痛和抽搐

抽搐在各种类型的 MNDs 患者中都很常见。抽搐是引起 ALS 患者不适的常见原因,在该病的早期相当常见。

预后和临终关怀

临终问题是在管理 ALS 和其他严重 MNDs 患者时需要早期解决的问题。无论对医师还是患者来说,令人不悦的临终谈话都不是很希望看到的。除了可能让人不舒服的谈话之外,另一种选择是在危重期间由不知道患者真实愿望的家人做出关键决定。ALS 的预后是令人沮丧的(eSlides 40.11~40.13)。

● 总结(eSlide 40.14)

MND 是一组以运动神经元损伤和运动系统缺陷为共同特征的疾病。MND 的影响通常是破坏性的，而且通常没有治愈的方法。多学科联合通常是解决这些疾病的诊断、预后和管理复杂性的最有效方法，而治疗师在详细评估、准确及时诊断和治疗 MND 患者方面具有关键作用。

临床精要

1. MND 与运动神经元的功能障碍和变性有关，其临床表现与先天性和获得性原因有关。

2. ALS 是主要的获得性或偶发性病因，表现为 UMN 和 LMN 特征，在男性中更为常见。

3. 对 MND 的诊断评估是以详尽的病史、详细的神经学检查和电诊断作为主要的诊断方式。

4. 因为目前尚没有方法可以治愈或阻止大多数 MND 的进展，所以治疗策略通常旨在减少 MND 带来的影响。

5. 康复策略是根据疾病进展的不同阶段为患者量身制订的。

6. 与相关疾病具体的影响包括呼吸功能不全、吞咽困难、痉挛、交流障碍、假性延髓性效应、疼痛、情绪和认知障碍，需要给予相应的治疗。

7. 在 ALS 和其他严重 MND 的管理中，需要尽早解决患者的临终问题。

第 41 章

神经疾病患者的康复

Rehabilitation of Patients With Neuropathies

Yi-Chian Wang
李晌泽

本章主要阐述周围神经性病变（peripheral neuropathies，PN）的康复，康复医师能够根据这些情况做出诊断，提供康复治疗和预后。

● 神经性疾病的分类

PNs 可由系统性疾病或局灶性损伤引起，可从 3 个方面描述：①轴突损伤或脱髓鞘；②运动或感觉纤维受损；③远端、近端、非对称或多灶式病变。例如：酒精性神经病倾向于轴突、感觉运动和对称性。局部神经损伤按照 Seddon 系统和 Sunderland 系统进行分类（表 41.1 和 eSlide 41.1）。

● 全身性神经性疾病的评估

病史

病史应包括症状（病程、进展和分布）、功能障碍、并发症、有毒物质暴露；家族史（例如，步态问题或高弓足）和感觉改变，包括小直径纤维症状（疼痛、温度和压力觉）和大直径纤维症状（振动觉和本体感觉）。运动症状可表现为步态困难、平衡受损、反复跌倒或精细运动技能下降。儿童的神经病变通常发作隐匿，在正常儿童活动中表现为发育里程碑延迟和笨拙（eSlide 41.2）。

体格检查

检查四肢是否有萎缩和束颤形成。无明显萎缩的肌无力提示脱髓鞘病变，而肌萎缩与肌无力成比例更符合轴突神经病变。足部的表现包括高足弓、槌状趾、中足结构塌陷、"热足"(小纤维神经病变)和"皮肤病变"(无感觉足)。感觉测试包括轻触觉、针刺觉、本体感觉和振动觉。可以预测电诊断确认的 PN 的阳性体征是:跟腱反射的消失;在至少 8～10 组测试中不能发现大脚趾 0.5～1.0 cm 的运动或大脚趾无法感受至少 8 秒的 128 Hz 音叉振动。在重复测试中检测到无力改善以及在功能性任务中观察患者的表现,例如在没有视觉输入的情况下进行单足站立测试或扣纽扣测试(eSlide 41.3)。

表 41.1 神经损伤的分类: Seddon 和 Sunderland 系统

Seddon	Sunderland	描　述
神经失用症	一度	无轴索损伤的局灶性传导阻滞
轴索断裂	二度	轴突损伤伴 Wallerian 变性;支撑结构完整
神经断裂	三度	轴突和神经内膜损伤
	四度	轴突、神经内膜和神经束膜的损伤
	五度	轴突、神经内膜、神经束膜和神经外膜损伤

电诊断研究

电诊断研究是体格检查的延伸。感觉神经动作电位(sensory nerve action potential,SNAP)和复合肌肉动作电位(compound muscle action potential,CMAP)下降通常提示轴突丢失。在脱髓鞘过程中,传导速度减慢,感觉神经动作电位显示为波形离散。获得性脱髓鞘性神经性病常表现为不均匀脱髓鞘和局灶性传导阻滞,而遗传性神经病常表现为均匀脱髓鞘而无局灶性阻滞。迟发反应(F 波)对于评估更近端的节段是有用的;它们对检测脱髓鞘过程特别敏感,如早期格林-巴利综合征(GBS)。针极肌电图(EMG)显示失神经支配的征象,如当轴突持续丢失时可见正锐波和纤颤电位。当侧枝芽生开始时,神经再支配的早期征象表现为运动单位时限增宽和多相波,神经再支配的晚期征象表现为运动单位波幅增高或巨大电位(eSlide 41.4)。

● 神经性疾病的并发症

足部的并发症

糖尿病患者发生足部溃疡的终生风险为 15%,神经病变的存在使与之相关联的截肢风险增加 2～15 倍。对神经病变的患者应进行有关正确穿鞋、护理指甲和结痂组织及监测感染迹象(用于自我监测)方面的教育。Charcot 神经性关节病是一种病理性骨折,常发生在足中部。急性 Charcot 足可表现为类似蜂窝织炎,如发热、红斑和足肿胀,可通过骨扫描诊断,但不能通过 X 线片诊断。在临床炎症体征和骨扫描发现消失之前,应该使用全接触石膏进行严格的固定。

疼痛

大纤维神经病变常表现为钝痛、深部痛、酸痛或绞痛。小纤维神经病常表现为浅表、灼烧和超敏性疼痛。局部使用辣椒素或利多卡因可用于疼痛分布不连续的患者。经皮电刺激可能是有益的。治疗神经病理性疼痛的药物包括三环类抗抑郁药(如阿米替林和去甲替林)、加巴喷丁、度洛西汀、普瑞巴林、曲马多和阿片类镇痛药。治疗神经病理性疼痛的二线药物包括拉莫三嗪、卡马西平,其他选择性 5-羟色胺再摄取抑制剂和可乐定。

功能障碍

PN 患者跌倒的可能性大约是那些没有神经病变患者的 20 倍。神经病变损害了踝关节的本体感觉,患有这种神经病变的人很难迅速形成踝关节扭矩来纠正侧倾。最近,髋部力量与踝关节本体感受的比值被用来预测老年糖尿病神经病变患者单足站立时间、跌倒和跌倒相关损伤。近端髋部肌力训练、佩戴矫正远视的眼镜、适当的照明、合适的鞋子、步行设备和太极拳练习都可能会降低跌倒的风险。然而,远视近视两用眼镜已经被证明会增加摔倒的风险。

● 特殊的神经疾病

糖尿病神经病变

糖尿病是最常见的神经病变的原因之一,它是对称的,表现出脱髓鞘和轴突丢失的特征,并且对感觉纤维的影响大于对运动纤维的影响。糖尿病单神经病变也可发生,主要发生在Ⅲ、Ⅵ和Ⅶ脑神经,以及正中神经、尺神经和腓神经(eSlide 41.5)。

远端对称感觉运动多神经病变

糖尿病神经病变的危险因素包括高血糖的严重程度和持续时间,以及高血压、甘油三酯升高、吸烟、肥胖和心血管疾病的存在。大纤维较早被累及,导致本体感觉受损。当累及小的 C 纤维时,会出现明显的疼痛、痛觉过敏、出汗减少和血管舒缩性改变。常规研究显示腓肠神经的感觉最早发生变化。在较年轻的患者中,足底内侧神经传导的研究可能更为敏感,因为该神经位于远端。严格的血糖控制已被证明能减少近 70% 的 PN 的发生率和 50% 以上的自主神经功能障碍,但还没有证明能逆转PN。因此,一旦确诊为糖尿病,立即开始严格控制血糖是很重要的。

近端神经病变

糖尿病近端神经病,或糖尿病性肌萎缩症,被认为是一种免疫介导的微血管炎,影响神经根和神经丛。它会导致数月的剧烈疼痛,随之而来的是体重下降和肌肉萎缩。萎缩主要累及股四头肌、内收肌和髂腰肌,相对较少累及腘绳肌和臀肌。糖皮质激素、血浆置换法和静脉注射免疫球蛋白(IVIG)尚未被证明是有效的治疗方法。预后良好,一般需要 12~24 个月才能恢复。

自主神经病变

自主神经病变是糖尿病患者发病甚至死亡的重要原因。心脏自主神经病变患者的死亡率比无此神经病变的患者高 40%;死亡率的增加是由于隐性缺血、致死性心律失常和 QT 间期延长引起的。自主神经病变的临床症状包括静息性心动过速>100 次/分,站立时收缩压下降>20 mmHg,无明显的心率反应(直立)。管理包括关于缓慢改变体位的教育,使用弹力袜和腹部绷带,以及氟地可的松或米多君等药物的使用。自主神经功能障碍也会影响胃肠道和泌尿生殖系统,导致勃起功能障碍和神经源性膀胱。

格林-巴利综合征

格林-巴利综合征(Guillain-Barré Syndrome,GBS)的病因可能与病原体引起的周围神经损伤有关。最常见的亚型是急性炎性脱髓鞘性多神经根神经病(acute inflammatory demyelinating polyradiculoneuropathy,AIDP),它影响运动和感觉神经,占 GBS 病例的 95%。单纯轴索型(<5%)可发生急性运动轴索神经病或急性运动和感觉轴突神经病;它们在亚洲和南美洲更为常见。Miller Fisher 变异,表现为共济失调、反射障碍和眼痛三联征,是罕见的(eSlide 41.6)。

临床特点及诊断

GBS 是一种进展性的、对称性四肢无力,伴有或不伴有感觉异常。最明显的无力发生在 2~4 周。25% 的病例由于呼吸肌无力需要通气支持。脑神经和自主神经系统也会受到影响。深部酸痛可能先于虚弱,影响背部、臀部和大腿后部。典型的临床特征、脑脊液中的高蛋白浓度和典型的电生理诊断结果构成了 GBS 的诊断。神经传导的研究最初是正常的。F 波潜伏期延长通常是最早的异常,其次是急性获得性脱髓鞘表现为时间分散和局灶性传导阻滞。

疾病的管理

GBS 的死亡率为 10%。血浆置换和静脉注射免疫球蛋白(intravenous immunoglobulin, IVIG)都已被证明是有效的,但 IVIG 更方便、更容易获得。患者的康复开始于急性期,包括预防挛缩,主动的肺部护理和早期活动。住院患者的康复开始于神经系统恶化达到最低点,患者的自主神经功能稳定,肺功能稳定。疲劳是常见的,但可以通过运动(例如,包括矫正站立、带矫形器或不带矫形器的行走、上肢负重训练)和使用辅助设备进行自我照护活动来缓解。只有 20% 的患者在 6 个月后仍然不能行走或需要辅助设备才能行走。不良预后与高龄、男性、轴突受累、早期腹泻和巨细胞病毒(cytomegalovirus, CMV)感染有关。

慢性炎性脱髓鞘性多发性神经病变

慢性炎性脱髓鞘性多发性神经病(chronic inflammatory demyelinating polyneuropathy,CIDP)病程进展至少超过 2 个月。在年轻患者中呈复发和缓解多相,在老年人中呈进展性的(单相)。典型表现为对称性神经病变,主要累及近端和远端运动神经纤维。反射减弱,肌肉萎缩不明显。10%～20% 的病例可累及脑神经。感觉受累通常影响负责振动觉和本体感觉的大纤维。通过典型的临床特征、节段性脱髓鞘的电诊断研究、神经活检、脑脊液研究结果和磁共振成像(MRI)可以作出诊断。除了 IVIG 和血浆交换外,CIDP 对皮质类固醇也有反应。皮质类固醇在脱髓鞘疾病中最有可能产生缓解,但在纯运动型 CIDP 中可能无效或有害。在患者的神经系统症状稳定后,应进行适当的物理和作业治疗、矫形管理和神经病理性疼痛治疗(eSlide 41.7)。

传染病性神经病(eSlide 41.8)

麻风病(汉森病)

麻风病(leprosy)是世界上最常见的神经病变的原因。它是由麻风分枝杆菌引起的。结核性麻风病是由过度的细胞免疫引起的,细胞免疫不仅破坏了芽孢杆菌,也损伤了神经,造成肉芽肿性皮肤斑疹。在麻风病中,缺乏免疫反应使芽孢杆菌得以增殖,而神经损伤是由于细菌直接入侵施万细胞造成的。

莱姆病

莱姆病(Lyme disease)是一种由布氏疏螺旋体引起的蜱虫传播疾病。脑膜炎是最常见的神经系统异常。典型的 PN 是不规则的轴突神经病变。在莱姆病的第二阶段,可能会出现脑神经病变、神经根神经炎、多发性单神经炎或神经丛病变。在第三阶段,50%的患者发展为远端对称神经病变,伴袜套感觉异常和感觉丧失。头孢曲松治疗后 PN 恢复良好,慢性 PN 恢复不佳。

巨细胞病毒相关的进展性多发性神经根脊髓病

巨细胞病毒感染是一种严重的神经系统急症,可在几天内迅速发展为多神经根脊髓病,如果不治疗,几周内就会死亡。起初是腰痛伴单侧下肢放射痛和尿失禁,随后是进展性腿无力和鞍区感觉消失。腰椎穿刺是鉴别病原体的必要手段。电诊断研究与腰骶神经根轴突丢失一致。

人类免疫缺陷病毒相关神经病

在人体免疫缺陷病毒(human immunodeficiency virus,HIV)感染的早期(血清转化时),免疫介导的神经病最为常见。这些与 AIDP、CIDP 和血管炎神经病相似。在中晚期疾病中,HIV 病毒本身会引起神经病。在晚期疾病中,机会性感染、营养缺陷、弥漫性浸润性淋巴细胞增多、抗逆转录病毒(antiretroviral,ARV)相关的免疫重建炎症反应以及抗逆转录病毒药物本身都可引起 PN。由抗逆转录病毒药物(ARV-DSP)引起的远端感觉多神经病变可导致小的无髓纤维远端轴索变性,抗逆转录病毒治疗可以阻断。

表 41.2　中毒性神经性疾病的特征

神经病的类型	致毒的药物和毒素
远端感觉运动神经病,没有传导减缓,但主要是轴突损失	慢性酗酒,以及慢性砷、一氧化碳和汞中毒 药物:甲硝唑、阿米替林、锂、呋喃妥因、苯妥英、长春新碱、肼拉嗪、异烟肼
运动为主的神经病,无传导减慢	有机磷酸酯类 药物:长春新碱
单纯感觉轴索神经病	酒精,吡哆醇(维生素 B_6),铊 药物:顺铂、呋喃妥因、沙利度胺
以运动为主的脱髓鞘病变	急性砷中毒

神经病的类型	致毒的药物和毒素
类似 AIDP 感觉为主的脱髓鞘病变 多发性单一神经炎	药物：胺碘酮 石房蛤毒素（与红潮有关的贝类中毒）、河豚毒素（河豚） 三氯乙烯 药物：氨苯砜
亚急性运动神经病变伴节段性脱髓鞘和轴索变性	慢性铅中毒

注：AIDP，急性炎性脱髓鞘多神经根病。

中毒性神经病变

当标准病史询问和实验室检查结果未揭示病因时应怀疑有毒物接触史。诊断的建立是很重要的，因为及时排除诱因可改善病情。表 41.2 和 eSlide 41.9 总结了中毒性神经病变的共同特征。

中毒性神经病也经常伴有其他全身效应，症状因暴露剂量和持续时间的不同而不同。据报道，砷、铅和铊中毒可引起胃肠道衰竭。指甲中的白甲线可以在铅中毒和砷中毒中发现。牙龈异常证明苯妥英、铅和汞暴露。接触丙烯酰胺、铊和甲苯可发生刺激性皮炎。暴露于有机磷会引起胆碱能过量症状。慢性酒精滥用可导致小脑中线退行性变和共济失调、痴呆和眼麻痹三联症，即韦尼克-柯萨考夫综合征。铅中毒倾向于桡神经损伤，患者可出现垂腕。血液中铅含量在 $10\,\mu g/dL$ 左右的儿童可能会出现认知、学习和行为障碍。许多化疗药物可导致治疗受限性神经病。减少剂量，延长注射时间，或更长的剂量间隔可以改善症状，但恢复可能是不完全的。胺碘酮可引起脑病、基底节区功能障碍、视神经病变、伪脑瘤和运动性震颤。秋水仙碱引起的神经病变常伴随肌病表现。

血管炎性神经病和结缔组织病相关神经病

典型的血管炎性神经病变是多发性单神经病，常见的有结节性多动脉炎、变应性肉芽肿性血管炎（Churg-Strauss 综合征）、显微镜下多血管炎和韦格纳肉芽肿（Wegener granulomatosis）。该病典型的临床表现开始为神经的血管性缺血和疼痛，随后出现两侧不对称的感觉丧失和身体的无力。其中腓神经的损害占 63%，其次是胫神经、尺神经和正中神经。在非典型解剖压迫的部位，近端的神经受累比远端多。电诊断提示感觉和运动神经轴突受损。针极肌电图提示为慢性失神经状态。

及时使用糖皮质激素和环磷酰胺类药物可以阻止病情发展。

除了不对称性单神经炎外，一些疾病如类风湿关节炎（RA）、系统性红斑狼疮（SLE）和干燥综合征（Sjögren syndrome）也容易引起弥漫性对称性远端神经病变，这些神经病变多发生在疾病中后期，并会波及感觉、运动和自主神经纤维。类风湿关节炎可发展为类风湿性血管炎，引起典型的多发性单神经炎。压迫性神经病，如腕管综合征（carpal tunnel syndrome，CTS），也常见于 SLE、RA 和干燥综合征。

腓骨肌萎缩症

腓骨肌萎缩症（Charcot-Marie-Tooth disease，CMT）又称遗传性运动和感觉神经病变（hereditary motor and sensory neuropathy，HMSN），是最常见的遗传性周围神经病。它被细分为 HMSN 类型Ⅰ～Ⅵ 6 种亚型（eSlide 41.10）。HMSN Ⅰ/CMT1 是最常见的亚型（占 74% 的比例），以传导速度慢和弥漫性脱髓鞘为特征。HMSN Ⅱ/CMT2 为轴突型。HMSN Ⅲ现在更常见的是 Dejerine-Sottas 神经病变，其特征是早期发病和严重的"增殖性"脱髓鞘。HMSN Ⅳ、HMSN Ⅴ和 HMSN Ⅵ描述了各种单纯运动的形式，它们现在被称为远端遗传性运动神经病。CMT 的典型模式是 20 岁之前开始的缓慢进行性的肌无力。由于明显的腓骨肌无力和相对保留的跖屈肌肌力、足下垂和跨越步态可能是腓骨肌萎缩症最早的迹象。虽然步态受到影响，但是失去独立行走的能力是比较少见的。另外在 66% 的 CMT 患者中可见骨骼畸形，如高弓足和锤状趾。治疗方面，逐步加强屈髋训练可以改善步行时间，足踝肌肉力量训练可改善肌力，从而提高步行速度、步频和步幅。

● 单神经病变

单神经病通常是由神经局部的压迫或创伤导致的，多发生在解剖结构脆弱的位置。"双重挤压"指的是神经近端受压或系统性疾病造成的神经损伤，更容易造成神经远端的轻微损伤（如神经根型颈椎病易引起腕管综合征）；糖尿病患者中腕管综合征的发病率是一般人群的 3 倍。

臂丛神经病

臂丛神经病最常见的病因是创伤，它可以影响多个神经根、神经干、神经束或远端神经分支，臂丛神经病具体定位诊断需要针极肌电图的协助。较轻的臂丛损伤会引起肩膀剧烈的烧灼痛，并伴有短暂的无力。Erb 麻痹（新生儿上臂型臂丛神经损伤)多发生在难产的新生儿中,最常见的临床症状是上躯干功能受累。治疗方案包括良姿位摆放,关节活动度和肌力训练,药物治疗神经疼痛,神经松解术,神经修复或神经移植术,以及肌腱移植术(eSlide 41.11)。

急性臂丛神经炎

急性臂丛神经炎(Parsonage-Turner 综合征)的典型表现为颈部和肩部的急性严重疼痛,其次是肩部肌肉无力。急性臂丛神经炎发病的事前事件包括免疫系统疾病、感染、手术和怀孕,通常上肢先受影响。治疗方面采取系统的给予皮质类固醇以缓解疼痛,但这不改变病程。该病预后一般良好,85% 的患者可以在 3 年内恢复。

胸廓出口综合征(thoracic outlet syndrome)

臂丛神经走行在内斜角肌和前斜角肌之间,穿过第一肋骨和锁骨,然后穿过胸肌肌腱和喙突;所经过的这些区域出现神经卡压,并影响臂丛神经下干功能的一系列临床表现的综合征。针极肌电图可显示 T1 支配的鱼际肌的异常。治疗和护理方法包括姿势体位管理,斜角肌、锁骨下肌和胸小肌的肉毒素注射。

肿瘤诱发和辐射诱发的神经丛疾病

肺癌、乳腺癌和淋巴肿瘤是最常见的引起臂丛神经病的转移性肿瘤;早期症状包括严重疼痛和无力,而后会累及由下臂丛神经支配的肌肉(C8~T1)。疼痛可通过药物治疗、放射治疗或局部阻滞得到缓解。如果肿块毗邻第一胸椎,它可能影响交感神经节,引起霍纳综合征。放射诱发的神经丛病是放射治疗的一种晚期效应,在放射治疗后的 6 个月至 20 年会出现感觉减退和上神经丛支配的肌肉无力。肌电图可显示特征性的肌纤维颤搐。肿瘤和放射丛病的治疗在很大程度上是支持治疗。

正中神经病(eSlide 41.12)

旋前圆肌综合征

旋前圆肌综合征发生于正中神经在穿过旋前圆肌浅头和深头之间指浅屈肌筋膜带下方或二头肌腱膜下时被卡压。旋前圆肌综合征患者反复进行屈肘、前臂旋前、屈曲手指的动作时易出现疲劳和疼痛,前三指和大鱼际隆起处皮肤感觉异常,后者通常在腕管综合征中不会发生。针极肌电图可显示除旋前圆肌外所有由正中神经支配的肌肉异常。据报道,超过 50% 的患者经保守治疗后病情有所好转,而对于那些病情没有好转的患者,手术减压成功率很高。

前骨间神经卡压综合征

前骨间神经是一条支配指深屈肌、拇长屈肌和旋前方肌的运动神经，由正中神经发出。前骨间神经卡压综合征可在指浅屈肌形成的纤维弓处受到压迫，它的发生影响了患者做出"OK"的手势，相反，会代替做出一个侧捏的姿势。患者常抱怨前臂疼痛，但无感觉丧失。治疗首先要避免重复的肘部屈曲、旋前或强迫握紧。有 1 项试验报道应用非甾体抗炎药和后肘夹板，在症状出现 3～24 个月后自发性改善。如果没有运动恢复，可以手术减压。

腕部正中神经病变（腕管综合征）

腕管综合征是最常见的局灶性神经病变。手和手腕反复运动、糖尿病、甲状腺功能减退、风湿性关节炎、肥胖和怀孕是常见诱发因素。腕管综合征的典型表现包括前四指的感觉异常，这种症状在夜间、驾驶或握物时加重，在挥手后减轻，并且伴有鱼际肌无力或萎缩，Tinel 征和 Phalen 征（屈腕试验）为阳性。肌电图可以对腕管综合征明确诊断，并且评估其严重程度。肌电图提示腕管综合征最早的异常可能是正中神经感觉潜伏期的延长而掌中刺激可能更敏感，因为它记录了较短的腕管段。运动纤维在病情较重时可表现为复合运动振幅下降和远端潜伏期延长。针极肌电图检查还可显示拇短展肌或拇对掌肌的急性或慢性失神经病变，有助于鉴别诊断。腕管综合征的治疗包括运动方式的改变，腕部 $0°$～$5°$ 伸展夹板，口服非甾体抗炎药，局部皮质类固醇注射和外科减压术等。

尺神经病（eSlide 41. 13）

肘部尺神经病变

肘部尺神经病变（UNE）是第二常见的局灶性神经病变。常见的致病危险因素包括反复屈肘、反复紧握、尺神经沟卡压、年龄、男性和吸烟史。肘部尺神经病变患者通常表现为手部和前臂尺侧感觉障碍，随着疾病的进展，患者失去了手的灵活性和握力。在肱骨外上髁后，神经在尺侧腕屈肌的双头之间穿过，可能会诱发 Tinel 征阳性。骨间肌无力、萎缩和爪形手可在严重的病例中发现。电诊断研究可以区分神经根病和下躯干神经丛病。针极肌电图检查显示，第一背侧骨间肌最易受影响，其次是小指外展肌和尺侧腕屈肌。如仍不能明确诊断，可以利用超声检查神经是否增粗。肘部尺神经病变的治疗方法包括避免强力握力，防止长时间或重复屈肘，对后内侧肘关节进行运动缓冲以防止压迫，戒烟，以及手术松解尺侧腕屈肌筋膜；然而，不同情况的人群对非手术和手术治疗的反应是不同的。

腕部尺神经病变

尺神经经过位于钩骨和豌豆骨之间的腕尺管进入腕部,当腕尺管内的神经受到压迫时,患者的第四、五指出现感觉改变,并且会导致手部所有受尺神经支配的肌肉无力。当损伤发生在远端的腕尺管,会出现第四和第五指感觉减退;当发生更远端损伤,鱼际肌也会出现萎缩,并且萎缩只发生在骨间肌。针极肌电图检查有助于病灶定位。虽然这种疾病可以通过活动方式的改变得到改善,但如果是腕部骨性疾病所导致,也可以咨询手外科医师进行手术治疗。

桡神经病(eSlide 41.13)

桡神经沟处桡神经病变

桡神经沟处的桡神经病变见于肱骨骨折或其他神经受到外部压迫情况(如使用止血带、"蜜月麻痹"和"星期六夜麻痹")。通常表现为腕或指下垂,肱桡肌受累时肘关节屈曲无力,手背和前四指感觉异常。运动神经传导速度测试提示桡神经沟处存在神经传导阻滞。由外部挤压引起的神经病变是典型的神经失用症,通常在 2 个月内自行恢复。如在早期出现伸肌反应表明预后良好。如在 8～10 周内没有恢复,就需要手术探查。如一年后功能没有恢复,可以考虑肌腱移植。在恢复期间,最好使用一个起到支撑作用的"cock-up"夹板。

后骨间神经病变

后骨间神经病变可发生在桡神经在旋后肌腱弓处卡压(旋后肌综合征),或肘关节骨折及外力的压迫。临床症状可见手指伸肌、旋后肌和尺侧腕伸肌无力,肱桡肌几乎没有功能,手也丧失感觉。针极肌电图检查提示为典型的局灶性损伤。治疗包括避免刺激性的活动,使用非甾体抗炎药和夹板。80%的患者能恢复功能。

腰骶神经丛疾病

腰骶神经丛疾病常发生在骨盆或髋部骨折后,其中骶神经丛先受累,同时神经根撕脱可发生在部分骶髂关节分离的病例。转移性神经丛病以神经病理性疼痛为主要症状,随后出现无力和感觉丧失。相比之下,放射诱发的神经丛病通常在放射治疗后数年出现,主要表现为无痛的、进行性无力。腰骶神经丛疾病的其他发病原因包括腹膜后出血和产科损伤。

股神经病变

肌神经在出现于腹股沟韧带下之前支配髂腰肌,之后又分成分支支配股四头肌、缝匠肌、耻骨肌、大腿的前部和内侧。医源性股神经损伤多发生在腹膜后间隙或腹股沟韧带下,临床表现为单侧大腿无力,大腿前、内侧麻木。如果骨盆内的神经受到卡压,髋关节屈曲也会受到影响。髂腰肌的针极肌电图检查可以帮助定位病变的位置,在近或远的腹股沟韧带。当 CMAP 值保持在正常值的 50% 以上时提示预后良好。对于轻度到中度的无力,一个带有背屈制动的踝足矫形器可以在膝盖上形成一个伸展力矩来弥补股四头肌的无力。如果无力严重,可能需要膝踝足矫形器。

股外侧皮神经病变

股外侧皮神经是一条支配大腿前外侧的感觉神经。涉及这条神经的病变称为"感觉异常性股痛",股外侧皮神经病变表现为神经区域的麻木或感觉过敏,潜在的致病原因包括髂前上棘(ASIS)和腹股沟韧带的压迫、肥胖、怀孕、糖尿病、穿紧腰带,或手术部位接近神经。Tinel 征阳性可能是由髂前上棘内侧和下方的叩诊引起。股外侧皮神经病变明确诊断包括神经传导速度测定、超声检查和局部麻醉神经阻滞。股外侧皮神经病变治疗包括消除症状加重因素、减轻体重、局部使用辣椒素或利多卡因、应用缓解神经性疼痛的药物和局部注射皮质类固醇。预后一般良好。

腓总神经病变(eSlide 41.14)

腓总神经病变是下肢最常见的神经损伤。其发病原因包括不恰当的夹板或肿瘤导致的腓骨头长期受压,长时间下蹲引起神经牵拉,膝外伤,前筋膜室综合征等。最显著的临床表现是踝关节背屈无力,并会导致足下垂及跨越步态,小腿外侧下 2/3 和足背的感觉减弱。通过叩击环绕腓骨颈的腓神经,可能会产生 Tinel 征。电生理诊断最具体的表现为传导阻滞,从腓骨头上方到腓骨头下方 CMAP 下降超过 20%,还应检测指短伸肌或胫前肌的运动反应,任何 CMAP 的存在都与良好的恢复有关。评估股二头肌短头肌腱对于排除坐骨神经损伤特别有用。治疗从减轻膝关节外侧负荷开始,避免膝关节长时间屈曲和习惯性腿交叉,并为患者安装踝足矫形器以改善步态。手术治疗包括神经松解、减压、神经修复和神经、肌腱转移。

胫神经和足底单神经病变

胫骨近端神经病是不常见的,但可导致跖屈无力和踝关节内翻。屈肌支持带下病变称为跗管综合征,可由踝关节创伤、关节炎、足跟畸形以及血管或肿块压迫引起,表现为足底感觉异常和疼痛。在内踝屈肌支持带局部叩击可能引起 Tinel 征阳性。指间神经可被卡压在第二、第三跖间韧带下,形成 Morton 神经瘤。X 线片、超声和 MRI 检查可用于评估任何结构异常。针极肌电图可检查拇外展肌，以发现足底内侧神经损伤，并可评估小趾展肌，以发现足底外侧神经功能障碍。治疗包括服用非甾体抗炎药、局部皮质类固醇注射和踝足矫形器背屈制动来代偿腓肠肌内侧头的无力。

坐骨神经单神经病（eSlide 41.14）

坐骨神经由胫神经和腓总神经两部分组成，它们分开的走行不交换神经束。腓总神经分支更容易受损伤。常见的坐骨神经损伤的原因包括髋骨折、髋后脱位和髋关节手术。在严重坐骨神经病变中，在肌电图检查时，胫神经、腓神经和腓肠神经都将出现异常。而在轻微的只有腓骨分支损伤的病例中，监测股二头肌短头有助于将其与更常见的腓骨髁远端病变区分开来。坐骨神经损伤的治疗主要是支持性的。

其他常见单神经病（eSlide 41.15）

下腹部神经病变是指髂腹股沟神经、髂腹下神经和生殖器股神经的损伤，引起的疼痛影响下腹部和生殖器区域。有时在髂前上棘附近可引起 Tinel 征阳性。常见的卡压部位包括腰大肌、腹横肌和腹股沟韧带。闭孔神经病变可能与盆腔损伤或先天性损伤有关，临床表现为大腿内侧感觉丧失、髋内收和内旋无力。可见划圈步态（circumducted gait）。肌电图是检测这种损伤最有效的方法。大多数闭孔神经损伤在保守治疗后恢复良好。腓神经病变表现为小腿远端后外侧和足外侧感觉异常。它可能是由腘窝的 Baker 囊肿、腓肠肌肿块或踝关节手术引起的。治疗包括对症处理和减轻压迫。

临床精要

1. 周围神经病可以从 3 个方面来描述：①轴突损伤或脱髓鞘；②运动或感觉纤维受损；③远端、近端、非对称或多灶式病变。

2. 电诊断研究（EDS）是增加确诊或是在体检中的唯一诊断信息。请注意传导速度、动作电位（APs）的离散和振幅、迟发反应（F 波）和针极肌电信号。

3. 周围神经病的并发症包括神经病理性疼痛、功能障碍、足溃疡、夏科足（Charcot foot）和足畸形。

4. 糖尿病是神经病变最常见的原因，神经病变是对称的，涉及运动、感觉和自主神经系统。糖尿病近端神经病变是一种影响神经根和神经丛的免疫介导的微血管炎。

5. 急性炎性脱髓鞘性多发性神经病(也称为格林-巴利综合征)和慢性炎症性脱髓鞘性多发性神经病对类固醇治疗都有反应。

6. 病原体引发的周围神经病常见麻风病、莱姆病、巨细胞病毒和人类免疫缺陷病毒。

7. HMSN,也被称为腓骨肌萎缩症,可以影响步态,但失去独立行走能力是罕见的。

8. 常见的上肢单神经病包括臂丛神经病、正中神经病变、尺神经病变和桡神经病变。

9. 常见的下肢单神经病包括腰骶丛病、腓总神经病,胫神经病,坐骨神经病和股神经病。

第 42 章

肌病

Myopathy

Ziad M. Hawamdeh
冯 珍 游煌俊 译

肌病是由肌肉纤维的结构或功能异常引起的一系列运动性疾病,其特征是对称性的、近端重于远端的肌无力,同时保留反射和感觉。少数肌病会影响感觉或自主神经。详细的病史和体格检查、合适的诊断方法有助于成功识别和分类肌病(eSlide 42.1)。

● 疑似肌病患者的评估(eSlides 42.2～42.5)

详细地询问病史对诊断至关重要。婴儿的肌无力和张力减退是父母普遍担心的问题。早期出现的喂养、呼吸困难和标志性发育特征出现时间点有助于判断疾病进展。青少年或成年人更有可能出现无力、疼痛、肌肉痉挛、耐力下降、发育迟缓以及肌肉萎缩等症状。全面体格检查对评估肌病是必要的。肌肉骨骼系统的评估可以从评估肌肉体积开始。相比徒手肌力测试,握力计测量肌病患者肌力更可靠。需进行脊柱检查以评估脊柱侧凸和后凸。肌病患者可能存在认知障碍。大多数 5 岁以上认知功能正常的儿童能够完全配合徒手肌力测试。骨盆带肌群无力的肌病可能会表现出高尔现象(Gower sign),即手扶着小腿并逐渐上移至大腿,进而伸直腰部。步态改变由很多原因造成,如髋关节伸展无力可引起前凸姿势和步态;膝关节伸肌无力可引起马蹄步态;髋外展肌无力可引起骨盆下降,进而身体通过向弱侧摆动进行代偿(Trendelenburg 步态模式)。

诊断检查

实验室筛查包括血清肌酸激酶(CK)、丙氨酸氨基转移酶(ALT)、天冬氨酸转氨酶(AST)和醛缩酶水平的测定。然而,正常人剧烈运动后,肌酸激酶水平也可能会升高。

病因不明时,电诊断测试可提供帮助。肌病患者的感觉和运动神经传导检查是正常的;然而,随着疾病的进展,复合运动动作电位的幅度可能会降低。针极肌电图可提供最可靠的信息。很多肌病插入电位正常,肌肉纤维化时插入电位减少,其运动电位表现为短的持续时间、低波幅、多相电位,募集增加或"早期"募集。肌纤维坏死可产生纤颤电位和正尖波。强直性肌营养不良症可出现强直性放电发出的"俯冲轰炸机"声。

肌肉活检对于诊断是必要的。检查通常选择较弱的肌肉,但最好避免选择有明显萎缩或严重无力的肌肉。肌肉活检通常取自肱二头肌、肱三头肌、三角肌和股四头肌。

● 肌肉疾病的具体分类

炎症性肌病(eSlide 42.6)

炎性肌病(inflammatory myopathies)很少见,包括皮肌炎、多发性肌炎和包涵体肌炎。

皮肌炎(dermatomyositis)在成人和儿童多见。临床表现包括眶周紫癜、红斑性黄斑皮疹、Gottron 丘疹和甲襞毛细血管扩张。儿童型可累及多个系统,如间质性肺病、心脏病,成人型可能与恶性肿瘤有关。

多发性肌炎(polymyositis)在 20 岁以上的女性多见。其特点是颈部屈肌和双侧肢体近端对称性受累,这可能与肌肉疼痛和肌肉压痛有关。常累及心脏,也可发生间质性肺疾病和恶性肿瘤,但比皮肌炎少见。

散发性包涵体肌炎(sporadic inclusion body myositis)是 50 岁以上人群中最常见的炎症性肌病。患者通常表现出不对称的肌无力,包括膝关节伸肌和手指屈肌。手指屈肌无力,使得手内在肌相对增强,以致很难握拳。

炎症性肌病血清 CK 通常升高,但有时也可能正常。肌电图显示肌肉病变模式。肌肉活检显示为一种特征性炎症模式。药物治疗通常包括免疫抑制剂。

肌营养不良症(eSlides 42.7~42.9)

抗肌萎缩蛋白症

抗肌萎缩蛋白症(dystrophinopathies)是由位于 Xp21 位点的抗肌萎缩蛋白基因突变引起的 X 隐性肌营养不良症。肌萎缩蛋白基因是人类已发现的最大基因。抗肌萎缩蛋白具有质膜稳定剂功能。杜氏肌营养不良症（Duchenne muscular dystrophy，DMD）可能发生男性儿童中，表现为张力减退、发育迟缓和进行性肢体及骨盆带肌无力，进而在 7～12 岁之间失去行走能力，死亡出现在患病 30 年后。检查通常显示小腿假性肥大、代偿性脚趾行走和高尔动作（Gower maneuver）的使用。由于长期不动，常可见肌肉挛缩。据报道杜氏肌营养不良症患者脊柱侧凸和脊柱后凸发病率可高达 100%。贝克肌营养不良症（Becker muscular dystrophy，BMD）比 DMD 少见且症状较轻，16 岁以后仍可以自由行走。7 岁以后，BMD 与 DMD 一样，表现出四肢及骨盆带肌肉无力。BMD 关节挛缩的发生率较低。

呼吸功能监测对 DMD 患者至关重要。与 DMD 不同，BMD 通常不会有脊柱侧凸及呼吸肌无力的快速变化。超过 90% 此两类肌营养不良症患者都会发生心脏受累。

两种类型肌营养不良症的肌酸激酶都升高至正常水平的 100 倍（高达 20 000 IU/L）。AST 和 ALT 也可能升高。dystrophin 基因突变检测是可行的。类固醇已被证明可以减缓 DMD 的功能衰退速度和延长行走能力。

肢带型肌营养不良

肢带型肌营养不良（limb-girdle muscular dystrophies，LGMD）是一组以近端肢带无力为主的肌病。分为 LGMD 1 型（常染色体显性遗传）和 LGMD 2 型（常染色体隐性遗传）。LGMD2 的儿童早期到患有 LGMD1 的第三个十年开始，大多数病例是缓慢进展的。

此类型 CK 一般升高，电诊断常提示肌肉病变，肌肉活检可显示肌肉病变。诊断基于 DNA 突变分析。

面肩肱型肌营养不良症

面肩肱型肌营养不良症（facioscapulohumeral muscular dystrophy）是一种常染色体显性遗传肌病。大多数患者在 20 岁前表现出非对称性肌无力，最开始在下脸部出现无力。近 5% 的患者有心脏传导异常；大多数患者有症状性感觉神经性听力损失；超过一半患者出现视网膜毛细血管扩张症，在极少数情况下，可能会导致视网膜脱落。

血清 CK 水平从正常到中度升高，肌电图与肌肉病变过程是一致的。肌肉活检可能显示炎性迹象，但通常不具特异性。分子遗传检测可以量化 D4Z4 重复序列。

Emery-Dreifuss 肌营养不良

Emery-Dreifuss 肌营养不良症分为 EMD 和 LMNA 基因的突变两类。EMD 和 LMNA 基因分别编码 Emerin 和 lamin 蛋白。X-连锁型较常染色体显性遗传型少见,后者可能出现较早,然而,两种类型都表现为肌无力、萎缩、肘屈曲、踝关节跖屈肌挛缩。两种类型均导致肩关节活动力弱并伴有肱二头肌明显萎缩,而常染色体显性类型也累及肩胛带。常染色体显性形式的心脏受累更为严重,可导致心律失常和心肌病。肌酸激酶水平轻度升高,肌电图显示一种肌肉病变。肌肉活检鲜有肌纤维坏死和结缔组织增多。Ⅰ型纤维的尺寸可能会略有减小,凸起增加。基因测序可检测出大多数突变。

强直性肌营养不良症(eSlide 42. 10)

强直性肌营养不良症(myotonic muscular dystrophy)是一种常染色体显性遗传性疾病,包括基因和临床的不同类型。强直性肌营养不良 1 型(DM1)是最常见的成人型肌营养不良症。其特点是遗传早现(genetic anticipation),即发病年龄逐代提前,症状逐代加重,发病率逐代提高。这与细胞复制过程中胞嘧啶-胸腺嘧啶-鸟嘌呤(CTG)序列的扩张有关,临床情况取决于 CTG 重复次数。DM1 主要典型表现为远端肌肉无力、面部无力、上嘴唇呈帐篷状、额部秃顶、颞肌萎缩和认知障碍,可能出现肌强直。患者可能表现出"热身现象(warm-up phenomenon)",心脏传导异常,胰岛素不敏感,但并未增加糖尿病的发病率,可能会发生白内障。

强直性肌营养不良 2 型(DM2)不像 DM1 那样表现出遗传早现。其通常在成年时表现出近端肌肉无力(与疼痛相关)、肌强直、轻度认知障碍和日间嗜睡等相关症状。DM2 可能引起心律失常、白内障、吞咽困难、性腺功能减退和胰岛素不敏感。CTG 重复次数超过 75 次可确诊为 DM2。

先天性肌病(eSlide 42. 11)

先天性肌病(congenital myopathies)是一种罕见的与常染色体显性或隐性基因突变相关的肌病。其包括核心肌病、线状肌病、中央核性肌病、多微小肌病和先天性纤维型肌病。在先天性肌病中,血清 CK 正常或轻度升高,电诊断结果无特异性。

核心肌病(central core myopathy)最初表现为婴儿低张伴近端无力。有心脏受累、骨骼异常和面部无力,但无眼肌麻痹。肌肉活检显示Ⅰ型肌纤维中心有未染色的"核心"。

线状肌病(nemaline myopathy)可分为轻度、中度或重度。患者可能有眼外和面部肌肉无力。心肌病与线状肌病有关。肌肉活检显示有线状包裹体。

中央核性肌病(centronuclear myopathy)可能在新生儿时期就有症状,如哭声低微、吮吸无力及张力减退。在儿童时期,会出现一种较轻微的肌病。肌肉活检显示细胞核位于中央、Ⅰ型纤维占优势并且肌肉萎缩。

多微小肌病(multiminicore myopathy)的典型表现为近端和躯干肌无力、进行性呼吸功能下降、脊柱侧弯和脊柱僵硬。受影响的个体可能有关节融合、眼外肌麻痹或远侧肢体肌无力,大多数患者可以行走。肌肉活检显示多个细小的无结构的核心和Ⅰ型和Ⅱ型纤维的肌节断裂。

先天性纤维型比例失调为排除性诊断,预后良好。通常在儿童期发病,表现出肌无力近端重于远端、张力减退、发育迟缓、面部无力和眼肌麻痹。在组织学检查中,肌肉活检结果显示Ⅰ型纤维占优势。

代谢性肌病(eSlide 42. 12)

代谢性肌病是一种罕见的常染色体隐性遗传病。它们包括酸性麦芽糖酶缺乏症(Pompe 病)和肌磷酸化酶缺乏症(McArdle 病)。Pompe 病分为婴儿型及迟发型。婴儿型表现为心脏肥大、肝肿大、张力减退、虚弱,常在 1 岁时死亡。迟发型发生于 1 岁后,肌无力近端重于远端,进展缓慢。McArdle 病患者在后期可出现肌肉疼痛、虚弱和运动耐量减少等症状,极端情况下,可能会发生横纹肌溶解症。有些患者表现出"重振"现象,即短暂休息后肌肉僵硬、抽筋和运动耐受性得到改善。

线粒体肌病(eSlide 42. 12)

线粒体肌病是一组罕见的由线粒体异常引起的肌病。它们包括 Kearns-Sayre 综合征(KSS),线粒体脑肌病、乳酸酸中毒和卒中样发作(MELAS),以及伴锯齿状红纤维的肌阵挛癫痫(myoclonic epilepsy with ragged-red fibers,MERRF)。

KSS 常在 20 岁前发病,表现出进行性眼外肌麻痹和色素视网膜病变。疾病可进展为共济失调、心脏异常、糖尿病、肌病和感觉神经性听力损失。

MELAS 一般在儿童期出现症状,40 岁也可能发生。除了脑病和卒中样发作外,MELAS 还存在共济失调、心肌病、耳聋、糖尿病、偏头痛、肌病、癫痫,以及罕见的进行性眼外肌麻痹。

MERRF 一般发生在儿童时期,可以有共济失调、全身性癫痫、心肌病和偶尔有进行性眼外肌麻痹。

● 肌病患者的康复治疗(eSlides 42. 13～42. 15)

渐进式抗阻运动在肌病患者中的应用一直存在争议。研究表明,低至中等强度的运动可增加力量同时几乎不伴肌肉损伤。运动处方的指导方针包括避免肌肉损伤、最大强度运动以及不过度锻炼肌肉。过度劳累可能会出现肌肉疼痛、体温过高和严重肌痉挛。推荐进行有氧训练。

支具和适应性设备可最大限度地提高肌病患者的独立性。夜间手腕、手指和脚踝可穿戴支具有助于最大限度地减少屈曲挛缩的进展。虽然脊柱矫形器已被推荐，但研究尚未证明其在限制神经肌肉脊柱侧凸曲线改善方面的有效性。

心脏受累可能表现最突出。心脏科医师必须对心脏传导异常和心力衰竭进行处理。终末期心力衰竭患者可考虑心脏移植。肌病患者常有呼吸肌无力和纤维化，导致功能性限制性肺部疾病。症状性的通气不足通常表现为打鼾、失眠、日间嗜睡、疲劳、困倦、抑郁、认知功能受损和晨起头痛。一旦存在通气不足，确定最合适的处置方法就成为治疗的重点；鼓励患者接受适当的疫苗接种，包括每年接种流感疫苗。

肌病可能会导致营养不良。进行性活动障碍、呼吸动力学受损和吞咽困难可能会限制患者的自我进食能力，这可能需要胃造瘘管来补充营养和水分。医疗团队中应该包括一名营养师。疾病的严重程度、疼痛、疲劳、抑郁和焦虑在很大程度上与肌病患者的生活质量有关并对其产生影响，可能需要进行心理咨询和抗抑郁药物治疗。

● 总结

肌病是由肌肉异常并以近端肌肉无力为特征的一类疾病的总称。正确的诊断对预后和治疗有重要意义。临床决策过程中，患者及家属的参与是实现最佳治疗效果的关键。

临床精要

1. 获得性肌病包括炎症性肌病、中毒性肌病和全身性疾病-相关肌病。
2. 基因突变所致的遗传性肌病可损害肌肉纤维结构、生理功能或两者皆有。
3. 肌纤维破坏的肌病被归为肌营养不良症。
4. 先天性肌病在出生时或围产期有症状。根据肌纤维生理功能障碍机制分为代谢性肌病和线粒体肌病。
5. 肌病患者的康复应包括中等强度的运动，经常休息，避免疲劳和过度劳累虚弱。支具使用可最大限度地提高独立性。

6. 对于大多数肌病患者,心肺评估和相关并发症的早期诊断和处理是必不可少的。

7. 随着疾病的进展,大多数肌病患者存在营养和心理问题,这应该引起重视。

第 43 章

颅脑创伤
Traumatic Brain Injury

Mazlina Mazlan
张　皓　孙新亭　译

颅脑创伤(traumatic brain injury，TBI)的病理生理学、类型、危险因素、后果、评估和治疗，以及当前相关临床试验的简要更新，将在本章和相关的 eSlide 中讨论。

● 定义

颅脑创伤(TBI)是指由外力引起的大脑功能的变化，或出现其他大脑病理性改变。TBI 的诊断通常是通过评估临床症状以及阳性神经体征和神经影像学结果来确定。

● 严重程度

根据格拉斯哥昏迷量表(Glasgow coma scale，GCS)，TBI 可分为轻度、中度或重度：①格拉斯哥昏迷量表(GCS)初始评分(eSlide 43.1)，GCS 评分 13～15 分为轻度，GCS 评分 9～12 分为中度，GCS 评分为 3～8 分为重度。②意识丧失持续时间(duration of loss of consciousness，LOC)或昏迷，包括创伤后遗忘(duration of posttraumatic amnesia，PTA)的持续时间。遭受中度至重度 TBI 的个体通常会出现更长的 LOC 或昏迷，并在相当长的一段时间内持续表现出 PTA 症状。

● 流行病学

在全球，TBI 的发病率为：80% 为轻度，10% 为中度，10% 为重度。中重度 TBI 患者通常需要大量的医疗照护和住院治疗。许多人因这些伤害而长期残疾，40% 的 TBI 在受伤后一年至少因一个持续的问题而住院。

● 病因

在美国，TBI 的主要原因是跌倒（35％）、交通事故（17％）、运动项目（17％）、袭击（10％）和其他伤害（21％）。然而，这些统计因国家内部和不同国家之间的年龄、性别和地理位置而异。例如，在欧洲，60％的 TBI 是由道路交通伤害引起的，20％～30％是由跌倒引起的，10％是由暴力引起的，10％是与运动或工作有关的。

● 相关费用

与 TBI 相关的费用可以分为直接费用和间接费用。直接费用包括医疗费用。间接费用是指颅脑创伤患者及照顾他们的家属生产力损失有关的费用，以及与减少参加复杂休闲或娱乐活动有关的费用。

● 危险因素

年龄和性别

TBI 风险最高的三个年龄段是 0～4 岁、15～19 岁和 75 岁以上的成年人。机动车事故所致 TBI 最常见于 15～19 岁人群，而跌倒所致的 TBI 最常见于 75 岁以上的成年人。男性罹患颅脑创伤的可能性是女性的 2 倍，但在年龄较大（＞65 岁）的颅脑创伤患者中，女性的数量正在增加。

社会经济地位

不健康的生活方式、冒险行为、高风险职业和个人暴力等因素，造成社会经济地位较低的人受伤的风险会增加。

暴力

袭击或暴力占颅脑创伤的 11％。年轻人、单身男性和少数民族成员更有可能因暴力导致颅脑创伤。他们也更有可能有酗酒史。

虐待儿童

在摇晃婴儿综合征（shaken baby syndrome，SBS）中，婴儿遭受 TBI 的风险最大。1/3 的 SBS 存活下来而没有任何后遗症，1/3 遭受永久伤害，1/3 死亡。SBS 发生的危险因素包括母亲因素（19 岁以下的母亲）、12 岁以下的教育程度、婚姻状况是未婚、非裔美国人或印第安人种族、有限的产前护理或 28 周以下的新生儿。

社会心理因素

颅脑创伤的发生率与药物使用、先前的精神病史和对高危行为风险等因素有关。

军事人员

男性军人更可能遭受 TBI，大约 88％的 TBI 为轻度，其余 12％为中度至重度。其主要原因是爆炸（72％）、跌倒（11％）、车辆事故（6％）、碎片伤害（5％）和其他伤害（6％）。

国家收入水平

低收入和中等收入国家存在更多 TBI 的危险因素，包括不合理的道路设计、不合标准的车辆、战争造成的暴力高发生率以及较少的预防措施。

● 病理生理（eSlide 43.2）

颅脑创伤的病理生理过程是复杂的。

原发性损害

原发性损伤即刻发生，同时发生的还有破坏脑组织的机械应力。两个主要的力是头部受到撞击后阻止移动时产生的接触力和头部加速运动时产生的惯性力。TBI 接触力引起局灶性挫伤、冲击伤、对冲伤、硬膜外血肿（EDH），而 TBI 惯性力引起弥漫性轴索损伤、硬膜下血肿（SDH）、创伤性蛛网膜下腔出血。

继发性损伤

继发性损伤发生在最初撞击后的数小时和数天内。颅内压升高和脑灌注压降低可能是脑肿胀、轴外局灶性病变（如 SDH 和 EDH）或细胞水平上引起的脑水肿的整体机制所致。TBI 患者细胞外液和脑脊液（CSF）中可见过量的兴奋性氨基酸（如谷氨酸和天冬氨酸）引起兴奋性损伤，最终导致神经元和星形细胞急性肿胀，迟发性细胞损伤，或细胞坏死和凋亡导致细胞死亡。严重的创伤性脑损伤通常与多种其他损伤有关。这些伴随的损伤可以直接影响继发性损伤和相关的病理。实验模型显示,创伤性脑损伤伴失血性休克对海马的伤害大于单纯创伤性脑损伤,这种现象可能与继发性缺血有关。

长期退行性变、神经传递修复、再生和恢复

TBI 慢性期以多种神经递质缺乏和细胞功能障碍为特征。在这期间,大脑能够适应性重塑、修复和恢复。脑水肿的消退和血流的调节可使 TBI 早期恢复。在后一阶段,通过逆转离断发生恢复,这涉及突触可塑性、轴突发芽和皮质重组等因素。晚期恢复也可以通过相关的康复策略和药物干预来控制。

军事爆炸伤

许多现役作战军人因爆炸而导致 TBI,造成特定类型的一、二、三和四级损伤。炸药分为高阶炸药(HE)和低阶炸药(LE)。HE 可导致一级和三级爆炸伤害,而 LE 可因引发冲击波而造成三级爆炸伤害。在许多患者中,TBI 是由爆炸的多个方面造成的。

● 颅脑创伤的评估和治疗

轻度颅脑创伤(脑震荡)

脑震荡对大脑生理功能产生重大影响;已经开发了针对损伤特征和处置的分级系统(eSlide 43.3)。

轻度创伤性脑损伤患者的主诉包括记忆丧失、注意力不集中、情绪控制受损、创伤后头痛、睡眠障碍、疲劳、易怒、头晕、视力减退、抑郁、焦虑、性格变化和癫痫。对大多数患者来说,症状会随着时间的推移而消失。轻度颅脑创伤的持续症状也被称为脑震荡后综合征。在轻度颅脑创伤运动员,其管理方面有特殊的考量,包括现场脑震荡筛查工具、确定最有效的重返比赛(return to play,RTP)的算法、使用安全设备、管理和预防经常性损伤以及学习成绩。目前正在为运动员开发几种 RTP 协议,但一般来说,运动员在重返比赛前应无脑震荡症状。

中重度颅脑创伤的紧急救治

TBI 患者的照护应从现场开始,从而解决院前照护、分诊和将严重 TBI 患者直

接送往 1 级或 2 级创伤中心等问题。建议包括完全和快速的生理复苏;纠正缺氧,必要时包括气管内插管;使用镇静剂和神经肌肉阻滞以优化患者运输过程。ICP 监测适用于复苏后 GCS≤8,头颅骨 CT 扫描显示挫伤或水肿,或收缩压(SBP)<90 mmHg 的患者。严重 TBI 患者或者头颅 CT 阴性表现的患者,如果年龄超过 40 岁,和(或)SBP<90 mmHg,也应考虑进行 ICP 监测。当存在明显的占位效应或大于颅骨厚度的凹陷性颅骨骨折时,是手术治疗 TBI 的指征。去骨瓣减压术可能是颅内压增高的一种治疗选择。在重症监护室,要尽早开始预防和治疗继发性并发症,如电解质和葡萄糖水平异常和感染。对于创伤性脑损伤患者,早期充分的营养非常重要,优先推荐通过胃肠道补充 140% 的有利于维持正氮平衡静息代谢消耗量。作为急性医疗照护的一部分,早期咨询康复医师可以改善行动能力,改善功能结果,并减少急性照护的住院时间。

急性照护期间的生理指标监测

一些生理指标有助于预测与确定损伤严重程度和昏迷程度,以及检测临床恶化情况。常用的指标有体感诱发电位(SSEP),持续脑电图和瞳孔反射监测。在严重受伤的患者中,包括 SSEP 在内的中枢躯体感觉传导时间测量与长期功能预后相关。

神经影像学在医疗管理中的应用

头颅 CT 扫描是目前对疑似中重度 TBI 患者进行初步评估的标准神经影像学检查方法。CT 扫描可以识别需要神经外科急诊处理的实质损害,以及与 TBI 严重程度相关的其他发现(eSlides 43.4~43.7)。CT 具有成本相对较低、快速、无创等优点,可以准确地检测面部和颅骨骨折,以及急性出血和肿块效应。CT 在轻度颅脑损伤中的应用仍有争议,因为头颅 CT 表现通常是阴性的。磁共振成像(MRI)是 TBI 的第二种结构神经成像方法。与 CT 相比,MRI 具有更高的分辨率和更高的软组织细节,有助于脑干和额叶区损伤、小出血和非出血性白质损伤的诊断。然而,磁共振成像需要更长的时间才能完成,更容易受到运动伪影的影响,并且比 CT 更难检测到颅骨骨折和急性出血。

创伤性颅脑损伤伴意识障碍患者

根据意识障碍(disorders of consciousness, DOC)的不同状态可分为昏迷状态、植物状态(vegetative state, VS)和最小意识状态(minimally conscious state, MCS)。昏迷被定义为一种病理性无意识状态,患者闭眼,无有目的的运动活动。VS

患者以睁眼的形式表现出一些清醒的迹象，但对环境无持续或可重复的反应。在 MCS 中，患者表现出明确的、可重复的反应，有自我或环境意识。目前对 DOC 患者要进行全面的神经系统检查，包括脑干反射，观察自发活动和对环境刺激的反应。行为观察应考虑在最佳环境和没有镇静药物的情况由亲属实施。标准化评分表可用于区分 DOC 状态。

　　一项多重干预措施对 DOC 患者的研究，以促进唤醒和行为的持续性。包括多模态感觉刺激、药物和脑干及丘脑内电极植入。

反应和认知的行为测量

从昏迷中苏醒

　　从昏迷中恢复的评估包括患者对外界刺激作出反应能力的一系列评估，通常使用标准化的反应性测量来进行，如 11 项昏迷/近昏迷量表（coma/near coma scale）和修订的 23 项 JFK 昏迷恢复量表（coma recovery scale-revised）。

创伤后遗忘的评估

　　PTA 包括受伤前、受伤中、受伤后的一段时间。Galveston 定向健忘症测验（Galveston orientation and amnesia test）和定向日志（orientation log）是 PTA 中常用的测量定向障碍或意识模糊、健忘症症状的方法。神经行为评定量表（neurobehavioral rating scale）有测量精神症状的项目，意识模糊评估方案（confusion assessment protocol）测量与创伤性脑损伤相关的谵妄。Ranchos 认知功能水平量表（Ranchos levels of cognitive functioning scale）是一种被广泛接受的描述从昏迷到创伤后失忆症/谵妄到接近正常认知功能的认知恢复过程的方法（eSlide 43.8）。

　　它被广泛用于评估患者的功能，以便进行康复规划和治疗，并向家属解释患者的进展情况。

住院患者康复评估与管理

　　TBI 后住院患者康复的重点是帮助每位患者提高功能独立性。基础康复小组由一个跨学科的专家小组组成，包括康复医师、物理治疗师、作业治疗师、语言治疗师、神经心理学家和其他医院工作人员，如护士和病例管理人员。因为与 TBI 相关的认知和行为问题可能对提供康复治疗带来独特的挑战，所以理想情况下，团队的所有成员都应接受专门培训，以便与 TBI 的患者一起工作。

医疗康复评估、并发症和管理

在对入住康复中心的新患者进行初步评估时，康复医师或康复专科医师应进行全面的神经病学检查。评估通常根据患者的身体状况和认知状况，分多次进行。虽然在转到康复中心时病情已经稳定，但患者在康复机构仍然会有并发症存在。

创伤后癫痫：创伤后癫痫（posttraumatic seizures，PTS）可分为即刻发作（伤后<24小时）、早期发作（伤后24小时至7天）和晚期发作（伤后>7天）。晚期PTS也被定义为创伤后癫痫。高达86%的TBI患者在受伤后2年内有一次癫痫发作。PTS的危险因素包括穿透性脑损伤、颅骨凹陷性骨折、GCS评分<8、中线移位的局灶性肿块病变。苯妥英钠通常用于早期预防PTS的发展，以及用于治疗癫痫发作。建议受伤后7天内无症状的中重度TBI患者接受苯妥英钠进行预防性治疗。

异位骨化：异位骨化（heterotopic ossification，HO）是TBI后常见的并发症，是骨骼外异位骨的形成。TBI后HO的病理生理学机制尚不清楚，但有证据表明中枢神经系统的病变促进了HO的形成。TBI后HO的发生率为11%～28%。严重的脑缺血、静止、痉挛、骨折和自主神经功能障碍的患者HO风险更高。在较晚期的病例中，X线可以鉴别HO（eSlide 43.9），但三期骨扫描对鉴别早期和无症状HO是敏感的。常用的预防方法包括抗炎药、放疗和钙结合螯合剂；然而，这些策略的有效性尚未完全确定。手术切除是治疗TBI后HO最有效的方法，在骨化成熟后进行。

深静脉血栓形成：TBI后深静脉血栓形成（deep venous thrombosis，DVT）的估计发生率为40%。DVT的高危患者包括高龄、严重损伤、长时间固定、严重骨折和存在凝血障碍的患者。有证据支持在严重TBI后24～72小时内使用普通肝素或低分子肝素预防DVT。对有出血或跌倒风险的患者（例如，由于他们的行为模式）进行预防或抗凝时，应谨慎使用。对于有出血风险的患者，可以使用机械压缩装置代替。TBI人群中DVT预防的持续时间与一般康复患者相似：持续预防，直到患者持续步行超过100 ft（1 ft＝0.305 m）。

吞咽和营养：由于代谢过度，能量消耗增加，蛋白质损失增加，中度至重度TBI与特定的营养需求有关。营养支持的重点是逐步建立口服喂养、热量和营养补充制度，并在需要时尽早建立肠内营养支持。如果预计患者不能耐受超过30天的口服营养，则放置经皮胃造瘘喂养管。

肠和膀胱功能障碍：皮质和皮层下结构的损伤可导致膀胱和肠道功能障碍。功能障碍的类型包括不受抑制的膀胱过度活跃，膀胱充盈感不佳，括约肌控制不良。治疗方案包括行为干预，如定时排尿和抗胆碱能药物的使用。肠功能障碍中，便秘比尿失禁更常见。治疗肠道功能障碍的项目包括大便软化剂、刺激性栓剂和补水。

呼吸道和肺部管理：TBI 后的肺部并发症可能与创伤（如气胸、血胸、连枷胸和肋骨骨折）或神经损伤程度（如呼吸衰竭、肺水肿和气道并发症）直接相关。60％的急诊和康复患者发生肺炎。呼吸衰竭的出现和气管切开术增加住院时间，降低了 1 年后功能状态。早期气管切开术（8 天）是减少发病率和缩短急性期康复开始时间的一种选择。当 TBI 患者恢复足够的肺和神经功能时，应考虑分步拔管。

痉挛和挛缩：使用改良的 Ashworth 量表或 Tardieu 量表（eSlide 43.10）对严重脑缺血的人群进行评估，痉挛发生率高达 84％。发生痉挛的危险因素包括严重的损伤（GCS 评分较低）、运动功能障碍（偏瘫或四肢瘫）、相关的缺氧损伤、脊髓损伤和年龄增加。痉挛的管理通常是多模式的，可能包括使用夹板与被动关节活动、牵拉、物理方法、各种支具或药物治疗。常用的药物有丹特罗林、巴氯芬、苯二氮䓬类、替扎尼定和可乐定。嗜睡和认知效应常限制这些药物在 TBI 人群中的使用，因此，使用苯酚或肉毒杆菌毒素的局灶性化学去神经可能是局灶性痉挛的首选方法。

正常压力脑积水：严重脑外伤后正常压力脑积水是一种可治疗的神经外科并发症，其发病率约为 45％。急性脑积水的临床表现包括头痛、恶心、呕吐和嗜睡。迟发性脑积水或正常压力性脑积水的症状更为微妙，包括痴呆、步态共济失调和尿失禁的临床三联征。这些症状与脑脊液分流有关，但伴有脑萎缩的患者对脑脊液分流的反应较差。

脑外伤相关的内分泌功能障碍：无论损伤的严重程度如何，神经内分泌紊乱都会影响很大一部分脑外伤患者，其中垂体前叶功能障碍比垂体后叶功能障碍更为常见。病理学上可归因于原发性损伤、继发性损伤，或同时归因于下丘脑和垂体。对于认知能力下降、恢复缓慢和能量水平下降的患者，应评估垂体前叶激素水平，特别是甲状腺激素和生长激素水平。抗利尿激素分泌紊乱和神经源性尿崩症是垂体后叶功能障碍的例子。

创伤后头痛：创伤后头痛是最常见的继发性头痛，是脑震荡综合征的主要特征。TBI 后头痛类型多样，包括紧张和偏头痛或可能的偏头痛类型。对乙酰氨基酚或非甾体抗炎药（NSAID）已被用于治疗，但疗效参差不齐。偏头痛或疑似偏头痛患者可能需要使用更传统的偏头痛止痛药（例如，雷公藤碱和长效非甾体抗炎药）和（或）预防药物（例如，三环抗抑郁药、β 受体阻滞剂、钙通道阻滞剂和抗惊厥药）。

神经退行性疾病和慢性创伤性脑病：越来越多的人认识到重复性创伤性脑损伤的长期神经退行性后果。然而，确凿的研究仍在进行中。

康复功能评价和治疗的理念

前庭功能障碍：在 TBI 后人群中，头晕和不稳的发生率在 30%～60% 之间，以颞骨骨折患者的发生率最高。这些症状的病因可以是外周前庭损伤，如良性阵发性位置性眩晕、迷路震荡或听力损失和眩晕。这可通过前庭和平衡康复进行治疗。头晕的主要原因可能包括脑干、小脑的直接创伤，或者两者兼而有之，这些患者预后更差。针对这些情况的康复技术旨在诱导中枢神经系统的适应，减轻症状，促进积极的功能和姿势的稳定。

视觉和知觉功能障碍：视神经、视觉皮层、视觉处理中心或动眼神经可能受到损伤，并导致各种症状，如复视、畏光、跟踪和注视困难，以及视觉方面的不适。TBI 后脑神经麻痹最常见的是第三脑神经麻痹，其次是第四脑神经麻痹和第六脑神经麻痹。视力问题评估应包括视力测试、视野检查、功能测试和神经眼科评估。适应性策略包括棱镜、基于计算机的治疗、生物反馈和立体影像设备。

运动与创伤性脑损伤：越来越多的证据表明，主动运动可以为受伤的大脑提供神经营养支持。然而，受伤后过早的活动可能会对恢复不利。应采取措施，以分级方式进行运动训练以降低患者不良反应。对于有行为障碍（如躁动、冲动和攻击）的创伤性脑损伤患者，实施运动计划存在独特的挑战。

颅脑创伤后的认知功能

唤醒、注意、记忆和执行控制是颅脑创伤后认知功能普遍受损的领域。研究支持使用哌甲酯改善中重度 TBI 患者的注意力，金刚烷胺提高患者的一般认知和注意力。神经心理学评估的开始可以从昏迷早期开始，持续到 PTA 期，并在长期康复期间完成。应推迟使用完整的神经心理测试组套，直到患者在医学上稳定下来并能够接受正式测试。家庭成员和所有工作人员对患者当前认知状态的认识对于提供最佳治疗护理至关重要。对患者家属进行与 TBI 相关的认知和行为问题的培训是康复过程的重要组成部分。患者干预是个体化的，可能包括重新定位、分步指导和治疗人员保持一致。eSlide 43.11 对 TBI 后常见问题的行为和认知策略进行了综述。

康复中的行为、情感和情绪问题

激越：激越（agitation）是在意识状态改变（如 PTA）期间发生的一种或多种过度行为，常见于 TBI 的急性恢复期。这些行为包括攻击性的身体或言语行为、不安和脱抑制。焦虑行为量表（eSlide 43.12）是描述焦虑情绪、监测患者康复进程、评价干预措施对焦虑情绪管理效果的有效工具。药物应谨慎选择，并与其他行为管理技术结合使用，以获得最大效果。对激越进行药物治疗可能是有益的，但应考虑对神经恢复的潜在不利影响。常用药物包括非典型抗精神病药（如喹硫平）、β 受体阻滞剂（如普萘洛尔）、选择性 5 - 羟色胺（5 - HT）再摄取抑制剂和 5 - HT2 受体拮抗剂（如曲唑酮）。

低觉醒和睡眠障碍：低觉醒的患者抱怨疲劳，可能会在工作过程中睡着，或者经常要求回到他房间或床上。应审查给药的时间和现有药物的镇静副作用。低觉醒的治疗包括使用精神刺激剂，评估治疗计划，建立患者治疗程序，在计划中提供休息时间，在一天中患者最清醒的时候安排最具挑战性的任务。颅脑创伤后的睡眠障碍包括昼夜节律、睡眠模式和睡眠质量的改变，这可能是由药物治疗、相关的神经精神状况、躁动、停药、疼痛、先前存在的睡眠障碍和环境过度刺激造成的。通常需要药物干预来有效治疗 TBI 介导的睡眠障碍。曲唑酮常用于颅脑创伤患者，因为它能促进自然睡眠周期。认知行为疗法，包括刺激控制、睡眠限制和睡眠健康教育都是有益的。

精神问题：抑郁症是创伤后最常见的心理问题，在创伤后的第一年发病率最高，尤其是在中度至重度创伤的个体中。它与认知功能受损和预后不良有关，可能与创伤性脑损伤本身的效果类似。创伤后应激障碍可能会发展，尤其是与军事爆炸有关的伤害。对于这些问题的治疗方法和没有创伤性脑损伤的人是一样的。

行为管理

行为管理包括旨在促进积极行为和（或）减少消极行为的互动。任何观察到的前因、行为和后果的模式都可以用来创建一个个性化的行为计划来促进所期望的行为。

儿童

攻击、虐待儿童和跌倒通常与儿童创伤性脑损伤有关，尤其是 7 岁以下的儿童。随着孩子年龄的增长，认知缺陷可能会变得更加明显，这就支持了进行一系列神经心理测试和增加教育支持的需要。与长期依赖最相关的神经心理学测试结果是记忆缺陷。社交困难源于执行功能和行为的缺陷，在青少年时期受伤的儿童中表现得更为明显。社交功能是生活质量的重要预测因素。

● 结局、社区融入以及预防

人口学因素、严重程度评分以及其他临床、生化和生理指标被用作颅脑创伤预后的急性预测因子。神经影像学技术正在探索，以协助临床医师判断 TBI 预后

(eSlides 43.13 和 43.14)。在急性期和康复阶段以及重返社区期间,有许多结果指标可用于跟踪创伤性脑损伤患者进展和康复情况。功能独立性测量(functional independence measure)跟踪康复过程,格拉斯哥预后评分(Glasgow outcome scale-extended)测量总体的恢复和结局,残疾等级量表(disability rating scale)对从昏迷到回归社区发生的功能变化进行分级。使用健康调查量表 36(36-Item Short Form Health Survey,SF-36)和疾病影响程度量表 5(Sickness Impact Profile-5,SIP-5)来评估 TBI 人群的生活质量。社区融入,包括自我照顾、活动能力、身体功能问题,以及参与职业、社会和社区角色,是颅脑创伤患者的最终目标,可以通过社区融入问卷(community integration questionnaire)等措施进行客观评估。职业康复能有效地帮助创伤性脑损伤患者重返工作岗位。虽然交通是社区融合最重要的环节之一,但驾驶是一项复杂的认知任务,需要技能而创伤性脑损伤患者可能有缺陷。对于一些创伤性脑损伤患者,建议使用驾驶模拟器和路面测试进行正式的驾驶评估。

TBI 的预防主要集中在三个方面:①一级预防(例如,通过立法和政策制定预防伤害性事件的发生)。②二级预防,减少伤害性事件对身体造成的损伤(例如,强制使用防护头盔)。③三级预防,即对已经受伤的人进行护理和康复,以进一步减少他们受伤的后果。远程医疗是三级预防的一个例子。

临床精要

1. 抗利尿激素分泌紊乱综合征是颅脑损伤(TBI)后低钠血症的常见原因,早期治疗包括限量补液。

2. 轻度颅脑损伤的诊断标准为 30 分钟后格拉斯哥昏迷评分 13~15 分,且至少包括以下一项:神志不清、定向障碍、意识丧失<30 分钟、创伤后健忘<24 小时或其他一过性局灶性神经异常。

脑卒中综合征
Stroke Syndromes

认识卒中综合征的体征、症状和类型是卒中诊断和治疗的关键(eSlides 44.1 和 44.2)。

颈动脉综合征(eSlide 44.3)

分水岭梗死发生大脑中动脉(middle cerebral artery，MCA)远端分布区，表现为部分对侧偏瘫和感觉障碍，对肩的影响大于手和腿。颈动脉血栓形成所致的完全卒中很少导致同侧单眼失明和对侧偏瘫。

脉络膜前动脉综合征(eSlide 44.3)

脉络膜前动脉(anterior choroidal artery)的缺血性损伤可引起对侧偏瘫。也可能发生偏盲，导致对侧偏盲和瞳孔反应的减弱。非优势半球损害可能导致左侧偏侧忽略综合征。

大脑前动脉综合征(eSlide 44.4)

大脑前动脉(anterior cerebral artery，ACA)卒中仅占所有卒中的 3%；然而，ACA 卒中患者存在复杂的身体和认知缺陷。单侧 ACA 梗死的患者会出现对侧偏瘫，腿部和肩部更严重。感觉缺失程度较轻。患者经常存在肢体失用，表现为当给予口头指令时肢体失用局限于左侧。视野会偏离偏瘫侧，患手可出现抓握反射，肌张力异常，其他"额叶释放"征象(如掌颌反射或噘嘴反射等)也可发生。精神运动性运动迟缓严重时可导致言语表达减少甚至缄默症，这可能难以和失语症相鉴别。前额叶皮质损伤也可对执行认知功能产生不利影响。可发生经皮质运动性失语。

● 大脑中动脉综合征(eSlide 44.5)

大脑中动脉主干(M1 段)卒中

M1 段梗死的患者通常表现为对侧完全偏瘫,对侧偏身感觉缺失或偏身麻木,眼偏向偏瘫侧和对侧视野的同向偏盲。如果脑卒中累及优势半球,患者可能出现完全性失语症,流畅性降低,理解力严重受损,无法复述、阅读或者书写,这是由 Broca 区、Wernicke 区、角回和弓状束损伤所致。非优势半球 MCA 卒中将导致重度视觉和知觉缺陷,伴空间身体定向障碍,穿衣失用症,结构性失用症和重度左侧忽略综合征,部分原因是由于左侧注意力的降低(顶叶损伤)和左侧肢体及偏侧空间的探索功能下降(额叶损伤)所致。患者甚至否认他们有任何脑卒中相关性损害(疾病感缺失)。

大脑中动脉上段卒中(eSlide 44.6)

MCA 上段分支卒中综合征包括影响臂和手的程度大于腿部的对侧偏瘫,在与肌肉无力相同的分布区域中,仅是多了两点辨别觉的丧失。当优势半球受累时,患者有 Broca 失语症。非优势半球的卒中通常产生偏侧忽略综合征,左侧半空间探索减少和对左侧刺激的注意力轻度下降。强调语言(韵律)中的含义、重要性或情感内容的正常音调可能减少或消失。

大脑中动脉下段卒中(eSlide 44.7)

大脑中动脉下段卒中导致的优势半球损伤通常会引起 Wernicke 失语症,表现为特征性的带有语法错误的流利口语,对口语和书面语言的理解力差。非优势半球损伤患者有偏侧忽略综合征,伴有对左侧空间注意力的降低和知觉缺陷。

● 大脑后动脉综合征(eSlide 44.8)

大脑后动脉(posterior cerebral artery,PCA)P1 段闭塞将导致对侧感觉综合征伴感觉减退,肢体沉重感以及某些情况下的感觉迟钝。患者还可能出现对侧同向偏盲。

● 腔隙性卒中综合征(eSlide 44.9)

单纯感觉性卒中的特征是身体一侧的面部、手臂和腿部的麻木感,不伴有运动或认知缺陷。梗死通常位于丘脑,患者可发生晚期或慢性疼痛综合征。在纯运动性轻度偏瘫中,患者可能仅有面部、手臂和腿部运动功能丧失的症状,伴或不伴身体一侧痉挛性肌张力障碍。尽管痉挛性肌张力障碍可能使康复过程复杂化,但功能恢复的预后一般良好。构音障碍-笨拙手综合征和共济失调性轻偏瘫是腔隙综合征的表现,会产生构音障碍、无语言障碍的单侧面部无力,以及身体一侧的轻度上肢偏瘫等症状,其恢复预后通常良好。

● 后循环系统(eSlides 44.10 和 44.11)

脑干动脉的主要血供来自椎动脉,椎动脉是锁骨下动脉的第一分支。脊支通过椎间孔进入椎管。小脑后下动脉(posterior inferior cerebellar artery,PICA)供应前庭内侧核、下前庭核、小脑下脚、疑核、舌咽神经和迷走神经的轴内纤维、部分脊髓丘脑束和三叉神经脊束核。PICA 的破坏可能会导致 Horner 综合征,因为它也供应部分下行交感神经束。基底动脉起始于椎动脉交界处(脑桥下侧),升至脑桥上缘,在那里分成两条大脑后动脉。脑桥分支供应脑桥和邻近的部分大脑。小脑下前动脉供给面神经核和轴内纤维、三叉神经脊束核、前庭核、耳蜗核、听神经轴内纤维、脊丘脑束和小脑下、中脚。小脑上动脉(superior cerebellar artery,SCA)供应脑桥头侧和外侧、小脑上脚和脊髓丘脑束。SCA 对三叉神经的压迫是三叉神经痛的常见原因。

● 中脑综合征(eSlide 44.12)

中脑损伤的症状可能有很大不同,因为这些损伤可能涉及感觉-运动通路和局部核团,如脑神经Ⅲ和Ⅳ。可能会出现感觉、运动和动眼运动障碍以及 Horner 综合征。丘脑下梗死可伴有单侧或双侧舞蹈症或扑翼样震颤。如果红核受累,症状将是对侧协调障碍[例如,共济失调、辨距不良、轮替运动障碍、红核性震颤(随运动增加的粗大静止性震颤)、假性帕金森震颤]。中脑上端背侧受损可导致向上凝视麻痹、会聚麻痹和瞳孔反射消失。中脑背侧卒中累及脑神经Ⅲ,产生同侧上睑下垂、外斜视和瞳孔散大。在尝试水平注视时可能出现垂直凝视麻痹和同侧内收麻痹,也可能出现对侧单眼眼球震颤。意识的改变可能发生在双侧中脑梗死。

● 脑桥综合征(eSlide 44.13)

桥旁网状结构梗死可导致共轭水平凝视麻痹和同侧面瘫。典型的腔隙性脑梗死,如单纯运动性卒中和共济失调,可与桥底脑梗死有关。不自主的肢体痉挛也有报道过。当基底动脉闭塞导致脑桥双侧基底部梗塞时发生严重卒中,最终导致闭锁综合征(locked-in syndrome)。患者保持觉醒和觉知,但他们只能通过眼球运动进行交流。

● 延髓综合征(eSlide 44.14)

延髓内侧梗塞常累及皮质脊髓束,引起对侧偏瘫、本体感觉障碍和同侧舌麻痹。外侧梗死通常累及脊髓丘脑束,导致对侧疼痛和体温下降,以及眩晕、头晕、恶心、呕吐。吞咽困难、呃逆、发音困难和腭垂偏向健侧也可能发生,并伴有一些外侧延髓梗死。

● 小脑综合征(eSlide 44.15)

小脑梗死主要表现为眩晕、头痛、呕吐和步态共济失调。头端(小脑上部)卒中综合征累及丘脑底区、丘脑和枕颞区,并可能导致伴有或不伴有四肢瘫痪的昏迷。累及上脑桥外侧被盖区可导致同侧运动障碍、Horner 综合征、对侧痛温觉障碍或偏身感觉障碍、脑神经Ⅳ麻痹、构音障碍、头痛、头晕、呕吐和迟发性昏迷(假瘤形式)。内侧(小脑前下部)卒中综合征可能累及下脑桥外侧区,导致同侧脑神经Ⅴ、Ⅶ和Ⅷ缺陷;Horner 综合征;辨距不良;对侧痛温觉障碍;以及偏侧感觉障碍。尾侧(小脑后部)卒中综合征累及延髓背外侧,可出现眩晕、头痛、呕吐、共济失调、迟发性昏迷(假瘤形成)。尾侧和内侧综合征累及脑桥下部外侧区或延髓外侧区,或两者兼而有之;可导致眩晕、头痛、呕吐、共济失调和迟发性昏迷(假瘤形成)。头尾综合征累及脑干、丘脑和枕颞叶,导致伴或不伴四肢瘫的昏迷。

临床精要

1. 对卒中综合征的功能解剖学和病理生理学有深刻的认识是非常重要的。
2. 临床评估应侧重于感觉-运动模式和认知参与，以制订适当的康复计划。
3. 适当的功能诊断可以做出准确的预后。

第45章 中枢神经系统退行性运动障碍
Degenerative Movement Disorders of the Central Nervous System

Andrew Malcolm Dermot Cole
陈 真 译

● 中枢神经系统退行性运动障碍(eSlide 45.1)

　　神经退行性疾病的特征是异常的蛋白质聚集物在神经系统中积累。此类疾病通常表现为过度运动(多动)或缺乏随意自主运动(少动)障碍。锥体外系统对运动功能的正常调节受到干扰。多动障碍包括不宁腿综合征(restless leg syndrome, RLS)、震颤、肌张力障碍、肌阵挛、舞蹈病和抽动症。少动障碍包括帕金森病(Parkinson disease, PD)和"帕金森综合征",后者包括进行性核上性麻痹(progressive supranuclear palsy, PSP)、多系统萎缩(multiple system atrophy, MSA)和皮质基底神经节变性(corticobasal ganglionic degeneration, CBGD)。反复进行临床检查和录像将有助于明确临床诊断。

　　不宁腿综合征(RLS)(eSlide 45.2):主要表现为下肢深部、难以名状的不适感或感觉异常,并伴有活动双腿的冲动。这种冲动通常出现于睡觉前或睡觉时,当患者独自坐或躺时会更强烈,但可以被持续活动(如走路或伸展四肢)所缓解。RLS可能是原发性的,也可能由糖尿病、尿毒症、癌症、怀孕、吸收不良或慢性阻塞性呼吸道疾病继发所致。据估计,RLS的患病率为 $2\% \sim 15\%$,女性略高于男性,北欧裔人群中略高。1/3的患者在20岁之前出现症状。RLS的一线治疗包括长效多巴胺能复合物和铁补充剂,特别适用于血清铁蛋白水平较低的患者。其他治疗包括抗惊厥药物(加巴喷丁、普瑞加巴林或卡马西平)和苯二氮䓬类药物,有时还可用阿片类药物。

　　震颤(eSlide 45.3):是一种由互为拮抗肌的肌群收缩而产生的节律性振荡运动。震颤分为快速或慢速,可在休息时、保持特定姿势或主动运动时发生。加重震颤的因素包括焦虑、疲劳、低血糖、甲状腺中毒、酒精戒断、锂盐使用、拟交感神经药物、咖啡因和丙戊酸钠。特发性震颤(essential tremor, ET)是最常见的运动障碍。它可见于任何年龄,超过 50% 的个体受遗传因素影响。ET常发生于手部(伴屈伸手动作),可合并头、躯干、声音、舌、唇震颤,具不对称性。少量饮酒可以改善大部分ETs,这也经常被用作临床辅助诊断的方式,但并不建议作为治疗使用。检查时可发现轻度的肌肉张力、姿势和平衡异常。

肌张力障碍(eSlide 45.4):是指持续异常的肌肉收缩,并导致扭曲或重复运动及姿势异常。该病为常染色体显性遗传,可能涉及身体的单一部位(局灶性肌张力障碍)、身体的几个非连续部分(多局灶性肌张力障碍)、身体的一侧或全身广泛发生。肌张力障碍可发生在休息或运动时,如书写痉挛或音乐家痉挛,往往可由睡眠缓解。肌张力障碍可为原发性(特发性),这种情况语言认知功能保留;也可为继发性(30%的患者),如帕金森病。一个独特的现象是,有些患者能采用特定方式改善肌张力障碍:例如,眼睑痉挛可以通过触摸眼睛周围的皮肤得到缓解。

肌阵挛(eSlide 45.5):表现为突然的、类似电击的、不同强度的剧烈运动。正性肌阵挛表现为主动肌肉收缩,可在入睡时出现(入睡前痉挛),多发生于脊柱局部节段或上颚和喉部肌肉。自发性或由触摸、光线或噪声触发的正性肌阵挛于任何年龄段可见。该病可能有家族病史。正性肌阵挛可为原发性(特发性)或继发于其他疾病,如癫痫。负性肌阵挛(asterixis)是指抗重力肌出现短暂的张力消失,可见于代谢性脑病、全麻反应和抗惊厥药物的使用。

舞蹈病(eSlide 45.6):由基底神经节病变引起,表现为不规则、不可预测、短暂、抽搐、坐立不安的小幅度运动。舞蹈病可能有各种类型的动作表现,包括挤眉弄眼、不稳定舞蹈样动作及一连串致残性暴力动作。这些情况随着压力及身体和精神活动的变化而波动。舞蹈病可由遗传性疾病(如亨廷顿舞蹈病)引起,也可继发于感染性、自身免疫性、医源性或代谢性疾病(如威尔逊病)。

抽动症(eSlide 45.7):是一种短暂、不自主、快速且无节奏的异常动作(运动性抽动)或异常声音(发声性抽动)。抽动前往往有一种不可抗拒的冲动导致紧张,抽动发生后缓解。运动性抽动和发声性抽动同时存在者称为抽动秽语综合征(tourette syndrome)。抽动的频率、幅度和持续时间存在个体差异。压力、焦虑和疲劳会加重症状,而集中精力完成一项任务或从事吸引人的活动可能会使情况得到缓解。综合行为干预计划是治疗抽动症的最佳方式。

简单运动性抽动为突然且短暂的抽动动作,如眨眼、挤眉弄眼、耸肩或头部抽搐。简单发声性抽动可表现为清嗓子、呼噜声、咳嗽、擤鼻或动物样声音。复杂运动性抽动表现为刻板的面部表情或协调运动,如梳洗、抓、踢或猥亵手势,它们可能很难与相关的强迫行为或注意缺陷多动障碍相区分。复杂嗓音抽搐具有语音特征,如单词、短语、淫秽话语(口头语)或宗教亵渎。

帕金森病(eSlide 45.8)：是最常见的运动障碍,全世界每 10 万人中就有 10～20 人患有此病,在美国 60 岁以上人群中发病率高于 1％。PD 患病率随年龄增长而增加。大约 90％的病例是散发性的,一些遗传和环境因素已明确。中脑神经元逐渐失去多巴胺;其他脑区继而也会受到影响。帕金森病可通过运动、非运动和自主神经系统(autonomic nervous system,ANS)症状的临床评估得出诊断。由于起病隐匿且具变化性进展(eSlide 45.9),帕金森病的"TRAP"［震颤(tremor)、强直(rigidity)、运动不能/运动迟缓(akinesia or bradykinesia)和姿势不稳(postural instability)］运动特征和类似的警告信号可能被患者及其家人视为正常的老化过程。

帕金森病的非运动症状(eSlide 45.10)包括抑郁(20％～40％)、焦虑(30％～50％)和视幻觉。患者在问题解决、视觉空间功能、记忆检索等方面的认知障碍相互作用,加重了疾病进展过程中的运动障碍。帕金森病患者罹患痴呆的相对风险约是对照组的 5 倍。路易体痴呆开始较早,伴有幻觉和妄想;而 PD 型痴呆通常在运动症状发作后至少 1 年开始。睡眠障碍较常见,包括失眠、噩梦和日间嗜睡。ANS 症状包括尿频或尿急、出汗、生殖功能障碍和便秘。1/3 的 PD 患者会出现直立性低血压。

帕金森病统一评分量表(unified Parkinson's disease rating scale,UPDRS)可记录疾病严重程度,是一种广泛应用的有效临床工具。左旋多巴是最有效的控制运动症状的初始单药治疗;然而,由于它的半衰期很短,许多患者会经历"开关"现象,即症状在服药前恶化,在服药后缓解。儿茶酚- O -甲基转移酶(COMT)抑制剂,单胺氧化酶 B(MAO - B)抑制剂和多巴胺激动剂可延长左旋多巴的半衰期,有助于控制"开关"现象。年轻患者可考虑使用这些药物,以避免出现左旋多巴诱导的异动症(视频 45.1)。在接受左旋多巴治疗超过 6 年的患者中,超过 40％会出现异动症。金刚烷胺具有抗异动症的作用,但也可能引起认知功能障碍。帕金森病相关运动障碍的药物治疗按类列于 eSlide 45.11,非运动障碍的药物治疗方案列于 eSlide 45.12。

目前仍然缺乏言语治疗、作业治疗和针灸对帕金森病有效的相关证据,但物理治疗已被广泛认可作为步态和平衡问题的辅助治疗。脑深部电刺激(deep brain stimulation)通过在丘脑下核或苍白球中植入电极进行连续的高频电刺激,可治疗帕金森病中的耐药性运动障碍和严重震颤。照护者(caregiver)有重要的支持作用,通常是照护团队的有效领导者,可在日常生活、安全、药物依从和社会参与等活动方面提供帮助。作为治疗效果的第一线观察者,他们可以使医患沟通更顺畅。为照护者提供支持对于成功地进行系统家庭护理至关重要。团队成员必须注意照护人员的任何迹象(如压力过大等),必要时需进行干预并提供援助,以同时保障照护者和患者的健康。

　　PSP（eSlide 45.13）：通常以姿势不稳和跌倒作为首发症状，然后产生轴性强直、运动迟缓、认知功能障碍和核上垂直凝视麻痹。PSP 通常对左旋多巴治疗反应较差。其他症状包括明显的小字征、口吃、口齿不清（音节、单词或短语的不正常重复）和早期吞咽困难。PSP 外貌可呈长期"惊讶"状，这是由于额肌持续收缩和眨眼频率较低所致。这种疾病通常是散在发生的。发病率为 5.3 人/10 万人，从 45 岁起发病率急剧上升。

　　MSA（eSlide 45.14）：是一种好发于成人（年龄大于 30 岁）的进行性神经退行性疾病。发病率大致为 3 人/10 万人，男女基本相同。它通常是散发性的，并与丘脑、脑桥和小脑的退化有关。其运动现象最初可能与帕金森病的运动减少类似（MSA－P 多系统萎缩-帕金森变异型，较为常见的变异类型），或表现为共济失调、构音障碍或眼球震颤等小脑变异损害（MSA－C，多系统萎缩-小脑变异型）。超过半数的 MSA 患者在 2 年内出现严重自主神经功能衰竭的迹象。只有 1/3 的 MSA 患者对左旋多巴有反应，且这些反应几乎总是非典型的。某些患者可能使用多巴胺激动剂或金刚烷胺有些许疗效，但目前尚无对小脑症状持续有效的治疗。相较而言，自主神经问题更容易解决，如增加盐和液体摄入量、采取特定身体姿势等措施都有效。

　　CBGD（eSlide 45.15）：是目前了解最少的帕金森综合征类型，其发病率低于 PSP 或 MSA，几乎均为散发的。CBGD 起病隐匿且逐渐进展。CBGD 的临床表现分为 3 类（运动、小脑和其他表现），且往往非常不对称。运动表现包括畸形伴疼痛、姿势不稳、手足徐动和口腔运动障碍。其他功能障碍包括失用症、皮质感觉丧失、异肢现象、痴呆和额叶释放征。脑成像可显示非对称性萎缩。CBGD 尚无特定治疗方法，现有的治疗全部为对症治疗。

● 总结（表 45.1）

　　运动障碍是康复医师诊断和管理技能的一个重大挑战，在各种类型临床环境中，大多数康复医师都可能遇到运动障碍。对于被诊断为运动障碍的患者，仍然缺乏有循证依据和个体化的康复干预措施。虽然已有关于不同运动康复项目的个案研究表明，参与运动康复者的生活质量显著提高，但仍需进一步研究来证实这一论点。

表 45.1　各种运动障碍的症状表现

	PD	ET	MSA	PSP	Hunt	RLS
静止震颤	++	+/−	−	+/−	+/−	−
运动震颤	+/−	++	+	−	+/−	−
强直	+	−	+	+/−	−	−
姿势不稳定	+	−	++	+++	++	−
认知能力下降	+	−	++	++	++	−
睡眠障碍	+	−	+/−	+	+	+
视觉幻觉	+/−	−	+/−	+/−	+/−	−
PD 药物反应	+++	+	−	−	−	+/−
情绪障碍	++	+/−	−	−	+/−	−
运动波动	+	−	−	−	−	−

注：ET,特发性震颤；Hunt,亨廷顿疾病；MSA,多系统萎缩；PD,帕金森病；PSP,进行性核上麻痹；RLS,不宁腿综合征。

临床精要

1. 特发性震颤是一种常见的运动障碍,超过 50% 的患者受遗传因素影响,少量饮酒可暂时缓解症状。帕金森病(PD)的患病率随着年龄的增长而增加,老年人"TRAP"(震颤、强直、运动减少、姿势不稳)症状的出现应被重视,而非仅仅视为正常的老化。

2. 康复在帕金森病及相关疾病的治疗中非常重要。物理治疗已被广泛认可,作为步态和平衡的辅助治疗,而心理学家和社工则为家庭照护人员提供重要的支持。根据症状和患者需要,作业和言语治疗也可发挥重要作用。

第46章

多发性硬化

Multiple Sclerosis

Mohd Izmi Bin Ahmad

许东升 强 乙 译

多发性硬化(multiple sclerosis，MS)是一种慢性炎症性神经退行性中枢性神经系统(central nervous system，CNS)疾病。本章对多发性硬化症的发病机制、特点，以及多发性硬化症患者(people with MS，PwMS)的药物和康复治疗的选择进行了概述。

● 流行病学

MS 多发病于温带地区年轻白种人(峰值年龄：20～40 岁)，是导致非创伤性残疾的最常见原因之一。女性患病率是男性的 2～3 倍。就疾病进程和残疾而言，男性MS 患者的预后要差得多。

● 发病机制

MS 是由易感人群的自身免疫过程诱发的。病因是多因素的，包括遗传和环境因素。

免疫学

自身反应性 T 细胞和 B 细胞在外周血被激活，随后穿过血脑屏障，触发自身免疫级联反应，从而导致 CNS 轴突周围髓鞘受损。目前激活机制或致病抗原尚未完全清楚。

临床分型

复发缓解型多发性硬化(relapsing-remitting multiple sclerosis，RRMS)是最常

见的亚型,85%的 MS 为此类型。当 RRMS 患者不再表现为急性加重和缓解、而是随着时间的推移进行性加重时,则发展为继发进展型多发性硬化(secondary progressive multiple sclerosis, SPMS)。原发进展型多发性硬化(primary progressive multiple sclerosis, PPMS)的特征是发病后进展缓慢而无明显急性恶化。在 MS 患者中,此型占 PwMS 的 10%～15%,男性和女性的临床表现相似。最少见(5%的 PwMS)和最具侵袭性的类型是进展复发型(progressive relapsing multiple sclerosis, PRMS)(eSlide 46.1)。

临床诊断

MS 的临床表现在 eSlide 46.2 中进行了总结。目前公认的 MS 诊断标准是 2010 年修订版 McDonald 磁共振成像(MRI)标准(eSlides 46.3 和 46.4)。两个独立的时间点的两次临床发作符合临床确诊的多发性硬化症的标准。

临床诊断策略

MRI 是检查 MS 的主要方式。T1/T1 加权(T1 images with and without contrast)、T2 和液体衰减反转恢复序列(fluid-attenuated inversion recovery, FLAIR)常被用于诊断检查。短 T1 反转恢复序列(short T1 inversion recovery sequence)是一种可更好地显示脊髓的新的影像学技术。T2 或者 FLAIR 上显示的新病灶可以帮助明确疾病改良治疗(disease-modifying therapy, DMT)的效果,且与残疾的长期进展有相关性。对于 MRI 检查没有特殊异常发现的患者,脑脊液(cerebrospinal fluid, CSF)分析[寻找寡克隆区带(oligoclonal bands)]和诱发电位检查可能是进一步诊断检查所必须的。当采用等电聚焦电泳测定时,83%～94%的 MS 患者出现寡克隆区带。视神经炎伴寡克隆区带的出现提示可能存在 MS。诱发电位测试可以检测大脑的电活动。传导减慢是由于脱髓鞘引起的。当前,MS 诊断指南中仅提及视觉诱发电位。

鉴别诊断

eSlide 46.5 中总结了类似 MS 表现的其他疾病状态。eSlide 46.6 介绍了视神经脊髓炎、急性横贯性脊髓炎、急性弥漫性脑脊髓炎和临床孤立综合征的相关特征。MS 诊断步骤在 eSlide 46.7 中进行了描述。

评估过程

扩展残疾状况量表(expanded disability status scale, EDSS)是 MS 残疾分级的

金标准；它主要关注移动能力。EDSS 基于详细的神经系统检查，包括功能系统。水平范围从 0(无损伤)到 10(多发性硬化症死亡)，也含 0.5 的评分。达到某一个既定 EDSS 水平所用的时间是拿来衡量疾病进程的最好方法(eSlides 46.8 和 46.9)。

● 用药管理

第一代疾病改良疗法(first-generation disease-modifying therapies)

干扰素 β(IFN - β)治疗包括利比(Rebif)、倍泰龙(Betaseron)(每周皮下注射 3 次)以及干扰素 β1a 粉针剂(Avonex)注射(每周 1 次)。这些药物可调节 T 细胞、B 细胞和细胞因子功能(产生抗炎作用)。最常见的副作用是流感样症状、疲劳以及注射部位反应。所有干扰素都可能导致血液和骨髓异常、肝功能障碍、甲状腺功能减退和情绪障碍。

醋酸格拉替雷(Glatiramer acetate)的作用机制尚不清楚，但可能与 Treg 细胞的激活有关。最常见的不良反应是面部潮红、心悸和气短。

干扰素(IFN)和醋酸格拉替雷(Glatiramer acetate)具有相似的功效，具有良好的长期安全性，仍然是 MS 的一线治疗药物。进行性加重的患者可能需要升级治疗。

口服疗法

与安慰剂相比，芬戈莫德(Fingolimod)的口服治疗可使 RRMS 复发率降低 50%。它是一种鞘氨醇 1-磷酸受体调节剂，可防止潜在的自身反应性淋巴细胞从淋巴结迁移到中枢神经系统。潜在的不良反应包括心动过缓、心律不齐、淋巴细胞减少、黄斑水肿、肝酶升高和某些机会性感染，尤其是水痘带状疱疹。

特立氟胺(Teriflunomide)通过选择性抑制二氢乳清酸脱氢酶发挥免疫作用，从而导致活化的 T 淋巴细胞和 B 淋巴细胞的增殖减少。常见的副作用包括淋巴细胞减少症、转氨酶升高、急性肾衰竭和脱发。特立氟胺(Teriflunomide)具有致畸性，在怀孕期间禁用。

富马酸二甲酯(Dimethyl fumarate)是一种富马酸代谢产物，已被批准用于复发性 MS(每日 2 次口服)。它具有通过激活核相关因子-2 转录途径介导的抗氧化和抗炎特性。它通常是安全的，但可能引起面部潮红、胃肠道不适、淋巴细胞减少和肝酶升高。

静脉注射疗法

纳他珠单抗(Natalizumab)是一种高度特异性的 α4-整联蛋白拮抗剂,可阻止白细胞透过血脑屏障。已经证明它可以降低复发率并改善功能。但此前曾报道过其具有导致进行性多灶性白质脑病的风险,因此是否对 RRMS 患者使用纳他利珠单抗(Natalizumab),应首先评估先前的免疫抑制剂治疗、纳他利珠单抗(Natalizumab)治疗持续时间和既往的约翰·坎宁安病毒(John Cunningham virus)暴露证据。其他潜在的副作用是轻度增加感染(尤其是尿路和上呼吸道感染)和肝毒性的风险。

米托蒽醌(Mitoxantrone)是一种化学治疗药物,已被批准用于治疗进行性的 RRMS 和 SPMS。它是一种抑制 B 细胞、T 细胞和巨噬细胞增殖的细胞毒剂。每年以静脉输注方式给药 4 次。只要密切检测累积剂量、心功能、血液学特征和肝酶,它的安全性是可以接受的。如果患者还未完成生育计划,应告知他们该药物可能导致不孕。

阿仑单抗(Alemtuzumab)是针对 CD52 抗原的单克隆抗体,存在于淋巴细胞和单核细胞表面。需要适当频率的监测以发现潜在的副作用,如甲状腺疾病和特发性血小板减少症(eSlide 46.10)。

● 康复、运动和症状管理

体力活动

最近的研究已证实在 MS 治疗中运动训练具有安全性及益处。运动的强度、持续时间和频率必须与患者的症状、热耐受、力量和耐力相结合。

步行障碍

大约 75% 的 PwMS 有步行障碍。25 英尺(约 7.62 m)定时步行测试(timed 25-foot walk test)可有效评估 MS 患者的步行速度。步行速度变化 20% 就应引起重视。达氟哌啶(Dalfampridine)是一种口服钾通道激动剂,能够增强脱髓鞘区域的神经传导,已被批准用于有行走障碍的 PwMS。但是达氟哌啶(Dalfampridine)会增加癫痫发作的可能性,并会引起其他潜在的不良事件,包括尿路感染、眩晕、失眠、头痛和跌倒的频率增加。

疲劳

疲劳在 PwMS 中很常见。原发性疲劳可归因于疾病病理过程,继发性疲劳是其他原因的结果,包括:代谢、内分泌和血液学异常,抑郁症,以及药物副作用。疲劳严重程度量表、疲劳影响量表和改良版疲劳影响量表是评估疲劳的最常用方法。除了保持体力和避免诱发疲劳(如太热、压力或过度运动)以外,建议进行药物治疗以帮助保持精力和注意力(eSlide 46.11)。

睡眠障碍

大约 50％的 PwMS 有入睡困难、睡眠维持困难及早醒的问题。MS 症状中可能干扰睡眠的因素包括痉挛、疼痛、感觉异常和夜尿症。一些延缓病程的疾病改良疗法(disease-modifying therapy,DMT)的副作用,尤其是 IFN 疗法,可能会导致睡眠中断。同时应对情绪障碍进行筛查。引导想象、生物反馈和认知行为疗法已被证明在治疗 MS 的睡眠障碍方面有正面效果。药物治疗包括唑吡坦、曲唑酮、苯二氮䓬、镇静抗抑郁药和抗组胺药。

情绪障碍

MS 中最常见的情绪障碍是抑郁,至少 50％的患者存在此问题。贝克抑郁量表和贝克抑郁量表快速筛选版(The Beck depression inventory and Beck depression inventory — fast screen)可有效筛查 PwMS 抑郁状况。应使用药物治疗、心理咨询或同时使用两种方法进行个性化治疗。

痉挛

多达 85％的 PwMS 会出现痉挛。MS 痉挛量表已被验证可用于 PwMS。治疗可遵循标准方法。eSlide 46.12 中概述了 MS 的常用处方药。

口服大麻被证实可以显著改善疼痛、痉挛和强直状态。肉毒杆菌毒素(BoNT)注射可改善 MS 的局部痉挛。当口服或局部注射治疗无效时,建议通过植入式药物输送装置进行巴氯芬鞘内注射治疗。对于具有严重的运动功能障碍或已发生挛缩的患者,当保守治疗无效时,可以考虑苯酚注射或手术干预。

疼痛

在 PwMS 中,神经性疼痛的发生率为 50％,是由于中枢神经系统斑块所致。抗惊厥药,如加巴喷丁和普瑞巴林(Gabapentin and Pregabalin)可有效缓解疼痛。三环类抗抑郁药(Tricyclic antidepressants)也是一种有效的药物。与安慰剂相比,鞘内注射吗啡和齐考诺肽(Intrathecal Morphine and Ziconotide)具有明显减轻神经性疼痛的作用,可以考虑用于口服药物反应不佳的患者。2%~6%的 MS 患者出现三叉神经痛(trigeminal neuralgia,TN)。治疗方法包括抗惊厥药、抗痉挛药、极少数情况下可使用麻醉药。米索前列醇是一种前列腺素 E 类似物,可以减轻三叉神经痛患者的疼痛,可被视为一种治疗方法。难治性或口服药物不耐受的患者可考虑 BoNT 注射、神经根切断术和伽马刀治疗。视神经炎疼痛可用类固醇治疗。L'hermitte 征和多发性硬化束带感(MS hug)是 PwMS 中其他类型的神经性疼痛症状,抗惊厥药对这些症状是有益的。

● 神经性膀胱

大约 75% 的 PwMS 有膀胱功能障碍。膀胱功能障碍的筛查指南包括进行适当的病史评估和计算残余尿量。非药物治疗可用于初期的膀胱管理,例如入液管理、定时排尿、盆底运动和导尿。药物治疗包括抗毒蕈碱剂(antimuscarinic agents),用于治疗储尿障碍。建议使用 α-拮抗剂(α-Antagonists)治疗排尿障碍。去氨加压素(Desmopressin)可能适用于夜尿症状。经膀胱内注射 BoNT-A 被美国食品和药物管理局(FDA)批准用于治疗 PwMS 的神经源性逼尿肌过度活动。神经调节策略,例如胫后神经刺激和骶神经刺激(posterior tibial nerve stimulation and sacral nerve stimulation),可用于在保守治疗失败或无法忍受保守治疗的膀胱过度活跃的患者。

● 神经源性直肠

PwMS 的神经性直肠表现为便秘或大便失禁。便秘是由于活动少、副交感神经输入减少、药物副作用、膀胱液体限制和低纤维饮食引起的。大便失禁是由于肛门外括约肌失控、直肠乙状结肠顺应性异常或直肠肛门反射异常所致。使用益生菌可以帮助改善便秘和失禁。有效的排便程序的建议在 eSlide 46.13 中列出。

● 性功能障碍

42%~90% 的 PwMS 中存在性功能障碍(sexual dysfunction,SD)。女性通常

是性欲降低和缺失润滑。男性通常是勃起和射精功能障碍。两性都存在性高潮障碍。DMT 的副作用和对症治疗（例如，抗抑郁药、抗痉挛药、α-拮抗剂）以及潜在的心理问题可能会导致 SD。MS 亲密度和性行为问卷可以用来评估 MS 症状对性活动的影响。治疗包括教育、心理咨询和减少对削弱性欲或精力的药物的依赖。枸橼酸西地那非（Sildenafil citrate）对勃起功能障碍的男性患者有效。

● 认知障碍

认知障碍（cognitive disorder）影响 40%～70% 的 PwMS。eSlide 46.14 描述了291 例 PwMS 认知障碍领域的分布情况。MRI 表现如皮质萎缩增加、第三脑室变宽以及脑容量整体丧失与 PwMS 中的认知障碍相关。皮下注射 IFN-β 可以稳定或延缓认知障碍的进展。一年的那他珠单抗治疗（Natalizumab treatment）可以显著改善认知障碍。精神兴奋剂，如哌醋甲酯和 L-苯丙胺（Methylphenidate and L-amphetamine）可以改善注意力、学习能力和专注力。目前没有具体证据表明美金刚和多奈哌齐（Memantine and Donepezil）对 MS 相关的记忆障碍有效。认知行为疗法可能对改善 PwMS 的认知障碍有益，但其长期益处尚不清楚。

吞咽障碍

多发性硬化症患者的吞咽困难可能是由于皮质球、小脑或脑干区域受累所致，发生于 33%～43% 的 PwMS。多发性硬化症吞咽困难问卷（dysphagia in multiple sclerosis questionnaire）可评估多发性硬化症吞咽困难的风险。吞咽造影是评估误吸的首选工具。改变体位、改变食团的体积和改变食物的黏稠度等代偿策略都是治疗吞咽障碍的有效方式。据报道，在环咽肌内注射 BoNT 可有效治疗食管上段过度活动。咽部电刺激治疗可显著减少声门穿透和误吸的次数。

● 妊娠期多发性硬化

由于妊娠期的免疫耐受状态，MS 对妊娠和胎儿健康没有直接影响。已怀孕或计划怀孕的 PwMS 不应使用 DMT。必要时可使用醋酸格拉地拉莫（Glatiramer acetate）具有最有利的安全评级（B 级）。在急性复发时，由医师决定是否使用短疗程的高剂量糖皮质激素治疗。在妊娠期间应尽量减少使用对症治疗的药物。产后 3 个月，复发率回升至孕前水平的 70% 以上，然后恢复到孕前水平。关于母乳喂养是否有利于减少 MS 的活动,研究结果尚不统一。尽管尚未获得 FDA 的批准,但静脉注射免疫球蛋白 G 已在一些研究中被证明可以降低产后复发的风险。

● 总结

多发性硬化症患者症状的多变性是 MS 患者、家庭和临床医师面临的独特挑战。该疾病是进行性的,且 PwMS 会面临各种不同的残疾。MS 是一种终身疾病,因此终生管理和康复对提高 PwMS 的生活质量具有重要作用。

临床精要

1. MS 最常见的症状是疲劳,这种症状在下午最为明显。

2. MS 患者神经可塑性的增强主要是通过慢波深度睡眠,因为在大多深度睡眠中,皮质神经元的膜电位会缓慢波动。

3. 能量节约技术可以提高患者自我效能、生活质量及社会参与度,可根据患者的最佳时间状态和日常生活活动能力制订活动计划。

4. 有力的证据表明,有氧训练可以提高非卧床 MS 患者的最大运动能力。而关于运动对半卧床和卧床 MS 患者的影响的证据则较少。

5. 据报道,近 30% 的 MS 患者存在震颤,这可能是最难控制的症状之一。

6. 与健康人相比,MS 患者的步行速度较慢,每分钟步数(步频)增加,髋关节旋转次数减少,躯干屈曲增加。

7. 必须特别注意抑郁症、疲劳和热不耐受的治疗,因为这些都可能导致认知障碍。

8. 14%～19% 的 MS 患者出现构音障碍,神经功能受损的患者最常见。

9. MS 患者在康复中面临的挑战因素包括疾病症状的多变性、疾病的进展、残疾的类型、对未来的不确定性以及各种职业和社会问题。

第47章

脑性瘫痪
Cerebral Palsy

Desiree L. Roge
刘 芸 唐 欣 译

脑性瘫痪(cerebral palsy，CP；以下简称脑瘫)是持续的运动和姿势发育异常伴活动受限的一组症候群，主要由于胎儿和婴儿大脑发育过程中的非进展性脑损伤所致，常合并感觉、认知、交流、行为等障碍与癫痫，并继发骨骼、肌肉问题。

● 流行病学、病因学和高风险因素

脑瘫是发达国家最常见的致残原因，在 eSlide 47.1 中说明了脑瘫诊断相关的 5 类主要高危因素。

● 分型

脑瘫可依据不同的方式分型：可按照受累肢体的分布进行分型(eSlides 47.2 和 47.3)，也可以通过运动表现(eSlide 47.4)或功能进行分型(eSlide 47.5)。

● 诊断

"脑瘫"这一术语基于临床表现的描述。详细的病史询问必须包括既往史、出生史、发育史或者家族中是否存在血栓或脑梗的危险因素。医学检查必须包括详细的神经、骨骼肌肉和功能检查，并应评估原始反射、肌无力的部位、肌张力的变化和异常运动。早产儿 2 岁前的发育里程碑可表现为落后。因此，对于幼儿或婴儿，应进行反复检查。发育里程碑的倒退提示神经发生退化，这时需要进行代谢或遗传疾病检查(图 47.1 和 eSlide 47.6)。

诊断脑瘫的病史和检查结果
（非进行性的运动控制障碍）

1. 确认病史并未指向进行性或退化性中枢神经系统障碍。
2. 确保进行性或退化性疾病的特征并未在检查中出现。
3. 对脑瘫进行分型（四肢瘫、偏瘫、双瘫、共济失调等）。多数情况下，应用这种分类系统是为了方便交流，但并不预测预后或提示应进行何种治疗。
4. 筛查以下相关的问题：
　a. 发育迟缓/智力落后
　b. 视/听力损伤
　c. 言语和语言落后
　d. 进食/吞咽功能失调
　e. 如果怀疑癫痫发作，需要进行EEG检查

该患儿之前（例如新生儿期）是否进行过神经影像学或其他实验室检查以确定脑瘫的病因？

是　　　　　　　　　　　　　　　否

不再进行诊断性检查　　　　　　进行神经影像学检查
　　　　　　　　　　　　　　（MRI优于CT）

正常MRI　　　　　　　　　　　　异常MRI

如果该患儿具有下列表现，考虑进行代谢性或遗传性测试：
　a. 临床表现恶化或代谢失代偿表现
　b. 医学检查未能确定病因
　c. "脑瘫"相关的儿童期神经系统疾病、家族史

1. 神经影像学异常合并病史检查中出现明确的脑瘫病因即可确诊。
2. 如果出现发育畸形，考虑基因检查。
3. 如有卒中病史，考虑进行凝血或其他病因检查。

图 47.1　疑似脑瘫患儿的诊断流程图

（引自 Ashwal S，Russman BS，Blasco PA，et al. Practice parameter：diagnostic assessment of the child with cerebral palsy：report of the Quality Standards Subcommittee of the American Academy of Neurology and the Practice Committee of the Child Neurology Society，Neurology 62：851－863，2004.）

● 功能预后

如果患儿在 2 岁时能够独坐或至 18～24 个月时仅存留 3 个以下原始反射,则预测可能出现步行能力;如果患儿在 4 岁时仍不能独坐,则提示可能不会出现步行能力。80%～90% 的双瘫患儿、50% 的四肢瘫患儿和 75% 的运动障碍患儿最终有步行可能。

● 医学管理

进食、生长与营养

吞咽困难导致进食效率低下,增加了营养不良和误吸的风险。胃造瘘管可能是避免营养不良的必要措施。营养不良会增加生长发育迟缓、感染、皮肤破裂、骨量减少和预期寿命缩短的风险。

肺功能

反复发生的呼吸问题、感染、黏膜纤毛清除能力下降、脊柱侧弯以及气道阻塞等会对肺组织造成累积性伤害。预防措施包括疫苗接种。预防肺部问题可能需要改良进食方式,包括使用胃造瘘管以及对反流和流涎进行干预。上气道阻塞可采用持续正向气道压力治疗、手术或两者联合治疗。支气管扩张药物和持续正向气道压力治疗可用于下气道阻塞。以打鼾、呼吸模式不规则及呼吸暂停为主要特征的睡眠呼吸障碍也很常见。因神经肌肉无力而继发的通气不足可用无创性呼吸支持和外部辅助以化痰并促进咳痰。脊柱侧弯手术矫正可能改善限制性肺疾病,但要注意手术带来的风险。

神经问题

脑瘫儿童患癫痫、智力障碍和认知障碍的风险高。注意缺陷和交流困难也很常见,因此建议进行相关筛查。视觉障碍包括视网膜损害、斜视、近视以及视觉皮层损伤。听觉障碍可为传导性的、感觉神经性或两者兼有。

泌尿生殖系统问题

排尿障碍可由感觉反馈通路损伤及逼尿肌和括约肌协同失调所致。尿潴留可能导致尿路感染。慢性膀胱内高压会导致肾盂积水,需要间歇清洁导尿。

胃肠道问题

胃食管反流病(gastroesophageal reflux disease，GERD)和便秘很常见。严重的GERD可能会导致胃动力障碍，合并胃排空延迟和食管炎。

肌肉骨骼疼痛和骨量减少

运动障碍会导致肌肉挛缩、骨骼畸形、肌肉骨骼疼痛、骨量减少和疲劳性骨折的风险增加。骨骼肌肉疼痛的常见部位包括髋部、脊柱、膝关节、踝关节和足部。骨量减少的风险因素包括负重减少、抗惊厥药物的使用以及营养不良。钙和维生素 D 的补充是常用手段，但是其效果目前仍不清楚。双膦酸盐可提高骨密度，但有副作用，故仅供脆性骨折病史的儿童使用。

● 治疗管理

脑瘫儿童的治疗要求以多团队协作的方式进行。

儿童时期残疾和教育

表 47.1 显示了与残疾儿童相关的重要法律和法规。

表 47.1 残疾儿童相关的重要法律和法规

法律或法规	内 容 提 要
1968 年《残障儿童早期教育援助法》或 95 - 538 公法(Public Law，PL)	为年幼的残疾儿童提供教育项目，资助研究机构进行儿童的行为、认知和情感功能研究
1973 年《职业康复法》，或 93 - 112 公法	为身体或精神残障人士提供服务以促进其独立和就业。其中，第 504 部分为反对儿童歧视提供了保护，这些儿童可能未达到"特殊教育"的定义，但他们的确需要特定的教学环境条件，例如在考试中需要更多时间或更多的休息
1975 年《全民残障儿童教育法》或 94 - 142 公法	要求不论儿童是何种残疾类型、何种严重程度，均不能被排除在学校教育体系之外。需强制执行教育计划，即对每一个残疾孩子制订个性化的教育计划，同时应制订教育计划的细节和目标
1990 年《残疾人教育法》(Individuals with Disabilities Education，IDEA)或 101 - 476 公法	为婴儿和幼儿早期干预项目提供资金支持。使用"失能"(disabled)取代了"残疾"(handicapped)的表述。确保 0～2 岁的存在发育迟缓的失能婴儿和幼儿得到早期干预服务。要求 3～21 岁儿童青少年接受特殊教育服务

法律或法规	内 容 提 要
2002 年"一个孩子也不能落下"行动	将联邦基金的分配指标从基于数量更改为基于学生表现
2004 年《残疾人教育法》修订版	修订了 202 - 476 公法,增加了要求应为失能儿童接受进一步教育、工作和独立生活做出准备

治疗干预

脑瘫的治疗干预的方式众多(eSlides 47.7 和 47.8)。

牵伸:牵伸的目的是降低由于肌肉不平衡和高张力导致的挛缩的风险。可以通过使用固定辅具、矫形器和系列石膏达到持续牵伸的目的。

肌力训练:肌力训练并不会增加痉挛或减少关节活动范围。

有氧运动:有氧运动可改善有氧能力,而不会增加诸如痉挛、疲劳或肌肉骨骼损伤之类的不良反应。

强制性诱导运动疗法(constraint-induced movement therapy):强制性诱导运动疗法可用于偏瘫患儿,用以提高患侧上肢的运动功能。通过可拆卸的石膏限制健侧令患儿接受高强度、结构化的治疗。

功能性电刺激:神经肌肉电刺激是应用足够强度的电流诱发肌肉收缩,应用在功能性活动中的神经肌肉电刺激称为功能性电刺激。

机器人和减重支持跑台训练:该治疗使用悬吊于头上方的减重背带在跑台上支撑患儿体重,同时借助治疗师或机器人训练改善步行的运动学、动力学和时序特性。

耐用医疗设备

脑瘫儿童耐用医疗设备的使用目标应聚焦于在使功能最大化、提高患儿安全性和实现独立。为实现如厕、进食和洗澡而使用的站立架和专用座椅装置就是一个例子。随着患儿不断生长发育,市场上的婴儿车已不能适配其体型,此时可考虑使用轮椅;或者,为了给予患儿额外支撑以实现与环境互动、最大限度地减少姿势异常导致的肢体畸形时,也需使用轮椅。头部和躯干控制较好的儿童可使用步行辅助器、助行器或拐杖以促进其步态训练。对于日常生活依赖程度高的患儿,升降系统有利于其进行家庭内转移。沟通辅具可促进有效沟通和需求表达。夹板和矫形器可帮助脑瘫患儿管理痉挛但仍有活动能力的畸形肢体。可用的被动支具和动态支具种类繁多。

张力过高的管理

通过张力管理,可提高患儿运动能力和自我照顾能力,同时预防皮肤破损,使患儿易于照护并提高其舒适度。

口服药物

广泛性的张力增高常需要药物治疗,例如巴氯芬,地西泮(安定)、丹曲林、替扎尼定和氯硝西泮。这些药物除了丹曲林外都会造成镇静。

儿童的用药剂量存在个体差异,且药物的副作用对其使用造成限制。口服药对广泛性的继发性肌张力障碍效果不佳。继发性肌张力障碍常使用的药物包括盐酸苯海索(安坦),口服巴氯芬和左旋多巴/卡比多巴。

化学性去神经支配

肉毒素肌内注射和苯酚神经损毁通常用于治疗局部张力过高(痉挛和肌张力障碍),两者可以同时应用以提高剂量和治疗更多的肌肉(eSlide 47.9)。

化学性去神经支配应该在年龄较小时即开始,从而得以在步态和运动功能仍然灵活的时候促进粗大功能的发育。

鞘内巴氯芬治疗

鞘内巴氯芬注射(intrathecal baclofen,ITB)是由美国食品药品监督管理局批准用于脑和脊髓源性的中度至重度的广泛性痉挛的药物。鞘内巴氯芬注射也可用于治疗中度至重度的肌张力障碍。鞘内巴氯芬注射通过放置在腹壁下内含设定程序的泵进行输送,并通过一根导管进入鞘内。这种方式可以在鞘内进行小剂量的巴氯芬治疗,从而减少了口服大剂量巴氯芬的副作用。由于电池寿命问题,泵需要每隔6～7年更换一次。巴氯芬泵的可能并发症包括感染、脑脊液漏和导管问题。鞘内巴氯芬注射的突然中断是紧急医疗事件,可能会导致张力增高、痉挛抽搐、发汗、焦躁和瘙痒。如果未治疗,会进展为横纹肌溶解和多系统衰竭。这种情况需采取大剂量口服巴氯芬、苯二氮䓬类和赛庚啶类药物进行治疗。

选择性脊神经后根切断

选择性脊神经后根切断是用于治疗痉挛的手术。手术技术包括单节段或多节段椎板的切除,术中暴露 L2～S2 神经根,然后按一定比例切除电生理监测中表现出异常反应的背根。该手术适合 3～8 岁痉挛型双瘫(粗大运动功能水平为Ⅰ～Ⅲ级)、上肢受累较轻、有足够潜在的肌力和选择性运动控制较好的患儿。术后由于痉挛的缓解会暴露出无力的问题，因此术后高强度的物理治疗是必须的。术后好转的指标包括痉挛降低、关节活动范围增加、步态改善和耗氧量下降，步行效率提升。感觉失调、膀胱或肠道功能障碍、背痛等并发症出现较少。

● 骨科管理

脑瘫患儿的肌张力异常限制了受累关节的活动范围，随着儿童的肌肉骨骼生长，会导致肌肉挛缩和骨骼畸形。粗大运动功能水平在 GMFCS Ⅰ～Ⅲ 级患儿的手术更主要是为了提高步行能力，而 Ⅳ～Ⅴ 级患儿的手术目的是方便照顾、提高患儿舒适度。通常来说，除非有证据显示出现髋关节脱位，鉴于复发风险，骨科手术一般延迟到 7～9 岁进行。在此之前，应聚焦于康复治疗和肌张力管理。

髋部

约 1/3 的脑瘫儿童会出现髋关节脱位，不能步行的患儿风险最高。推荐进行一年一次或半年一次的影像学检查。髋臼指数和偏移指数是最有效的指标。偏移指数超过 33% 或髋臼指数超过 30° 则需要进一步的治疗(eSlide 47.10)。

对于可以步行的患儿，髋关节的稳定对维持步行能力是必需的。不能步行的患儿的治疗目标包括预防髋关节脱位、维持坐位平衡及促进卫生的改善。现有报道表明，关节内类固醇注射可以暂时缓解髋脱位和半脱位疼痛。补救性外科手术目前也有应用。

下肢

脑瘫儿童的双关节肌(例如，腰大肌、股直肌、腘绳肌和小腿三头肌)比单关节肌更容易发生挛缩(eSlide 47.11)。

针对挛缩肌群的手术治疗包括延长术和转移术。一次麻醉下的多部位手术(single-event multilevel surgery，SEMS)效果更好。最终目标是在步行中关节位置良好，且活动不受限(eSlides 47.12～47.14)。

对于不能步行的患儿，其干预目标为在不进行骨科手术的情况下加强坐位(腘绳肌)、保护会阴部卫生(内收肌)和维持髋关节稳定(腰大肌和内收肌)。

肌肉力量异常和步行能力延迟出现会导致异常的长骨扭转(杠杆臂功能障碍，lever arm dysfunction，LAD)。随着生长，未经治疗的 LAD 会进一步导致骨排列异常和不必要的步态代偿。足部和踝部畸形可进行软组织和骨骼手术,手术目的是使步行时足掌触地、可穿戴辅具以及在站立和步行中有稳定的支撑基础。

上肢

上肢手术的目的是提高功能,方便严重挛缩、情况严重患儿的照护,有时是出于美观。上肢常见功能障碍包括感觉减弱,捏、抓握、释放和伸手取物困难。适合手术干预的患儿应具以下特征:有主动使用手的强烈意愿;存在痉挛但没有挛缩;有一定的感觉功能。严重手足徐动和肌张力障碍的患儿难以从手术中获得预期的效果。

脊柱

脑瘫儿童脊柱侧弯的发生率为 21%～76%。不能步行的患儿更易发生。好发年龄为 3～10 岁,在青少年时期会出现快速进展。需每 6～12 个月进行体检,如果已经发现侧弯,则需要进行影像学检查。低于 40°的弹性侧弯不会影响坐位平衡,但需要保持观察。通常来说,支具在减轻侧弯角度加重方面的作用非常有限。如果出现明显的侧弯角度加重及不能保持坐位平衡,需要进行脊柱固定和融合手术(spinal instrumentation and fusion),但手术后并发症较多。

临床精要

1. 脑瘫是非进展性疾病;脑损伤不会随着时间的推移而恶化。
2. 进展性神经疾病患儿会出现已获得功能的退化和丧失;但脑瘫患儿不会。
3. 脑瘫儿童继发的骨骼肌肉并发症会随着年龄的增长而恶化,从而导致功能的下降。

第48章

脊髓脊膜膨出及其他脊柱闭合不全

Myelomeningocele and Other Spinal Dysraphisms

Rashidah Ismail Ohnmar Htwe
彭金辉 译

神经管缺陷(neural tube defects，NTD)是继先天性心脏缺陷之后第二常见的重度致残性出生缺陷，影响全球 $0.5‰\sim2‰$ 的妊娠。其中，脊髓脊膜膨出(myelomeningocele，MMC)是一种最复杂且终生伴随的先天畸形，为第二常见的儿童期致残性疾病，仅次于脑性瘫痪。本章总结了 NTD 的病因、预防进展、达到健康结局最大化的方法、向成人健康医疗体系的过渡、社会层面活动和参与的提高以及不同年龄段的全面管理。

● 流行病学

超过 98% 的"开放性"脊柱闭合不全为 MMC，均属于 NTD。隐性脊柱裂的发病率取决于研究人群(eSlide 48.1)，有的研究报道为 $17\%\sim30\%$。脊柱闭合不全分为开放性和闭合性两类(eSlide 48.2)。

皮下肿块常提示闭合性脊柱闭合不全，如脂肪瘤型脊髓脊膜膨出。而脑积水和 Ⅱ型小脑扁桃体下疝畸形常提示开放性脊柱闭合不全。脊柱闭合不全在不同地区的发病率不同，全球的发病率为 $1‰\sim10‰$，在美国则 $<0.7‰$。MMC 发病率的下降与产前筛查和选择性终止妊娠相关，影响最大的是育龄女性叶酸摄入的增加。既往妊娠受影响的女性中，补充叶酸(4 mg/d)后可预防 72% 的 NTD。

● 危险因素和病因(表 48.1)

NTD 的可能危险因素包括维生素 B_6 和维生素 B_{12} 不足、地理位置、社会经济地位低、妊娠年龄增大、妊娠期发热、妊娠期肥胖、妊娠期糖尿病及某些药物(如卡马西平、丙戊酸)。

表 48.1　神经管缺陷已确定及可疑危险因素

危 险 因 素	相 对 风 险
已确定危险因素	
既往与同一性伴侣的妊娠受累史	30
妊娠期叶酸摄入不足	2～8
孕前糖尿病	2～10
丙戊酸和卡马西平	10～20
可疑危险因素	
妊娠期母亲维生素 B_{12} 水平	3
妊娠期肥胖	1.5～3.5
妊娠期发热	2
妊娠期腹泻	3～4
妊娠年龄	>35 岁：OR=5.21，95％ CI=2.42～11 <25 岁：OR=3.36，95％ CI=1.89～5.36
父母职业,农药和杀虫剂暴露史	呈现升高但未完全确定
妊娠期糖尿病	呈现升高但未完全确定
伏马菌素(真菌蛋白)	呈现升高但未完全确定
对乙酰氨基酚	可能有保护作用

注：数据来自参考文献 15,29,40,42,44,47,60,60a,65,72,94,98,114,115,116,117,121,127,131,139a,148,150,160,187。
CI,可信区间；OR,比值比。

● 遗传因素(eSlide 48.3)

NTD 有家族聚集性,有一级亲属患 NTD 者,其后代患 NTD 的风险为 3％～5％,有二级亲属患 NTD 者,其后代患 NTD 的风险为 1％～2％。此外,2 次或 2 次以上妊娠 NTD 胎儿的女性,再次妊娠 NTD 胎儿的风险更高,约为 10％。

脊椎动物胚胎在第 17～30 天折叠形成神经管,神经管形成失败则导致 NTD (eSlide 48.4)。

● 产前诊断和管理

目前,超声是产前诊断 MMC 的"金标准",三维超声及胎儿磁共振可进一步帮助了解病变特点。

● 新生儿和早期管理

后背缺陷

出生 72 小时内缝合可降低中枢神经系统感染风险。

脑积水

大多数 MMC 患儿在后背缝合术后需行脑室腹腔分流术以缓解脑积水。大约 15% 的患儿出生时即有重度脑积水，需立即进行分流术。对于未接受分流术的患儿，需密切监测其颅内压升高的迹象。胸段病变比腰段或骶段病变的患儿发生脑积水的可能性更高。

早期膀胱管理

90% 以上的 MMC 患儿有神经源性膀胱。出生 24 小时内缝合脊柱病灶可能对下尿道功能最有利。患儿出院前，需向家属强调积极尿路管理的重要性。基本检查包括肾输尿管膀胱超声和排尿性膀胱尿道造影。如患儿可自主排尿，可行导尿术或残余尿超声检查，确定残余尿量，了解是否可完全排空膀胱。无法自主排尿的患儿应行间歇性导尿。

神经平面评估

通过视诊、触诊及改变姿势可获得最好的运动功能信息。

治疗

MMC 学科间团队应制订及实施全面计划，使患儿各方面实现功能最大化。物理治疗师、作业治疗师、假肢矫形师及言语-语言病理治疗师发挥着关键作用。在患者一生中，MMC 治疗团队将宣教并协调社区治疗师，使患儿获得最优化的生长发育及全面的治疗。

● 儿童期管理

分流(eSlide 48.5)

几乎所有 MMC 患儿都要接受脑室腹腔分流术以缓解脑积水。感染和阻塞是分流术最常见的两种并发症,反复频繁的分流管感染会对认知产生不利影响。

Ⅱ 型小脑扁桃体下疝畸形(eSlides 48.6A 和 48.7)

Ⅱ 型小脑扁桃体下疝畸形的特点是小脑组织不同程度地疝入椎管,伴低位脑干及第四脑室下移,在 MRI 中容易识别。

脊髓积水(eSlide 48.6B)

脊髓积水指脊髓中央管扩张,在 MMC 患儿中相对常见。

脊髓栓系综合征(eSlide 48.8)

MMC 患儿的脊髓被固定或"栓"在某一处,脊髓随着患儿生长受到牵拉,导致泌尿、骨骼及神经功能进行性减退。

神经源性膀胱(eSlides 48.9~48.11)

90％以上 MMC 患者的膀胱部分或完全失神经支配,膀胱顺应性和收缩能力差,残余尿量极多。86％患者尿道括约肌功能不全,约 1/3 患者逼尿肌-括约肌协同失调。外括约肌常在出生时即有部分功能不全,出生后第一年可改善。

神经源性直肠

MMC 患儿的神经源性直肠表现各异,大约 20％的患儿有正常排便控制能力,其余患儿可因直肠感觉障碍、括约肌功能障碍和结肠蠕动异常引起大便失禁。神经支配功能正常患儿的肠道管理方案目标是,在其直肠内容物刺激引起肛门内括约肌反射性松弛前,进行有效的、规律的、可预测的排便,这可帮助加快患儿顺利过渡到学前教育和幼儿园教育。当药物干预对大便失禁无效时,首选 Peristeen 经肛门结肠灌洗。如保守治疗无效,可考虑手术,术式包括顺行节制性灌肠和结肠造口术。

乳胶过敏

20％~65％的 MMC 患儿乳胶过敏(免疫球蛋白 E 介导的应答反应)。

内分泌紊乱

复杂的中枢神经系统畸形和脑积水可引起 MMC 患者下丘脑-垂体功能障碍,包括中枢性性早熟(12％~16％儿童)及生长激素缺乏,进一步导致患儿身材矮小,性早熟在 MMC 女童中更常见。

肌肉骨骼问题

运动神经支配

MMC 患者的运动功能水平不一定对应影像学椎体解剖水平。大多数 MMC 患儿有腰骶段椎体病变,其中,25％为腰部中段水平病变,20％为骶水平病变。

髋

髋关节屈曲挛缩引起骨盆前倾,增加腰椎前凸,影响步行。MMC 患儿可在出生时即髋关节脱位,或在生长过程中由于髋屈曲肌群、内收肌群未受到有效拮抗而髋关节脱位。

膝

MMC 患儿可有膝屈曲或伸直挛缩,常见于胸段病变患儿。膝外翻应力是前内侧膝关节松弛及疼痛的主要原因。

足

MMC 患儿常见的足部畸形包括马蹄足挛缩、马蹄内翻足、距骨垂直及跟骨畸形。大约 50％的患儿出现马蹄内翻足。跟骨畸形是由于足背屈肌无对抗性收缩所致,可在出生时即有或在生长发育过程中形成。这种儿童的治疗目标是获得跖性足(plantigrade foot)。可步行的 MMC 患儿常有足外翻和踝关节外翻。

脊柱

90％以上的胸段病变患儿有脊柱畸形。手术的潜在指征包括脊柱侧弯＞50°、支具无效、患者 10～12 岁以上且希望成年期脊柱高度最大化。脊柱后凸畸形可严重影响坐位并导致皮肤问题,脊柱前凸常和髋关节屈曲挛缩相关。

骨折

MMC 患儿易发生下肢病理性骨折,11％～30％的脊柱裂患儿有骨折。

移动能力(eSlides 48. 12 和 48. 13)

婴幼儿期 MMC 患儿的大多数父母常问"我的孩子将来可以走路吗?"大多数腰段病变的患儿可有一定的步行能力(家庭性或社区性),但高位腰段病变者常在青春期失去步行能力。

矫形器

MMC 患儿使用矫形器的 4 个典型目标或目的包括：①预防畸形;②提供正常关

节对线和力学结构;③控制步态的关节活动度;④改善功能。MMC 患儿最常用的是踝足矫形器。

皮肤破损

MMC 儿童和成人常有皮肤破损,婴儿期到 10 岁期间皮肤破损的发生率持续增高。

肥胖

成人脊柱裂患者肥胖的发生率更高(38%),尤其是女性。易患因素包括代谢率低及能量消耗少。

心理和社会问题

认知功能

父母、医务人员及学校人员需解决或至少要识别 MMC 患儿的具体行为和认知问题。MMC 患儿的智商(intelligence quotient,IQ)低于同龄儿,其言语 IQ 高于操作 IQ。IQ 受中枢神经系统感染影响,但不一定与反复重置脑室腹腔分流管相关。

行为 (eSlide 48.14)

许多 MMC 患者的言语能力比书写能力好,但对话经常冗长、不着边际("cocktail party chatter""鸡尾酒会喋喋不休"),常偏离话题、使用很多日常社交话语。

● 成人脊髓脊膜膨出

向成人健康管理的过渡

由于医疗的进步,如今 75%~85% 的 MMC 患者可存活到成年早期。

一般问题、健康与参与(eSlide 48.15)

使用国际功能、残疾和健康分类标准。

迟发神经改变

原因为脑室腹腔分流相关感染和障碍、脊髓空洞症、症状性脊髓栓系或症状性

Ⅱ型小脑扁桃体下疝畸形。

迟发肌肉骨骼问题

使用轮椅者常有肩痛,而长期使用轮椅者最常发生肩袖功能紊乱和肱二头肌肌腱炎。感觉缺失和去矿化作用可引起下肢 Charcot 关节病,最常见于足和踝,其次是髋和膝。

肾脏及泌尿系损害

由于脊柱裂患者中膀胱功能障碍的高患病率,肾损害仍然是 MMC 患者发病和死亡的最常见原因之一。

生育能力、性及生殖问题

MMC 女性的月经及生育能力正常,也可以怀孕,很多 MMC 男性患者不育,精子质量差。

教育问题、职业问题及独立生活能力

大多数 MMC 青少年可完成高中学业,约 50% 患者可继续接受教育。一项长期跟踪报告显示,存活到成年的患者中,约 85% 就读或毕业于高中和(或)大学,约 36% 需要特殊教育。45% 的被调查者已就业,15% 可独立生活。

姑息治疗和神经管缺陷

诊断不久后即开始围产期姑息治疗,治疗贯穿所有决策过程,涉及家庭生育计划,延伸至丧亲时期。

● 总结

大多数脊髓脊膜膨出的胎儿能活产出生,通过适当的治疗常能存活到成年。MMC 是患者、亲属和医师的长期挑战,需警惕、监测和宣教,预防危及生命事件,减少脑室腹腔分流障碍、Ⅱ型小脑扁桃体下疝畸形、肾衰竭、乳胶过敏以及感染的发生。需监测运动功能是否减退、预防畸形、指导自理和独立转移、教会独立管理肠道和膀胱、给予情感和社会支持,以及提供教育和职业指导,这为 MMC 患者实现功能独立最大化有关键作用。

临床精要

1. 预防措施,尤其是叶酸补充,可有效预防神经管缺陷(NTD)。

2. 妊娠期糖尿病、妊娠期肥胖以及妊娠期发热均与 NTD 相关。

3. 少于 10% 的脊髓脊膜膨出(MMC)患儿可正常控制小便。

4. 脊髓栓系可引起无力、脊柱侧弯、疼痛、泌尿系功能障碍及骨骼畸形。

5. 中枢神经系统感染影响智商,但反复重置分流管不一定降低智商。

6. MMC 患者性早熟的发病率逐渐增加。

7. 必须以多学科团队合作的形式管理脊柱裂患儿。

8. 基于国际功能,残疾和健康分类的功能模式对患者进行长期管理,不仅要关注医疗问题,也需考虑环境因素,从而使功能和参与最大化。

第49章

脊髓损伤

Spinal Cord Injury

Chen-Yu Hung

许 涛 译

在这一章中,作者总结了脊髓损伤(spinal cord injury,SCI)的解剖学基础、分类系统、康复方法和并发症的处理。

● 流行病学

受伤时的年龄和性别

创伤性脊髓损伤患者的年龄呈双峰型分布,最常见于年轻人和老年人(>65岁)。大多数创伤性脊髓损伤发生在男性(70%~80%)。在 5 岁之前,创伤性脊髓损伤患者的男女比例基本相同,此后,男性患者所占比例逐渐升高,16~20 岁的患者中,男性占比超过 80%。然而,随着年龄增长,尤其在 65 岁以上人群中,这一比例又开始下降。

脊髓损伤的原因

世界范围内,脊髓损伤最常见的病因依次为交通事故、跌倒、暴力袭击和运动。尽管交通事故仍然是所有年龄段脊髓损伤的重要原因,但在 60 岁以上人群中,跌倒是最常见的原因。高处跌落(>1 m)导致脊髓损伤在年轻人中较常见,而低处跌落(<1 m)在 45 岁以上的人群中更常见。老年人的脊髓损伤通常与颈椎椎管狭窄有关,由相对较小的创伤引起,如在家跌倒。儿童的发病原因与年轻人相似,特别是与运动相关的意外伤害比例更高(超过 30%);其中跳水是最常见的致伤运动。与大龄儿童及成人相比,8 岁以下脊髓损伤儿童更多表现为无影像学异常、神经症状延迟出现(半小时至 4 天不等),且更多为完全性神经损伤。

预期寿命和死亡原因(eSlides 49.1 和 49.2)

脊髓损伤患者的预期寿命低于非脊髓损伤人群,患者早夭的概率是正常人群的 2~5 倍。呼吸系统疾病,尤其肺炎是伤后第一年和随后几年死亡的主要原因。心脏病(高血压和缺血性心脏病,以及"其他心脏疾病")是第二大常见的死亡原因。其他心脏疾病,指的是无明显潜在心脏病或血管疾病,亦无心律失常的年轻人却因心脏病发死亡。

● 创伤性损伤的解剖学、力学和综合征

由于在胚胎发育过程中,脊柱比脊髓长得更长,脊髓在 L1~L2 椎间盘处终止。因此,脊髓节段并没有与相应的脊柱节段水平对应(eSlide 49.3)。脊髓、神经束和供应血管的解剖结构以及脊髓与脊柱之间的对应关系在 eSlides 49.4~49.10 中有描述。

脊柱力学和稳定性

eSlide 49.11 中描述了三柱结构脊柱稳定模型。

● 脊髓损伤的分类

通过确定最低且完整的感觉和运动水平能够可靠、准确地确定神经损伤平面(neurologic level of injury,NLI)。脊髓损伤神经学分类国际标准(International Standards for Neurologic Classification of Spinal Cord Injury,ISNCSCI)将完全性损伤定义为最低骶段感觉或运动功能完全丧失,包括肛门深压觉、肛门皮肤黏膜交界处感觉丧失及肛门外括约肌的随意收缩能力丧失。不完全损伤的定义为最低骶段至少有部分感觉或运动功能的保留。

感觉部分的神经学检查覆盖了身体每一侧的 28 个皮区,在各皮区关键点分别行轻触觉和针刺觉检查,以判定为感觉的缺失、受损或正常。运动部分的神经学检查使用 6 级肌力评定法,对身体两侧各 10 块关键肌进行检查,同时还需检查肛门外括约肌的收缩功能。NLI 被定义为双侧保留正常感觉及运动功能的最低脊髓节段。美国脊髓损伤协会损伤量表(American Spinal Injury Association Impairment Scale,AIS)根据运动和感觉缺失的程度,将脊髓损伤分为 A~E 五级。AIS A 级为完全性

损伤,S4~S5 无任何运动及感觉功能;B 级为 S4~S5 有感觉功能保留,NLI 以下 3 个节段无运动功能;C 级为 S4~S5 有感觉功能保留,NLI 以下超过一半的关键肌肌力小于 3 级;D 级为 S4~S5 有感觉功能保留,NLI 以下至少有一半关键肌的肌力达到 3 级或 3 级以上;E 级则感觉及运动功能均正常。

● 神经恢复和行走

判断脊髓损伤一年后患者是否能行走,需综合考虑年龄(<65 岁还是≥65 岁)、股四头肌运动评分、腓肠肌运动评分,以及 L3~S1 皮节的轻触觉评分(eSlides 49.12 和 49.13)。

● 急性损伤期

治疗疑似脊髓损伤患者的第一步是确保其气道充分开放、呼吸和循环稳定。颈髓损伤患者呼吸衰竭的风险很高,必须密切监测其是否需要通气支持。所有疑似急性脊髓损伤的患者,无论其在事故后处于何种姿势,都应将脊柱固定在中立的仰卧位。神经源性休克是交感神经失神经支配的结果,与颈段和高胸段损伤有关。其特点是弛缓性麻痹时低血压和心动过缓。一旦患者的病情稳定下来,就要对其神经系统状况和脊柱稳定性进行全面评估。尤其在受伤后的前 3 天和操作后(如转运、闭合复位或外科治疗后)应进行系统 ISNCSCI 检查,以检测神经状态的加重或改善情况。急性脊柱损伤的手术治疗通常是为了改善脊柱的稳定性或为受压的神经元减压。

● 康复及慢性期

职业培训

大约只有 25%的脊髓损伤患者在受伤后还能就业。脊髓损伤后的就业成功预测因素包括在脊髓损伤之前有工作、脊髓损伤前的工作对体力的需求较少、发生脊髓损伤时较年轻、脊髓损伤程度较轻、脊髓损伤多年、在脊髓损伤之前拥有更高的教育程度以及工作意愿强烈。

上肢重建手术

以往来看，上肢功能重建术在受伤后一年才能实施，从而为目标肌肉的神经功能恢复留出充足的时间。例如，肌腱转移术是将有神经支配肌肉的肌腱从其附着部位之一分离出来，将其重新附着到另一个失神经支配肌肉的肌腱上，以期重获功能。只有肌力等级为 4 或 5 级的肌肉的肌腱才会被选择作为被移植肌腱，因为在移植过程中通常肌力会减弱 1 级，小于 3 级肌力的被移植肌肉一般不会改善患者功能。如果肌肉移植后的肌力损失会导致功能下降，就不应该将其作为被移植肌肉。常见的肌腱转移术和肌腱固定术按照 ISNCSCI 运动水平分类，四肢瘫患者手部手术分类则遵循更具体的国际分类（eSlide 49.14）。

● 生活质量

主观生活质量与神经损伤水平和损伤程度不相关。以下因素对生活质量有积极影响：移动能力和日常生活独立性、情感支持、良好的整体健康、自信、乐观、体育和社会活动的融合，其他因素包括已婚和就业、受过更多教育，以及居住在家里。

● 并发症

呼吸系统

脊髓损伤可导致肺、胸壁、气道力学的改变，功能障碍程度与神经损伤平面及运动功能损害程度密切相关。慢性四肢瘫和高位截瘫患者的肺功能显示，由于呼吸肌无力和气道高反应性的限制，肺容量和胸壁顺应性降低。对四肢瘫痪和高位截瘫患者进行的肺容量和肺活量研究显示，肺活量（vital capacity，VC）、肺总量、补呼气量和深吸气量显著下降，残气量（residual volume，RV）显著增加，而功能残气量几乎没有变化。膈肌由位于 C3～C5 节段的前角细胞支配，是主要吸气肌。胸锁乳突肌和斜方肌分别由脊副神经和 C2～C4 以及 C1～C4 神经根支配，是协同吸气肌，这些肌肉对于保证高位脊髓损伤患者有足够的通气而言十分必要（eSlide 49.15）。神经损伤平面在 C2 或以上水平的完全性脊髓损伤患者通常无膈肌功能，需要机械通气或膈神经起搏。C3 完全性损伤患者有严重的膈肌无力，通常需要机械通气，至少需要暂时性机械通气。完全性 C4 脊髓损伤的患者通常也有严重的膈肌无力，也需要机械通气或暂时性机械通气。C5～C8 完全性损伤患者通常可以保持独立呼吸,但由于肋间肌和腹肌失去神经支配,他们发生肺部并发症的风险仍然很高。

四肢瘫或高位截瘫患者的肺活量有体位依赖性,直立姿势时的肺活量比仰卧姿势时低 15%。腹肌麻痹患者坐位时,腹内容物的重力作用可引起肺残气量增加。在坐位时使用束腹带可以通过将腹部内容物压至膈肌下以减轻腹内容物的重力作用,从而使膈肌处于更有效的休息位置。肺不张的治疗包括肺扩张以及松动和清除分泌物。无论有无实施气管插管,均可使用间歇正压呼吸、双水平气道正压或持续气道正压设备帮助肺扩张以及预防或治疗肺不张。胸腔松动术包括体位引流和胸腔叩击或振动。气道廓清技术包括吸痰、人工辅助咳嗽、使用机械性吸-呼气排痰机和支气管镜下吸痰。吸-呼气排痰机通过口腔或气管插管向气道提供正压,随后快速转为负压,这种快速的压力变化可引起类似于咳嗽的高呼气流量。药物是治疗和预防肺不张的有效辅助手段。支气管扩张剂可减少气道高反应性和炎症,从而减少肺不张的形成和痰的产生,同时刺激表面活性物质的分泌。β-2-肾上腺素能药物的使用已被证明可以改善呼气压,从而产生更有效的咳嗽。化痰药可以口服(如愈创甘油醚)或雾化吸入(如乙酰半胱氨酸)。充分的水合作用可以使痰液稀薄。

深静脉血栓

深静脉血栓(deep vein thrombosis,DVT)是静脉血栓栓塞(venous thrombo-embolism,VTE)的一种,可引起肺栓塞(pulmonary embolism,PE)。未接受 VTE 预防治疗的脊髓损伤患者中,有 50%～75% 发生 DVT。在受伤后第 7 至第 10 天发生 DVT 的风险最大。已确定的 DVT 的危险因素包括完全性运动损伤和胸段及以下水平的损伤。由于 DVT 的高发病率和肺栓塞的潜在致命后果,VTE 预防成为标准护理程序之一。几项比较皮下注射低分子肝素(low-molecular-weight heparin,LMWH)和固定剂量普通肝素效果的大型试验表明,LMWH 在预防脊髓损伤后 DVT 和 PE 方面更有效。指南建议在脊髓损伤后 8～12 周内应持续进行药物预防,并在受伤后起初 2 周内增加远端下肢气压治疗。如无禁忌,DVT 或 PE 的治疗方案通常是抗凝治疗。确诊 DVT 后,抗凝治疗通常要持续 6 个月,以防止血栓的进展和复发。下腔静脉(inferior vena cava,IVC)过滤器适用于抗凝药物预防失败的患者,即充分抗凝仍发生 DVT 或者 PE 的患者;也适用于 IVC 或髂静脉内有血栓形成的患者。

自主神经反射异常

自主神经反射异常(autonomic dysreflexia,AD)是一种综合征,也是一种临床急症,多发生于 T6 或以上的脊髓损伤患者中。这是由于低于 T6 水平的脊髓损伤其内脏神经支配得以保留。AD 由损伤平面以下的有害刺激触发,引起不受脊髓上位中枢抑制的、突发的反射性交感神经活动,导致严重的血管收缩和其他自主反应。AD 的症状有多种,包括:剧烈的头痛;收缩期和舒张期高血压;大量出汗和皮肤血管扩张,面部、颈部及肩膀皮肤充血;鼻塞;瞳孔扩大;心动过缓。高血压可导致脑出血、癫痫、心肌缺血,甚至死亡。引起 AD 的有害刺激通常来自于骶尾部皮节,最常见于膀胱过度充盈。其他原因包括粪便填塞、膀胱或直肠胀满、嵌甲、阵痛和分娩、外科手术、性高潮及其他各种情况。完全性脊髓损伤患者(>90%)发生 AD 的概率比不完全性脊髓损伤患者(约 25%)更高,并且多发生于脊髓损伤慢性期。

急性 AD 的治疗必须及时有效以降低潜在的发病率和死亡率。将患者置于直立坐位,松解衣物,每隔 2~5 分钟监测一次血压,及时排空膀胱确保导尿管通畅。如果这些措施不能缓解症状,应怀疑存在粪便嵌塞,如果存在应及时处理。如果出现血压升高,应使用快速降压药物,首选继发低血压时停药可迅速恢复血压的药物,如硝酸盐类。慢性复发 AD 症状的患者有时需要使用 α-肾上腺素受体拮抗剂、α-及 β-肾上腺素受体拮抗剂,或作用于中枢的 α-2 肾上腺素受体激动剂(如可乐定)。

钙代谢与骨质疏松

脊髓损伤后骨形成和骨吸收失衡,这种不平衡潜在的不良临床影响包括骨质疏松相关性骨折、高钙血症和高钙尿引起的肾结石。在骨吸收加快时期,骨组织向血液中释放钙和磷,从而导致甲状旁腺激素(parathyroid hormone,PTH)分泌显著减少。低水平 PTH 减少了肾脏中钙的吸收,并抑制了 1,25(OH)$_2$D(维生素 D 的活性形式)的合成,从而间接降低了肠道对钙的吸收,这两种机制都是为了防止骨骼钙流失而造成高钙血症。然而,对于青春期的男孩而言,他们的骨转换更活跃,在脊髓损伤后的起初 3~4 个月内的高钙血症并不罕见。高钙血症的症状包括腹痛、恶心、呕吐、乏力、多尿、多饮和脱水。高钙血症的治疗包括输盐水补液、使用利尿剂和二膦酸盐。减少钙的摄入一般不能有效降低血清或尿中的钙浓度,限制饮食中的钙和维生素 D 的摄入也不被推荐。

慢性脊髓损伤患者经常因为营养摄入不足或阳光照射减少而缺乏维生素 D。补充钙和维生素 D(可以改善钙的吸收)可以有效地减少骨质流失,特别是在没有高钙血症的慢性阶段。在站立装置的帮助下进行被动负重站立的脊髓损伤患者,其下肢的骨密度(bone mineral density,BMD)可能比不站立的患者保持得更好。功能性电刺激脚踏车已被证明能减缓骨质流失的速度。抗骨吸收的双膦酸盐已被证明在维持急性脊髓损伤后的下肢骨密度或改善低骨密度方面是有效的。

肠道管理

食管到结肠脾曲之间肠道的副交感神经来自迷走神经,可调节胃肠蠕动。降结肠和直肠的副交感神经来自脊髓 S2～S4 节段发出的盆神经。躯体阴部神经也起源于 S2～S4 节段,支配肛管外括约肌和盆底肌群。骶部以上节段的脊髓损伤表现为反射性直肠或上运动神经元(upper motor neuron,UMN)直肠,尽管存在反射性结肠蠕动,但排便不是由随意放松肛门外括约肌所启动。相反,S2～S4 前角细胞或马尾的脊髓损伤可导致迟缓性直肠或下运动神经元(lower motor neuron,LMN)直肠,这种情况下不存在反射性结肠蠕动,只能由固有的肌间神经丛支配直肠蠕动缓慢推进粪团。LMN 肠道的肛门括约肌呈现典型性弛缓,容易出现漏便。

排便计划是一种管理神经源性肠道的治疗计划,其目标是促使有效且高效的结肠排泄,同时防止失禁和便秘。排便计划应该安排在每天的同一时间,通常是在早上。直肠排泄有两种操作方法:手指刺激和手动排便。如果用上述技术不能实现有效的排便,脉冲式水灌洗已被证明对一些人来说是有效的,它可以减少排便的时间、减少粪失禁和便秘的发生率。

神经源性膀胱

膀胱的副交感神经来自 S2～S4 脊髓节段发出的盆内脏神经,其调节膀胱的收缩与膀胱颈的开放,以促进排尿。膀胱的交感神经来自 T11～L2 脊髓节段发出的腹下神经,其调节膀胱体的松弛和让膀胱颈括约肌收缩以抑制排尿。由 S2～S4 节段发出的躯体阴部神经,支配尿道外括约肌。骶部以上节段的脊髓损伤可引起反射性或 UMN 膀胱,尽管存在反射性排尿,但外尿括约肌不能主动松弛引起排尿。相反,S2～S4 前角细胞或马尾的脊髓损伤可以产生反射性或 LMN 性膀胱,这种情况没有反射性排尿。LMN 膀胱的外尿括约肌呈现典型性弛缓,容易漏尿。正常排尿中枢在脑桥水平,在脊髓损伤导致 UMN 膀胱,可见膀胱的收缩(或松弛)与外尿括约肌的松弛(或收缩)的协调障碍,引起逼尿肌-括约肌协同失调,两者同时出现反射收缩活动模式时,通常会导致膀胱压力升高。

神经源性膀胱的管理目标是获得一个在社交方面可接受的膀胱排空方法,同时避免并发症,如感染、肾衰竭肾盂积水、尿路结石和 AD。几乎所有脊髓损伤患者在损伤后不久都有尿潴留,需在膀胱内留置导尿管。间歇导尿(intermittent bladder catheterization,IC)是公认的最佳选择,除了可以恢复正常的排尿,也让需要长期膀胱管理的患者可以自己执行 IC。由于 IC 允许膀胱定期的充盈和排空,符合生理特点,且不需要其他排泄装置,因而在接受度方面较好,同时并发症较少。对于膀胱压力大于括约肌出口压力的 UMN 膀胱男性患者来说,反射式排尿是另一种可行的选择,可以达到自发排尿的效果。将安全套导管放置在阴茎上,并通过管子与腿袋或床旁袋相连。反射性排尿有时可由耻骨上叩击触发。排空程度可以通过测量排尿后残余尿量来确定。残余尿量较多易导致尿路感染(urinary tract infection,UTI)和膀胱结石。此外,反射性排尿常伴有排尿压力升高,易引起膀胱-输尿管反流、肾积水,最终导致肾衰竭。所以对于反射性排尿的患者而言,应进行定期的影像学成像与肾超声检查,以确定是否存在反流或积水,这一点至关重要。当 AD 的症状和体征伴随排尿发生时,通常表明(在逼尿肌内)正在发生高压排尿。α-肾上腺素能受体拮抗剂药物(如哌唑嗪和特拉唑嗪)通常对降低膀胱出口阻力、膀胱压力和减少残余尿有效。对于不能完成 IC 的四肢瘫患者和不能有效地在阴茎维持外部导尿管的患者来说,长期留置导尿管进行膀胱引流是一个合理的选择。使用留置导尿管插入尿道会增加尿路感染、膀胱结石形成、附睾炎、前列腺炎、尿道下裂和膀胱癌的风险。对于需要长期留置导尿管的患者而言,放置耻骨上膀胱造瘘管可以避免一些并发症。

性行为和生育

男性发生心因性勃起的能力以及女性发生心因性阴道血管充血和润滑的能力是由交感神经和副交感神经系统介导的,并直接与 T11~L2 皮节轻触觉和针刺觉保留程度有关。男性反射性勃起和女性反射性阴道血管充血和润滑的能力是由副交感神经系统介导的,与骶反射的保留有关。如果存在过度活跃的球海绵体(bulbocavernosus,BC)反射,尽管勃起的质量可能与受伤前有所不同,反射性勃起和润滑通常可能存在。如果 S4~S5 皮节中有一些感觉的保留并存在减弱的球海绵体反射,反射勃起和润滑通常可能存在。但是,如果没有球海绵体反射,S4~S5 皮节感觉也未保留,则丧失反射性勃起和润滑的能力,产生勃起和润滑的心理能力也与 T11~L2 的感觉保留有关。性高潮的神经控制通常被认为是一种可以被大脑抑制或激活的脊髓水平的反射反应。如果在体检中发现没有球海绵体反射和皮肤反射,S4~S5 没有感觉,达到性高潮是不可能的。据报道,大约只有 40% 的脊髓损伤患者(包括男性和女性)存在性高潮。

对由脊髓损伤引起的男性勃起功能障碍,而非射精功能障碍的有效治疗包括口服药物(5 型磷酸二酯酶抑制剂,如西地那非、伐地那非和他达拉非)、真空勃起装置、阴茎海绵体注射和阴茎植入。男性脊髓损伤患者不育的治疗最初侧重于射精,因为只有 10％～20％的男性在脊髓损伤后能自然射精。一些干预措施,包括自慰或伴侣帮助自慰、阴茎振动刺激和电刺激射精,可以让 95％的人成功射精。在脊髓损伤发生后的前 2 周里,产生的精液质量显著降低,包括精子数量减少、精子活力下降以及精液中抑制因子的出现。目前认为,脊髓损伤对女性的生育能力没有影响。大多数女性在受伤后会有短暂的闭经,平均持续 4 个月。损伤平面在 T10 以上的妇女可能无法察觉到分娩。损伤水平高于 T6 的妇女在分娩过程中的子宫收缩会诱发 AD,这需要与先兆子痫的血压升高相区分。

压疮

在急性康复期间,压疮易发生在以下区域:骶骨,39％;跟骨,13％;坐骨结节,8％;枕部,6％;肩胛骨,5％。肌肉是骨突处最容易受到压力损伤的组织。在急性脊髓损伤患者中,高发骶骨和跟骨溃疡可能是因为伤后不久仰卧在床上的时间增加,而后期坐在轮椅上的时间增加。脊髓损伤后发生压疮的危险因素包括尿失禁或大便失禁、严重痉挛、糖尿病、吸烟、呼吸系统疾病、低血压、抑郁和支撑面不当。压疮的评估应包括伤口位置、伤口分期、大小、溃疡腔特征和周围皮肤的特征。不同类别或不同分期伤口的愈合因素不同。Ⅱ型/期溃疡可能只需要上皮生成,而Ⅲ或Ⅳ型/期溃疡可能需要基质合成和堆积、血管生成、纤维增生和收缩。

压疮坏死组织的清除可以通过许多不同的方法进行,包括自溶、化学药品、锐器清创术和机械清创术。敷料是局部使用产品,可以保护压疮免受感染和创伤、敷药、清除坏死组织、并提供一个比皮肤更好的环境,以保护伤口组织处的水合水平和活力。主要敷料种类包括透明薄膜、水胶体、水凝胶、泡沫、藻酸盐和纱布敷料。充足的营养对于压疮的愈合是必不可少的。患有压疮的脊髓损伤患者所需的热量增加。患有严重压疮的脊髓损伤患者与没有发生压疮的脊髓损伤患者之间的基础能量消耗差异估计约为每天 5 kcal/kg。患有压疮的脊髓损伤患者的蛋白质需求量也有增加;建议增加蛋白质摄入量为每天每千克体重 1.25～2 g。

痉挛

痉挛是一种多因素综合征,包括被动活动时速度依赖性的阻力增加、阵发性痉挛或肌强直以及反射亢进。虽然痉挛会导致移动困难,影响姿势和舒适,甚至可能导致皮肤破损,但痉挛也有助于行走和日常生活活动的维持。持续牵伸和痉挛肢体的正确体位摆放是几乎所有脊髓损伤患者治疗痉挛的主要方式。此外,有许多药物可用于治疗痉挛。许多医师认为口服巴氯芬是治疗脊髓源性痉挛的首选药物。巴

氯芬是 γ-氨基丁酸(gamma-aminobutyric acid，GABA)的结构类似物，GABA 是脊髓的主要抑制介质，巴氯芬与 GABA$_B$ 受体结合。起始剂量通常为 5～10 mg，每日2～4 次，根据临床症状逐渐加量，最大推荐剂量为每天 80 mg。巴氯芬的副作用包括疲劳和头晕，突然停药也会导致癫痫发作。地西泮和其他苯二氮䓬类药物与GABA$_A$ 受体结合。苯二氮䓬类药物会导致身体依赖、嗜睡和注意力下降。盐酸替扎尼定是一种中枢 α-2-肾上腺素能受体激动剂，已被证明能有效治疗脊髓损伤后的痉挛。替扎尼定的副作用包括镇静作用和肝功能异常。当只有少数特定的肌肉受到痉挛的影响时，可以用神经毒素(如肉毒杆菌毒素)对这些肌肉进行定向注射。肉毒杆菌毒素注射到肌肉中，与神经肌肉接头神经末梢突触前受体结合，抑制乙酰胆碱的释放和神经肌肉的传递。电针刺激辅助定位运动点或肌电图识别运动终板可以提高注射的有效性。肉毒杆菌毒素注射的临床效果可在 2～3 天内观察到，并可持续 3～6 个月。

临床精要

1. 大多数脊髓损伤(SCI)发生在男性(70%～80%)，按发病率高低排列最常见的原因依次是交通事故、跌倒、暴力袭击和运动。

2. 呼吸系统疾病和心脏病是脊髓损伤患者最常见的两个主要死亡原因。

3. 完全性损伤是指肛门内无压觉，肛门黏膜交界处无感觉，肛门外括约肌随意收缩丧失。

4. 神经源性休克与颈段和高胸段损伤有关，由交感神经去神经支配引起，以心动过缓、低血压、体温过低和弛缓性麻痹为特征。

5. 四肢瘫或高位截瘫患者仰卧位的肺活量比坐位大，因为仰卧位更适合膈肌位置变化。

6. 药物预防静脉血栓是急性脊髓损伤后的标准化医疗内容之一。

7. 自主神经反射障碍是 T6 或以上平面脊髓损伤患者的一种综合征。

8. 神经源性膀胱的管理目标是实现一个从社交层面可接受的膀胱排空方法，同时避免相关的并发症。

听觉、前庭和视觉障碍

Auditory, Vestibular, and Visual Impairments

Ding-Hao Liu

刘垚 郭歆泽 译

听觉、前庭和视觉障碍是最常见的感官问题,对患者的康复进程产生不利影响。本章将简要描述听觉、前庭和视觉障碍的诊断和康复。

● 听觉障碍

在美国年龄大于 12 岁人群中,约有 3 000 万人(13%)患有双侧听力丧失。通常,年龄的增长与听力下降的发展有关,男性比女性更容易出现听力下降。据报道,在 45～54 岁年龄段的人群中,有 2% 的人患有听力残疾,在 55～64 岁年龄段的人群中,此比例增加到 8.5%,在 65 至 74 岁的年龄段中占比 25%,在 75 岁及以上的人群中占比达 50%。

● 听觉系统的解剖和生理学

声音传播到中耳,中耳有两个主要结构:鼓膜(耳膜)和听骨链(由锤骨、砧骨和镫骨组成)。声音振动鼓膜,使听骨链产生运动,成为阻抗匹配变压器以放大声音,这是防止声音从空气(在中耳中)传播到液体介质(在内耳中)时能量损失的重要步骤。内耳是颞骨内充满液体的空间,通过卵圆窗与听骨链的镫骨相连,并通过毛细胞连接到第八对脑神经(前庭蜗神经)(eSlide 50.1)。

● 听觉系统的检查

各种听力学检查可用于评估听力状态,有助于听觉异常的诊断。eSlides 50.2 和 50.3 总结了典型的听力学检查和适用范围。

听力损失的程度

听力损失的程度反映了听觉障碍的严重程度。eSlide 50.4 显示了听力损失程度的分类。听力损失的程度没有统一的分类系统,成年人不高于 25 dB 的听力损失通常被认为是正常的。

听力损失的类型

听力损失有三种类型:传导性、感音神经性和混合性。由外耳、中耳或两者受损而引起的听力损失称为传导性听力损失。其特点是骨传导阈值正常而空气传导阈值增高,气骨间隙(气传导和骨传导阈值之间的差异)≥15 dB。这种类型的听力损失多由异物或耵聍阻塞耳道、外耳或中耳疾病、外耳或中耳畸形、外耳或中耳机械损伤以及其他中耳疾病(如耳硬化症和胆脂瘤)引起。传导性听力损失声音的清晰度基本不变,而声音强度降低。感音神经性听力损失(sensorineural hearing loss,SNHL)的特点是气导阈值升高,气骨间隙≤10 dB。这种类型的听力损失是由耳蜗、耳蜗后通路损伤或两者兼而有之引起的。声音的清晰度和强度都降低。SNHL 在大多数情况下是永久性的,可由各种听觉系统疾病引起,如前庭蜗神经肿瘤、梅尼埃病、耳蜗或前庭蜗神经畸形。导致 SNHL 发生的其他因素包括衰老、噪音引起的听觉损伤、耳毒性药物或化学物质、缺氧、创伤性脑损伤、感染、免疫系统紊乱和遗传。Ⅱ型神经纤维瘤病和多发性硬化症等系统性疾病也会导致这种类型的听力损失。混合性听力损失是传导性听力损失和 SNHL 的混合,其特点是气传导和骨传导阈值均升高,气骨间隙≥15 dB。

声导抗测听

鼓室声导抗可检测鼓膜的活动性和中耳压力,但不能检测听觉感知。鼓室声导抗检测的结果将绘制成鼓室图(eSlide 50.5)。主要有三种类型的鼓室图:A、B 和C。A 型鼓室图显示正常的中耳状态。中耳系统硬化导致鼓膜的活动性降低,会在鼓室图上形成一个浅峰,称为 As 型鼓室图。如果由于听骨链中断或鼓膜松弛,导致中耳系统顺应性过高,则峰值将非常高或偏离图表,称为 Ad 型鼓室图。B 型鼓室图无明显峰值压力,相对平坦。如果耳道容积正常,B 型鼓室图可能提示耳硬化症进展期或中耳积液(可能是由感染引起的)。如果耳道容积异常小,伴有 B 型鼓室图,则提示存在由耵聍栓塞引起的耳道阻塞。如果耳道容积异常大,鼓室图无峰值,则是鼓膜穿孔的迹象。最后,C 型鼓室图为明显的负压峰值,这可能是由咽鼓管功能障碍或正在发展或消退的中耳感染引起的。

耳声发射

耳声发射(otoacoustic emissions，OAE)是能量从耳蜗逆行传输到耳道。临床上，耳声发射可用于鉴别诊断、婴幼儿听力筛查和耳毒性监测。目前临床上主要使用两种耳声发射测试：瞬态声诱发耳声发射和畸变产物耳声发射。

听觉脑干诱发电位

听觉脑干诱发电位(auditory brainstem response，ABR)通过插入式耳机传递听觉刺激，检测从第Ⅷ脑神经到下丘的听觉通路对该听觉刺激产生的神经活动；神经同步放电产生 ABR 波形，波形可用于分析。在听力正常的成年人中，ABR 有 7 个不同的峰，从Ⅰ～Ⅶ依次标记。通常，临床上仅使用波Ⅰ、Ⅲ和Ⅴ(eSlide 50.6)。

ABR 测试用于鉴别诊断(如检测听神经瘤的影响)、肿瘤切除手术期间的术中监测、听觉阈值评估和婴儿听力筛查。

● 听力障碍的原因

听力障碍的原因包括获得性听力损失、耳毒性药物、化学性听力损失、噪声性听力损失、年龄相关性听力损失、听觉处理障碍和耳鸣。

● 危险信号：耳病预警

耳病的 10 个危险信号列在 eSlides 50.7 和 50.8 中。如果患者出现任何危险信号，应咨询医师或专科医师(如耳鼻喉科医师或耳科医师)，以进一步评估和治疗耳部疾病。

● 听觉康复

助听器咨询和选配

若条件允许，应该对耳部疾病进行药物和外科治疗。患者对听力损失的认知和治疗主动性的程度与佩戴助听器的频率密切相关。eSlide 50.9 中列举了不同类型的助听器。

助听技术

助听技术(hearing assistance technology，HAT)是指可帮助有或没有听力障碍的人更有效地进行交流的个人设备(eSlides 50.10 和 50.11)。个人调频(frequency modulation，FM)系统是一种非常流行的 HAT,它可以将说话者的声音直接传送到听者的耳朵;它可以用于学术和团体场合,包括教室、教堂和餐馆。演讲者必须佩戴麦克风和 FM 发射器,听者必须佩戴 FM 接收器,该接收器可以通过耳机、耳塞、感应线圈、助听器或人工耳蜗直接连接到听者的耳朵上。

● 前庭功能障碍

大约有 4% 的美国成年人(近 800 万)有慢性的平衡问题,另有 1.1%(240 万)的人有慢性眩晕。

● 前庭系统的解剖和生理

第Ⅷ脑神经的前庭神经元集中投射到小脑和前庭核,在此换元传入前庭神经冲动,并参与前庭反射通路。前庭反射主要有三种: 前庭脊髓反射(用于身体稳定)、前庭颈反射(用于头部稳定)和前庭眼反射(vestibuloocular reflex，VOR;用于视觉稳定)。眼震(眼球不自主运动)可能与前庭功能障碍有关。急动性眼震(jerk nystagmus)可见眼球向一个方向漂移(慢相)和快速矫正性眼球运动(快相)。眼震的方向可为左右(水平眼震)、上下(垂直眼震)或环状(扭转眼震)三种模式。

体格检查

凝视试验是使患者注视静止目标时,观察患者是否存在眼震或其他异常的眼球运动。若注视固定目标时出现眼球震颤则为异常。这可以用亚历山大定律来解释,该定律指出向快相方向的凝视会增强眼球震颤。在 Romberg 征试验中,患者双足并拢站立,手臂放两边,在闭眼和睁眼状态下维持姿势。将患者在睁眼和闭眼下维持姿势所用的最长时间与健康对照组的标准数据进行比较。Fukuda 踏步试验通过前庭脊髓反射评估迷路功能。患者闭眼站立在标记的网格上,手臂向前伸。在行走50~100 步后测量旋转和位移,并与健康对照组的数据进行比较。Dix-Hallpike 试验可用于评估耳石位移到后半规管（semicircular canal，SSC）的情况。耳石向 SSC 系统的异常位移导致良性阵发性位置性眩晕（benign paroxysmal positional vertigo，BPPV）。在 Dix-Hallpike 试验中，患者端坐于检查床上，将头朝向患侧旋转 45°。然后迅速将患者后仰到仰卧位，头悬于床边 30°。使患者的后 SSC 处于直立位。后 SSC 的耳石在重力作用下，在受累的半规管内产生异常的液体流动。典型的 BPPV 中会出现显著的扭转眼震。如果出现眼震，保持该位置直到眼震终止，然后使患者迅速回到直立位置。BPPV 的体征和症状具易疲劳性；因此，如果出现眼震和眩晕，应立即重复测试，以判断是否存在易疲劳性（eSlide 50.12）。

● 计算机前庭检查

对于头晕的患者，如仅凭病史和体格检查不足以做出诊断，或者需要进一步的确凿数据来确诊时，可以采用以下多种复杂的计算机前庭检查方法。这些测试可以协助判断功能障碍的部位，也可以在治疗后应用以评估前庭康复的效果。

眼震电图和眼震视图

眼震电图和视频眼震仪基于计算机系统，通过记录水平和垂直的眼球运动来评估前庭系统。

随机扫视试验

扫视是眼球的快速运动。在进行扫视试验时，会将患者的眼球运动与目标刺激物的快速随机运动进行比较。

平滑追踪测试

在平滑追踪测试中，患者眼球随视觉目标以正弦波的模式移动，该正弦波的频率随时间而变化。

位置测试

位置测试是用来判断当患者维持一个给定的头部位置或身体姿势时是否出现眼震。测试须在防止视觉固定和中枢抑制的情况下进行。

冷热测试

在外耳道中灌入冷和热的水或空气。患者保持水平或外侧 SSC 垂直于地面。温度梯度诱导水平或外侧 SSC 内淋巴流动，进而激活 VOR。随后出现的眼震方向遵循"COWS"原则[cold opposite，warm same(冷对向，热同向)]。

转椅试验

转椅试验是让患者以可量化的正弦曲线、伪随机或恒定速度的方式，沿垂直轴旋转，来刺激水平 SSC 或前庭上神经(eSlide 50.13)。

计算机动态姿势图

计算机动态姿势图(computerized dynamic posturography，CDP)利用可移动的平台和视觉环绕情景进行检测。当支撑面和视觉环绕情景移动时，记录患者的运动反应和姿势稳定性。CDP 包括感觉组织测试(sensory organization test，SOT)和运动控制测试两个部分。eSlide 50.13 列举了 6 种 SOT 感觉状态。

颈前庭和眼前庭诱发肌源性电位

强烈的声音刺激，如咔哒声或短音，可以刺激耳石器官内的感觉组织。将电极置于胸锁乳突肌上可记录颈前庭诱发肌源性电位(cervical vestibular evoked myogenic potential，cVEMP)。cVEMP 的基础是前庭颈反射，起源于前庭的球囊。眼前庭诱发肌源性电位(ocular vestibular evoked myogenic potential，oVEMP)起源于椭圆囊，有前庭神经的上分支参与。在对侧眶下区的下斜肌上放置电极可记录 oVEMP。eSlide 50.14 概述了各种耳科和神经系统疾病中可见的 cVEMP 异常。

视频头脉冲测试

视频头脉冲测试可用于评估各个 SSC 的动态功能。

● 主观评估

眩晕障碍问卷量表（dizziness handicap inventory）和特异性活动平衡信心量表（activities-specific balance confidence scale）用于对姿势不稳定的主观评估。

● 前庭功能障碍的危险因素、合并症和流行病学

最常见的前庭疾病有 BPPV、前庭神经炎、前庭偏头痛和梅尼埃病。前庭神经炎是继 BPPV 之后第二常见的头晕原因。梅尼埃病的特点是长期持续性眩晕、波动性感音神经性听力损失、耳鸣和耳闷胀感。

● 前庭康复

习惯化

习惯化是通过反复暴露于兴奋性刺激而减轻症状的过程。前庭周围性病变可引起由前庭迷路输入不均等造成的感觉差异。重复运动可以减少前庭输入的这种不对称性。

前庭眼反射适应

VOR 是一种重要的三神经元前庭反射，受 SSC 刺激的影响，产生与头部运动方向相反的眼球协同运动。VOR 有助于视网膜上的稳定成像，在移动头部时获得清晰的视觉。VOR 的增益是眼速度与头速度之比。正常的理想增益为 1∶1。前庭功能障碍可能会导致 VOR 增益降低，进而导致在快速移动头部时视觉成像模糊。

感觉替代

感觉替代是指用另一种完好的感觉替代受损的感觉。视觉和体感线索是前庭康复治疗在感觉替代的重要组成部分。加强视觉和体感线索可能无法完全代偿前庭障碍对平衡和姿势控制的影响，但有助于功能恢复。

耳石复位治疗 BPPV

耳石复位治疗是目前治疗 BPPV（eSlide 50.12B）最有效的前庭康复技术。

● 视觉障碍

　　视力康复主要关注失明或视力障碍者的功能恢复。大多数视力丧失者年龄在 50 岁及以上,并患有与年龄有关的眼疾(例如,与年龄有关的黄斑变性、糖尿病性视网膜病、青光眼)。然而,先天性疾病、其他疾病或眼睛、眼眶或大脑受伤可使任何年龄的人丧失视力。视力康复所采取的方法是恢复进行日常生活活动能力的功能。

失明和视力障碍的定义

　　"法定失明"定义为视力较好一侧眼最佳矫正视力≤20/200 或视野受限程度为较好一侧眼最宽视野直径所成的角度≤20°。

● 视觉系统的解剖与生理

　　视觉通常与眼联系在一起;然而,人类的视觉系统是一系列复杂的结构,从眼睛向后延伸到视觉皮层,再向前延伸到感觉联合区域,并涉及大脑的运动、记忆、认知、情绪等区域。eSlide 50.15A 示眼球结构,eSlide 50.15B 示从视网膜到视觉皮层的视觉通路。

● 视力受损的危险因素

　　视力损害的危险因素包括年龄相关的黄斑变性、糖尿病视网膜病变、青光眼和脑损伤相关视力丧失。

● 检查

　　视力康复评估通常由两部分组成。第一部分是由临床医师、验光师或眼科医师为低视力患者提供的低视力检查。这部分检查包括患者的病史、视力、视野、对比敏感度、色觉和其他视觉功能以及眼部健康的评估。根据检查结果,临床医师将提出进一步建议(如视觉放大、偏心视觉训练或治疗视野缺损),这部分主要由视力康复专业人员进行功能评估。

● 视力康复

最常用的视力康复设备是低视力光学设备（如放大镜、望远镜）、非光学设备（如粗体文、助视器）、计算机辅助设备、定向和移动辅助设备以及日常生活辅具。最近，智能手机和平板电脑已经成为盲人和低视力人士都可以使用的产品。

近距视觉活动

在低视力状态下，阅读康复是患者最常见的需求之一，并已被证明可以提高阅读能力。光学放大镜在历史上一直很重要，因为它们成本低，便于携带。最近，电子设备，包括便携式和台式闭路电视系统，得到了广泛的应用。中心视野丧失的患者可以从偏心视觉训练中获益。这种训练方式采用一个方案来识别视网膜的中央凹区域或周边区域［首选视网膜位点（preferred retinal locus，PRL）］，这将提高阅读表现，并使用 PRL 进行阅读训练。智能手机和平板电脑技术对于视力受损的人来说尤其方便，其功能和应用程序可以放大文本、提供全球定位信息、将文本转换为语音，以及许多其他有用的功能。

远距视觉活动

定向力和活动能力是视觉障碍患者在特定环境下重建独立出行能力的两个重要康复项目；明杖已成为此类出行的必备。此手杖最早发明于 20 世纪 40 年代末，它可以用于出行者对眼前道路上的周围环境进行触觉预知。

● 总结

本章主要介绍了最常见的感官障碍，包括听觉、前庭和视觉损伤的诊断和康复。同时涉及听觉和视觉的双重感官障碍可能会对患者的代偿能力和康复参与度造成重大影响。多重感官障碍也可能影响恢复过程；康复团队应尽早处理这些问题。

临床精要

1. 了解听觉、前庭和视觉系统的解剖和生理学。
2. 听觉、前庭和视觉系统的特殊检查。

3. 听觉康复：助听器和助听技术。

4. 前庭康复：习惯化；前庭反射适应；感觉代偿；听觉、前庭和视觉系统。

5. 视觉康复：近距视觉活动、远距视觉活动。